风湿免疫科医师效率手册

（第3版）

主　编　张奉春

中国协和医科大学出版社
北　京

图书在版编目（CIP）数据

风湿免疫科医师效率手册 / 张奉春主编. -- 3版. 北京：中国协和医科大学出版社, 2025. 4. -- ISBN 978-7-5679-2634-9

Ⅰ. R593.21-62

中国国家版本馆CIP数据核字第20255SL688号

主　　编　张奉春
责任编辑　沈冰冰
封面设计　邱晓俐
责任校对　张　麓
责任印制　黄艳霞
出版发行　**中国协和医科大学出版社**
（北京市东城区东单三条9号　邮编100730　电话010-65260431）
网　　址　www.pumcp.com
印　　刷　三河市龙大印装有限公司
开　　本　787mm×1092mm　1/32
印　　张　11.5
字　　数　410千字
版　　次　2025年4月第3版
印　　次　2025年4月第1次印刷
定　　价　59.00元

编者名单

名誉主编　唐福林（中国医学科学院北京协和医院）

主　　编　张奉春（中国医学科学院北京协和医院）

副 主 编　冷晓梅（中国医学科学院北京协和医院）

王　立（中国医学科学院北京协和医院）

编　　者　（按姓氏笔画排序）

马明圣（中国医学科学院北京协和医院）

王　立（中国医学科学院北京协和医院）

王　旭（中国医学科学院北京协和医院）

孔　芳（首都医科大学宣武医院）

史旭华（首都医科大学附属北京朝阳医院）

师天燕（首都医科大学附属北京朝阳医院）

刘　丹（承德市中心医院）

刘金晶（中国医学科学院北京协和医院）

孙金磊（郑州大学第一附属医院）

李永哲（中国医学科学院北京协和医院）

杨云娇（中国医学科学院北京协和医院）

杨华夏（中国医学科学院北京协和医院）

吴　迪（中国医学科学院北京协和医院）

吴　敏（常州市第一人民医院）

吴子燕（中国医学科学院北京协和医院）

佟胜全（唐山市工人医院）

冷晓梅（中国医学科学院北京协和医院）

沈　敏（中国医学科学院北京协和医院）

张亚萍（东莞康华医院）

张红卫（佛山市第一人民医院）

张奉春（中国医学科学院北京协和医院）

张昊泽（北京大学第一医院）
张蜀澜（中国医学科学院北京协和医院）
陈　华（中国医学科学院北京协和医院）
邵体红（安徽医科大学第一附属医院）
周佳鑫（中国医学科学院北京协和医院）
周惠琼（解放军总医院第四医学中心）
赵　云（浙江大学医学院附属第二医院）
赵绵松（首都医科大学附属北京世纪坛医院）
钱君岩（中国医学科学院北京协和医院）
高丽霞（河北医科大学第二医院）
章丽娜（北京大学国际医院）
彭琳一（中国医学科学院北京协和医院）
潘　盈（西安交通大学第一附属医院）

编写秘书　孙媛媛（中国医学科学院北京协和医院）

第3版前言

深受广大风湿免疫科医师喜爱的《风湿免疫科医师效率手册》问世已有23年，第2版自2010年10月发行，距今也已近14年。第2版曾因畅销而连续印刷16次，每次印刷均供不应求，成为风湿免疫科医师必备的Pocket参考书籍，几乎人手一本。本手册第1版由我院风湿免疫科时任主任，同时也是中华医学会风湿病学分会时任主任委员唐福林教授主导编写，旨在为我国快速发展的风湿免疫学领域的专科医师提供一本便携、实用的临床工具书。

20多年来，本手册在风湿免疫学科临床实践中发挥了积极和重要的作用，很多临床实用问题，包括查体、实验室检查的意义等，在经典的大部头教科书上难以迅速查找和解决，但都可以在小册子上便捷地找到答案。本手册也见证了风湿免疫学科在基础免疫学理念日新月异基础上的飞速发展。

疾病发病机制、致病关键靶点的不断被发现，疾病诊断分类标准和诊疗指南的不断更新，新型药物和创新疗法的不断涌现，都要求我们必须紧跟医学进步的步伐，不断学习、不断提高，也需要对手册内容进行更新和补充，以满足广大读者的需求。

为此，我们组织了《风湿免疫科医师效率手册》(第3版)的撰写，供广大风湿免疫学科的从业医师，以及轮转风湿免疫科的大内科住院医师、住培医师和实习医师，特别是年轻的临床一线医师使用和参考。第3版编委保留了部分第2版深耕临床的编委，也增加了不少朝气蓬勃的青年编委，以确保手册既传承经典、保证权威性，又充满创新和活力，保证可持续发展。

特别感谢历版编委和本版编委的辛勤付出，更感谢唐福林教授及诸多前辈为风湿免疫学科开创和建立打下的坚实基础，谨以此书向你们致敬。

张奉春

2024年1月

第2版前言

值我科建科卅周年和我的恩师张乃峥教授90华诞之际，《风湿免疫科医师效率手册》（第2版）几经修改正式出版了。2001年编写《风湿免疫科医师效率手册》的初衷是为那些刚入门的风湿病学爱好者普及风湿病学基本知识，让他们尽快了解和熟悉风湿性疾病的常见症状、诊断标准和治疗原则，以达到“速成”的效果。十年来，这本小书成了抢手的“工具书”。来我科轮转的住院医师几乎人手一册，我科的进修医师更是爱不释手。

多年来“风湿免疫科”被比喻为电视台的鉴宝节目，凡是临床上发热找不到“感染”“肿瘤”证据，或多脏器、多系统受累无法以一特定的疾病解释，或自身抗体阳性诊断不明者都被扔进了“风湿免疫科”这一“百宝箱”。对这些所谓无人收留的“物品”，风湿免疫科医师像鉴宝人一样去分门别类，去伪存真，找出闪光点，及时作出诊断和处理。因此，从某种角度来看，“风湿免疫病”就是一种“疑难病”“少见病”。

我科建科卅年来，无论在医疗、科研、教学等方面都做出了令人振奋的成绩。“长江后浪推前浪，一浪更比一浪高”，这次改版由我科年轻的生力军、优秀的医学博士担任助理。感谢冷晓梅副教授，沈敏、王迁、陈华、张蜀澜等博士付出的辛勤劳动。他们思维敏捷，有强烈的求知欲望，能及时捕捉信息，勇于创新、肯于学习、善于学习、刻苦学习。随着医学免疫学、分子生物学突飞猛进的发展，风湿免疫性疾病的诊治正在被不断更新。我科年轻的生力军将近年来风湿免疫病领域中一些最新的知识纳入这本小书中。例如，2009年ACR关于类风湿关节炎新的分类标准、脊柱关节病分类标准、IgG4相关性疾病、白色萎缩、结缔组织病相关肺动脉高压治疗、生物制剂的临床应用等均囊括其中，使之充满了新意。当然，必须指出，由于学识水平有限、工作繁忙、时间紧，书中难免存在不足，恳请各位读者批评指正。

唐福林

2010年9月

前　言

在我国，风湿病学是一门仅有15年历史的新兴学科。医学实践表明，它与多种学科（皮肤科、眼科、耳鼻喉科、放射科、理疗科、骨科、神经科、内分泌科、妇科、呼吸科、血液科、肾病科、消化科、心内科等）相互交叉、相互渗透。风湿病绝不仅仅局限于关节病变，而且累及全身各器官。近年来，许多医学院校已陆续成立了风湿病学科，风湿病学专科医师队伍日益壮大。风湿病学中的某些疑难顽症的诊治，要求风湿病科医师具备广博的医学知识。十多年来，我科先后接收了来自全国各地的百余名进修医师，他们强烈的求知欲感染着我们，他们渴望得到一本实用、简洁而又全面的小册子，据此，我们编写了《风湿免疫科医师效率手册》，旨在为刚入门学习风湿性疾病的医师们提供一条快速掌握常见风湿性疾病诊治的捷径。

由于时间紧迫、水平有限，错误难免，望读者指正。感谢我科进修医师的大力协助和为本书出版所做的贡献，尤其是高克明、李明佳、佟胜全等所付出的辛勤劳动，也感谢北京诺华制药有限公司和天津药物研究院药业有限责任公司为本书出版所给予的支持。

北京协和医院风湿免疫科
唐福林
二〇〇〇年七月十日

目　录

常见症状

■ 发热

1. 概述

- 正常人在体温调节中枢的调控下，机体的产热和散热过程可保持动态平衡。
- 当机体在致热源作用下或体温调节中枢功能障碍时，产热增加，散热不能相应地增加或散热减少，使体温增高超过正常范围称为发热。
- 长期发热是指持续发热超过2周。
- 按体温高低可分为低热（37.3～38℃）、中等热（38.1～39℃）、高热（39.1～41℃）、超高热（41℃以上）。

2. 病因

- 感染性疾病
  - ✓细菌感染
    - ◇ 败血症：金黄色葡萄球菌和革兰阴性杆菌感染所致败血症多见，血培养呈阳性。
    - ◇ 感染性心内膜炎：原有先天性心脏病或风湿性心脏病者出现高热及心脏杂音等，应反复做血培养。
    - ◇ 胆管感染：持续性发热伴恶心、呕吐、黄疸及右上腹痛，胆管造影异常，超声检查示胆囊收缩不佳。
    - ◇ 呼吸道感染：发热、咽痛、咳嗽等，影像学检查异常。
    - ◇ 尿路感染：发热、腰痛、乏力、尿路刺激征等，中段尿培养阳性。
    - ◇ 其他感染：如妇科疾病、深部脓肿等。
  - ✓特殊细菌感染：如结核分枝杆菌感染，常有结核中毒症状，实验室检查和胸部X线检查有相应改变，抗结核治疗有效。
  - ✓病毒感染：巨细胞病毒、EB病毒、乙型肝炎病毒、丙型肝炎病毒、新型冠状病毒、流感病毒等感染。
  - ✓真菌感染：长期应用抗生素、糖皮质激素、免疫抑制剂者出现发热，需做真菌培养或抗真菌治疗。
  - ✓寄生虫感染：常有地域性。
  - ✓其他：支原体、立克次体、螺旋体等感染。
- 肿瘤：对长期发热伴ESR增快者，在除外其他原因后应警惕。
  - ✓血液系统肿瘤：如淋巴瘤、白血病、多发性骨髓瘤等。应做骨髓穿刺、淋巴结活检等。
  - ✓实体性肿瘤：如胃癌、肝癌、肺癌、胰腺癌、结肠癌、骨肉瘤等。

- 风湿性疾病
  - ✓系统性红斑狼疮（SLE）：年轻女性、发热、多系统损害、抗核抗体阳性等，应用糖皮质激素治疗热退明显。
  - ✓类风湿关节炎：多为低热，少数有高热。小关节对称性肿痛、晨僵，常有类风湿因子阳性，关节X线检查有相应改变。
  - ✓多发性肌炎/皮肌炎：除发热外，有近端肌无力、肌酶增高、肌电图及肌活检异常。
  - ✓干燥综合征：个别患者有高热。有口干、眼干等外分泌腺受损表现，抗SSA、抗SSB抗体阳性，唇腺活检有灶性淋巴细胞浸润。
  - ✓成人斯蒂尔病：发热、一过性皮疹、关节痛、白细胞计数增高，但必须除外其他疾病。
  - ✓血管炎：不明原因发热、消瘦、皮疹、多系统损害，可有ANCA阳性。
  - ✓脂膜炎：少数患者除皮肤改变外可有发热。
  - ✓结节病：多有肺部改变，其次有皮肤、眼、淋巴结的改变等。
  - ✓风湿热：发热、关节痛、心脏炎、舞蹈病、环形红斑、皮下结节，ESR增快，ASO增高，抗风湿治疗有效。目前已较为少见。
  - ✓其他：除发热外，有原发病表现，如急性痛风性关节炎常有关节红、肿、热、痛等。
- 功能性发热
  - ✓夏季低热：每至夏季出现，天气转凉后自行消失，可自愈。
  - ✓自主神经功能紊乱：多见于年轻女性。
- 其他
  - ✓内分泌代谢障碍，如甲亢、甲状腺危象。
  - ✓无菌性坏死物质吸收，如大面积烧伤、术后、内出血等。
  - ✓药物热。
  - ✓中枢性发热。
  - ✓自身炎症性疾病等。

（冷晓梅）

■ 皮肤黏膜表现

1. 概述

- 风湿性疾病常累及多个系统，皮肤含有丰富的结缔组织和血管，故是重要的靶器官。
- 皮疹的鉴别诊断非常复杂，正确认识风湿性疾病中皮疹的表现有助于诊断。

- 通过细致的体格检查可以发现银屑病或盘状红斑狼疮等隐藏在头皮的皮损、银屑病呈顶针样凹陷的指/趾甲病变及结节病的皮肤瘢痕等。

2. 贝赫切特病

- 典型的三联征包括眼炎、复发性口腔溃疡及生殖器溃疡，可出现多系统损害，包括眼、黏膜、皮肤、血管、关节、肠道、肾脏及神经系统。
- 口腔溃疡：又称阿弗他溃疡，初为点状红斑，逐渐发展为浅表溃疡，偶见深部、较大溃疡。
- 生殖器溃疡：男性多见于阴囊，也可出现于阴茎；女性多见于阴唇，也可出现于阴道。
- 其他皮肤受累表现：结节红斑，下肢多见，有时在上肢，偶在躯干和头、面部，几个或十几个，皮色呈淡红色、暗红色伴疼痛，可反复发作。另可见假性毛囊炎、坏疽性脓皮病、血栓性浅静脉炎、Sweet综合征样病变等。

3. 特发性炎性肌病

- Gottron疹和向阳疹是皮肌炎的特征性皮疹。
- Gottron疹：表现为掌指关节和指间关节伸侧红色或紫红色丘疹，有时覆有鳞屑，常对称分布。
- 向阳疹：表现为上眼睑或眶周的水肿性紫红色皮疹，可为单侧或双侧，光照加重。
- 技工手：表现为手指的掌面和侧面皮肤过多角化、裂纹及粗糙，类似于长期从事手工作业的技术工人手，故而得名。
- 其他皮肤黏膜改变
  - ✓披肩征：皮疹出现在两颊部、鼻背、颈部、前胸V形区和肩背部。
  - ✓皮肤血管炎和脂膜炎：也是较常见的皮肤损害。
  - ✓手指的雷诺现象及手指溃疡。
  - ✓肌肉硬结、皮下小结或皮下钙化：可见于部分患者。

4. 结节红斑

- 散在分布，可触及皮下结节，有压痛，红斑中心略高出皮肤表面，直径≥2cm，多位于胫部、踝部，也可对称出现于四肢伸侧，面部少见。
- 前驱症状有发热、畏寒、周身不适及多关节痛，皮疹消退后不遗留瘢痕或溃疡。
- 结节红斑是皮下组织血管的超敏反应，应注意寻找原发病。
  - ✓感染

◇ β溶血性链球菌感染：上呼吸道感染后3周内发生。
◇ 结核：结核分枝杆菌初次感染后3～8周出现，是结节红斑常见的病因。
◇ 深部真菌感染：球孢子菌、组织胞浆菌、北美芽生菌感染。
◇ 结节性麻风：麻风伴有结节红斑、虹膜炎、睾丸炎、淋巴结病及多神经炎时称为结节红斑样麻风。

✓结节病：如Loeffler综合征包括双侧肺门淋巴结肿大和结节红斑。
✓药物过敏：磺胺、溴化物、碘化物、口服避孕药等可引起结节红斑。
✓炎症性肠病：约10%溃疡性结肠炎和局限性肠炎病例出现结节红斑。
✓贝赫切特病：可出现结节红斑和其他皮肤损害。
✓其他：结节红斑还应与Weber-Christian综合征、胰腺炎的皮下结节脂肪坏死、复发性血栓性静脉炎、皮肤血管炎、深部狼疮等鉴别。

5. 成人斯蒂尔病

- 典型皮疹呈三文鱼样斑疹或斑丘疹，有时皮疹形态多变，可呈荨麻疹样皮疹。皮疹主要分布于近端肢体或躯干，亦可见于面部。
- 皮疹常为一过性，与发热相伴随，热退后皮疹消失。

6. 红斑狼疮

- 狼疮特异性病变

✓急性皮肤型红斑狼疮（ACLE）
◇ 典型ACLE：位于颊部（蝶形红斑），表现为面颊部和鼻背对称性融合的斑疹或丘疹性红斑，不累及鼻唇沟。红斑也常出现在前额、眼睑及颈部等部位。其他面部皮疹如痤疮、酒渣鼻、脂溢性皮炎、口周皮炎、过敏性皮炎和丹毒等可呈类似SLE的面部红斑表现。
◇ 全身型ACLE：指广泛分布的斑疹或斑丘疹性红斑，发生在全身任何光敏感部位。

✓亚急性皮肤型红斑狼疮（SCLE）
◇ 鳞屑性红斑：呈银屑病样或糠疹样红斑，皮损表浅、消失后无皮肤萎缩、瘢痕和毛孔扩大。
◇ 环状红斑：呈环状或多环状，边缘水肿隆起，外绕以红晕，中央消退后留色素沉着和毛细血管扩张。

✓慢性皮肤型红斑狼疮（CCLE）：指导致皮肤萎缩和瘢痕的

多种光敏性皮损，可持续数月甚至数年。

◇ 盘状红斑狼疮：是CCLE最常见的亚型，90%盘状皮损仅局限于面颊、耳廓和头皮等颈部以上的皮肤，表现为圆形或不规则形状的鲜红色或暗红色斑块，边缘色深，并略高于中心，中央萎缩，色素变浅。皮疹消退后可遗留瘢痕，甚至变为皮肤癌。10%可累及上胸、背、上肢、手足背和足跟等部位，皮损小，数量多，分布广泛，称播散性盘状红斑狼疮。

◇ 其他类型CCLE：包括狼疮性脂膜炎/深部狼疮、冻疮样狼疮和肿胀性狼疮。①狼疮性脂膜炎，累及皮下脂肪组织，为结节或斑块状，以面颊、臀部常见，质地硬，不移动。②冻疮样狼疮，表现为肢端，特别是指/趾、足跟、鼻部和耳部的压痛性红斑或紫红色丘疹，多由空气寒冷、潮湿所致。

- 狼疮非特异性病变

✓光过敏：通常引起光照性水肿的为B型紫外线，波长280～320nm，日光照射可致SLE突然发作。

✓口腔及鼻咽部溃疡：一般比较表浅，基底呈灰色，边缘红色，疼痛，常伴严重皮肤损害。

✓雷诺现象：见于30%病例。

✓脱发：有以下两种形式。

◇ 斑片状脱发：盘状红斑狼疮侵及头皮引起。

◇ 弥漫性脱发：临床上可伴SLE的暴发，病情稳定后能长出新发，前额处头发易枯黄、断裂。

✓血管炎：动脉炎可造成指/趾坏疽；网状青斑以下肢多见；白细胞破碎性血管炎；前臂、手、指/趾及踝部的痛性溃疡。

✓甲周毛细血管扩张：常见于系统性硬化症、皮肌炎，但SLE少见。

✓荨麻疹：SLE可出现。

7. 莱姆病关节炎

皮疹在蜱叮咬后3天至3周出现，常伴关节炎、神经系统损害，心脏亦可受累。

8. 银屑病

- 皮肤及关节均可受累，30%的病例有家族史。
- 任何类型的银屑病都可伴有银屑病关节炎。80%的银屑病关节炎患者出现指甲病变。
- 某些药物亦可诱发银屑病，如氯喹、锂制剂；糖皮质激素减量也可诱发。
- 典型皮损为界限清楚、高出皮肤表面的皮疹，小丘疹或斑片状，表面覆有多层银白色鳞屑，皮疹消退后不遗留瘢痕。一般呈对称性分布，也可独立存在。皮疹好发部位为肘、膝、头皮及腰骶部。
- Koebner现象：指在创伤部位如搔抓、日照或物理损伤处出现新的皮损，刮去鳞屑后可见点状出血称为Auspitz征。
- 除上述典型皮损外，还有以下类型。
  - ✓慢性斑片型：好发于肘、膝、头皮、腰骶部、躯干、四肢近端，皮损可融合成片。
  - ✓脓疱型：手掌、跖、甲沟皮肤无菌性脓疱，严重时伴有发热、关节痛、白细胞计数增高。
  - ✓红皮病型：全身皮肤变硬、潮红，表面有大量鳞屑，感染、药物过敏、日照或接触性皮炎可使症状加重。
  - ✓甲病变：指/趾甲表面凹陷，甲板失去光泽，甲床上翻，甲下角质增生，甲变脆，易碎裂。

9. 坏疽性脓皮病

- 常伴发于炎症性肠病、类风湿关节炎、骨髓增生性疾病、多发骨髓瘤，白血病少见。初为脓疱，有压痛，随后迅速扩展成数厘米的大溃疡，边界不清，中心脓性坏死，下肢、躯干多发，消退后遗留瘢痕，创伤可使溃疡加重或出现新的皮损。
- 皮肤活检无特异性，应除外引起皮肤溃疡的其他病变如血管炎、梅毒、结核，以及细菌、真菌、原虫感染。

10. 反应性关节炎

- 黏膜损害：阴茎浅表溃疡，旋涡状龟头炎，口腔及咽部破溃、红斑或紫癜。
- 皮肤损害：包括以下几种。
  - ✓溢脓性皮肤角化病：多发生在手足肢端部位，对称分布，可蔓延至肘、膝、阴茎、头皮和躯干，重症泛发全身。初起为暗红色斑或斑丘疹或黄色小水疱，疱破后形成糜烂面或溃疡，融合成大片，逐渐形成痂及角化性斑片，结痂及角化等经1～2个月消退，遗留色素沉着及萎缩性瘢痕。
  - ✓银屑病样皮损：见于头皮、躯干、四肢及阴囊，有时可化脓。
  - ✓甲病变：甲下过度角化，甲板增厚。
  - ✓广泛表皮剥脱性红皮病：见于严重病例。

11. 风湿热

- 皮下结节：直径＜0.5cm，好发于肘、指节、踝、枕骨等骨突起处，结节可持续1个月，也可数月复发，常伴心脏炎。
- 环形红斑：躯干、四肢、腋窝处多见，初为红色丘疹，迅速扩大成环形，略高出皮面，外周可呈不规则状，皮损在关节炎出现后可破溃，数月后复发。
- 斑丘疹：少见，大关节屈伸侧的无痛性丘疹。

12. 类风湿关节炎

- 类风湿结节和血管炎是主要皮肤表现，常伴有类风湿因子（RF）阳性。
- 类风湿结节：20%的类风湿关节炎患者出现，直径可达数厘米，多位于皮下，也见于腱鞘和骨膜。好发于经常受压处如肘部、坐骨结节、肩胛区、手、足等部位。若发生在巩膜，可致巩膜软化甚至眼球穿孔。结节一般不破溃。
- 血管炎：指/趾端多见，由红色丘疹发展成痛性皮下结节或溃疡，直径2～3mm，严重者出现动脉炎、指端坏疽。下肢血管炎表现为丘疹、荨麻疹、血疱、痛性溃疡、网状青斑。
- 其他皮肤表现：手掌红斑、皮肤萎缩、雷诺现象，偶见甲周毛细血管扩张。

13. 结节病

- 除结节红斑和斑丘疹为非特异性改变外，其他皮损组织学活检均表现为结节性肉芽肿。
- 结节红斑：实质是脂膜炎，表现为痛性、略高出皮面的红斑，对称分布于下肢伸面，胫部多见，消退后有色素沉着，易复发，常伴有发热、多关节痛。结节红斑不是结节病的特异性改变，但伴有双侧肺门淋巴结肿大时称为Lofgren综合征。
- 一过性斑丘疹：分布于躯干、面部或四肢，可伴发急性色素膜炎、淋巴结病及腮腺肿大。

14. 系统性硬化症

- 局灶性系统性硬化症（又称硬斑病）：分为5种亚型，局限性硬斑病、泛发性硬斑病、线状硬斑病、深部硬斑病和混合性硬斑病。
  - ✓局限性（斑块状）硬斑病：斑片散在分布，边界清楚，质硬，黄白色，病情活动时外周呈淡紫色晕。
  - ✓泛发性硬斑病：皮损数目多，广泛分布于全身多个部位，但很少累及面部，可造成邻近肌肉萎缩。
  - ✓线状硬斑病：线状分布的硬斑型斑块。病变出现在四肢或颜面部，但也可出现在躯干。

✓混合性硬斑病：同时存在超过一种亚型的硬斑病。

- 系统性硬化症（SSc）：最突出的临床表现是皮肤增厚变硬。几乎所有患者出现皮肤增厚和硬化，不同患者皮肤受累程度不同。临床上将皮肤病变进展分为3个阶段。

✓肿胀期：通常持续6～12个月，受累部位非可凹性肿胀，亦可伴有皮肤发红、皮温升高、瘙痒和疼痛等。

✓硬化期：通常持续1～4年甚至更长，皮肤呈蜡样光泽，紧贴于皮下组织不易捏起。

✓萎缩期：皮肤纤维化延伸至更深的组织，皮下脂肪组织消失，皮肤萎缩、变薄。皮肤纤维化常从指端开始，起初手指发亮、紧绷，手指褶皱消失，汗毛稀疏，逐渐向近端发展，患者可有紧绷束缚的感觉。后期可出现面具样面容、口周沟纹明显、口唇变薄、鼻端变尖、颈前横向厚条纹等。受累皮肤可有色素脱失和色素沉着交替的现象（即胡椒盐征）。

15. 干燥综合征

- 紫癜样皮疹：多在下肢，呈米粒大小、边界清楚的红点，颜色逐渐转为暗红色，分批出现，每批持续10天左右，自行消退，遗有色素沉着。这种皮疹往往因高球蛋白血症引起。少数患者有结节红斑样皮疹。
- 口腔溃疡周期性发作不如贝赫切特病口腔溃疡明显。
- 13%患者有雷诺现象，但多不严重，不会引起指端溃疡、组织萎缩等改变。

16. 结节性多动脉炎

- 20%～30%患者伴有皮肤损害，如紫癜、溃疡、网状青斑及远端指/趾缺血性改变。
- 皮下结节很常见，直径从几毫米到几厘米不等，沿表浅动脉排列或不规则地聚集在血管旁，结节中央可坏死形成溃疡。
- 皮肤型多动脉炎血管病变局限在皮肤及皮下组织，极少累及内脏，组织病理与典型结节性多动脉炎无明显差别。

17. 抗中性粒细胞胞质抗体相关血管炎

- 皮肤、黏膜是最常受累的器官，30%～60%的肉芽肿性多血管炎患者、40%～70%的显微镜下多血管炎患者和51%～67%的嗜酸性肉芽肿性多血管炎患者均会出现皮肤、黏膜病变。
- 主要表现为口腔溃疡、皮疹、紫癜、网状青斑、皮肤梗死、溃疡和坏疽，多发指端溃疡常见。

（冷晓梅）

■ 雷诺现象

1. 概述

- 雷诺现象（RP）是指/趾端阵发性缺血，表现为指/趾远端先苍白，随后发绀、变红，常伴有疼痛，持续数分钟至数小时，上肢多见，寒冷或精神紧张可诱发或加重。
- 这种现象于1862年首先由Raynaud报道，一名年轻女性遇冷后出现一过性手指苍白，将其称为雷诺现象。
- RP分为原发性和继发性，可继发于结缔组织病、肿瘤、血管或解剖学异常、职业因素及药物等，但有些原发性RP患者数年后可发展为系统性疾病。
- RP是一种常见症状，女性多见，男女之比为1∶10，起病多在15～30岁，普通人群的患病率为3%～5%。
- 临床上需要积极寻找病因，评估潜在的严重并发症。

2. 病因

- 原发性：RP在遇冷或精神紧张时诱发或加重，目前病因尚不完全清楚，但造成缺血的原因可能是交感神经活动性增高，指端血管收缩，动脉张力增加。苍白是皮肤小动脉痉挛所致，毛细血管充盈造成发绀，血管痉挛解除后再充血。
- 继发性：RP与某种系统性疾病伴发，或有神经及血管异常。
  - ✓风湿性疾病：80%～90%的SSc出现RP，30%的RP患者最终会发展成SSc，甲襞毛细血管镜见毛细血管袢扩张者易进展为SSc。SSc还伴有指/趾硬化、指/趾端溃疡、皮肤及皮下组织钙化，组织学检查可见指/趾端动脉内膜增厚，血栓形成。Crest综合征中RP常见，但系统受累少，抗着丝粒抗体（ACA）阳性，预后较SSc好。10%～35%的SLE患者出现RP，可见小血管内纤维素样沉积。在RA可见指间动脉痉挛或内膜增厚、管腔闭塞。25%的多发性肌炎患者出现RP，这类患者临床上常有未分化结缔组织病的表现。
  - ✓创伤性血管病：局部的反复创伤易发展为RP，其机制是对环状小体的慢性刺激通过交感神经反射引起指间小动脉痉挛。打字员、钢琴家、缝纫工等人员或冻伤、长时间遇冷易发生RP。
  - ✓外周血管病：动脉粥样硬化或动脉栓塞，尺侧动脉瘤或血栓形成，指间动脉血栓易出现RP。
  - ✓神经压迫：胸廓出口综合征或腕管综合征可出现RP。

✓药物和化学因素：麦角生物碱有直接缩血管作用，麦角酰胺可使内膜纤维化，聚氯乙烯或砷制剂易诱发RP。近来发现β受体阻滞剂和博来霉素也有诱发RP的作用。

✓血液系统异常：冷球蛋白血症、冷凝集素病、红细胞增多症和巨球蛋白血症可发生RP。

✓其他：肿瘤或肝炎的免疫复合物沉积可导致RP。

3. 诊断

- 病史：有遇冷或精神紧张时指端变白、发绀、发红的典型三联征病史，也可只有变白、发绀，原发性RP应与继发性RP鉴别。
- 体格检查：RP体检时不易发现，但应仔细观察有无指端硬化、溃疡及营养状态。双手浸泡在15℃水中有时可激发RP。高血压、皮疹、毛细血管扩张、黏膜溃疡、淋巴结增大、心脏杂音、脉搏异常、血管杂音、肝脾大、关节炎及神经异常往往提示有风湿性疾病、动脉粥样硬化或肿瘤等基础病存在，还应注意检查有无胸廓出口综合征和腕管综合征。
- 其他检查

  ✓实验室检查：白细胞计数和分类、尿镜检、ESR、肌酸激酶、血清蛋白电泳、冷球蛋白、RF、抗核抗体（ANA）、胸部X线片，上述指标中出现异常者要进一步查补体、免疫球蛋白、抗dsDNA抗体、抗ENA抗体、肌炎抗体、肌电图或神经传导功能。

  ✓血管多普勒超声检查：用于无创性检查动脉硬化的大血管闭塞。

  ✓甲襞微循环镜检查：通过毛细血管镜检查可区分原发性和继发性RP，原发性RP甲襞毛细血管结构正常，继发于结缔组织病如SSc的患者往往出现甲襞毛细血管袢扩张。

  ✓红外热成像：通过分析红外辐射来估计皮肤表面的温度，原发性RP患者在冷暴露后的复温反应延迟，而患有系统性疾病如SSc的患者即使在进一步的复温措施后也不会复温。

  ✓鉴别诊断：RP是阵发性发作，应与持续性血管痉挛性缺血相鉴别，包括手足发绀、网状青斑。

4. 治疗

原发性RP无特异性治疗，主要是缓解症状。继发性RP以治疗基础病为主。

- 一般治疗：注意防寒保暖，戒烟，避免外伤。
- 药物治疗：对血管已完全闭塞者无效，对血管痉挛者仅有一定疗效。可用以下药物单药或联合治疗。

✓钙通道阻滞剂（CCB）：硝苯地平、氨氯地平、非洛地平等。
✓磷酸二酯酶抑制剂（PDE-5抑制剂）：西地那非、他达拉非、伐地那非等可减少RP的发作频率和持续时间。
✓硝酸甘油：局部用硝酸甘油对RP有一定治疗作用。
✓前列环素：静脉注射依前列素、伊洛前列素可以减少RP发作的频率和严重程度，减轻血管痉挛，对溃疡有治疗作用。
✓内皮素受体拮抗剂：波生坦可用来治疗伴有复发性溃疡的SSc患者，但不能减少RP的发作频率和持续时间。
✓其他：血管紧张素转换酶抑制剂（ACEI）、血管紧张素Ⅱ受体阻滞剂（ARB）如氯沙坦；5-羟色胺选择性再摄取抑制剂（SSRI）如氟西汀；α受体阻滞剂如哌唑嗪等对RP的治疗也有一定的帮助。抗血小板药物和他汀类药物亦可应用，但目前缺乏足够的证据支持。

- 交感神经切除术：严重指/趾端缺血，有坏疽和截肢风险的患者可行手术治疗，远期疗效不肯定，腰交感神经切除术对下肢血管痉挛效果较好。
- 锻炼：胸廓下口综合征时锻炼可加强颈部肌肉力量，必要时手术治疗。
- 行为疗法：通过生物反馈可暂时控制痉挛发作。

5. 预后

原发性RP预后较好，只有1%患者有指端骨溶解。继发性RP预后与其基础病有关。

（孙金磊）

■ 肌肉表现

游走性肌肉痛、四肢肌无力是风湿性疾病常见的临床表现。常见疾病有以下几种。

- 多发性肌炎/皮肌炎（PM/DM）：PM表现为近端肌痛并有触痛，伴近端肌无力，肢带肌和颈前屈肌对称性软弱无力，有时伴吞咽困难或呼吸肌无力。肌酶不同程度升高；肌电图示肌源性改变；肌活检示病变部位横纹肌纤维变性、坏死，细胞浸润等；部分患者可检出抗Jo-1抗体和其他抗合成酶、抗SRP、抗Mi-2、抗MDA5等抗体。DM除有PM表现外，还伴皮肤特征性表现。可见向阳疹、Gottron征、甲根皱襞毛细血管扩张斑等。
- 结节性多动脉炎（PAN）：表现为弥漫性肌痛或下肢肌触痛，伴有网状青斑，单神经或多神经病变。舒张压＞90mmHg，血肌酐、尿素氮增高，血管造影异常。活检显示中、小动脉壁有中性粒细胞浸润。

- 系统性红斑狼疮（SLE）：有肌痛、肌肉压痛，少数患者肌肉病变可能是SLE的早期初发症状，但很少出现严重的肌无力、肌萎缩和肌炎，通常肌酸激酶（CK）正常，乳酸脱氢酶（LDH）常增高。
- 风湿性多肌痛（PMR）：多在50岁以后发病，肌痛以上肢近端肌群更为明显，髋周臀部肌群也常累及，常伴有局部肌肉压痛，行走困难，由于失用肌肉轻度萎缩，肌酶谱和肌电图正常，肌活检示肌纤维正常，受累肌肉无红、肿、热，也无肌力减退。但临床炎症指标ESR增快明显，同时CRP多增高。该病对小剂量糖皮质激素反应良好。
- 混合性结缔组织病（MCTD）：肢体近端肌群常有压痛和肌无力。CPK和LDH明显升高，肌电图可出现典型的多发性肌炎表现。临床常有肢体末端指/趾雷诺现象，手指肿胀呈腊肠样。可检出高滴度的抗U1RNP抗体。

（赵绵松）

■ 关节痛

1. 概述

- 关节痛为人群最常见的临床症状，可以见于任何年龄段。
- 始发在老年人多考虑骨关节炎（OA）；类风湿关节炎（RA）多发于中年人，女性多见；强直性脊柱炎（AS）常见于青壮年男性，下肢非对称性大关节多见；SLE大多数为年轻育龄妇女，大小关节均可以受累，但最终关节畸形很少见；痛风性关节炎，以男性单关节急性疼痛发作更多见，并有局部肿胀。

2. 关节痛特点

- 关节痛起病的急缓：RA多为缓进，痛风的典型发作则常为夜间突然发生。
- 关节痛程度：RA及SLE多可耐受，逐渐加重，痛风则剧烈难忍，当日或1～2天达高峰。
- 关节痛部位：RA最常影响腕、掌指、近端指间及跖趾关节等，但较少影响远端指间关节；OA受累部位多见于远端指间关节，出现典型的赫伯登结节（70%患者），较少影响掌指关节及腕关节，但40%～60%涉及拇指底部；银屑病关节炎，远端指间关节多见，非对称，也可表现为近端指间关节，以及中轴脊柱关节。
- 关节痛的数目：对于诊断有鉴别意义。单关节最多见于结晶性关节炎及感染性关节炎，但也要警惕肿瘤相关性关节病、创伤性关节炎；RA早期可呈单关节或少关节炎，但随病情进展，往往多关节受累。

- 关节痛的演变：风湿热虽有关节肿痛，但多次复发也极少引起骨关节破坏，关节强直更少。RA则不同，即使为轻型缓进者，处理不当日久也发生骨关节破坏。急性痛风尤其是病程不长者，症状往往于数日或短期内消失，恢复后可如正常人。
- 关节痛是否为对称性：反复结晶性关节炎多为不对称性；RA多呈对称性；感染性关节炎也多为不对称性。
- 既往治疗对关节痛的影响：有参考意义。阿司匹林治疗风湿热、秋水仙碱治疗痛风有效为诊断提供线索。

（赵绵松）

■ 颈痛

1. 概述

AS、RA和OA等许多风湿性疾病都会侵及颈部。

2. 常见疾病及体征

- 颈椎间盘突出：好发于下颈椎，以$C_4 \sim C_5$及$C_5 \sim C_6$最常见，并引起多种症状。向后压迫脊髓，出现双上肢或双下肢无力、痉挛，腱反射亢进，病理反射阳性，括约肌无力、感觉减退等。压迫侧方神经根时，引起神经根或脊髓侧束的压迫症状，单侧上肢麻木、串痛、感觉及肌力减退，腱反射减弱。椎动脉受压时，突然旋转头颈可出现晕厥。向前突出时，临床症状较少，可引起食管受压或刺激症状。总之，椎间盘突出最常见的体征为低头、咳嗽或提重物时牵拉神经根而引起疼痛，椎间孔挤压试验阳性，压迫神经分布区皮肤麻木或感觉过敏，腱反射减弱或消失。
- 肌力减弱胸廓出口综合征：由于臂丛神经、锁骨下动脉、锁骨下静脉在胸廓下口受压而引起的一组症状，疼痛向患肢放射，皮肤感觉减退，动脉搏动减弱，肢体发凉。有时为明确受压部位需行血管造影。

（赵绵松）

■ 肩痛

1. 概述

肩关节是人体活动度最大的关节，引起疼痛的原因除局部因素外，还有许多其他因素，如颈神经根压迫和炎症可引起肩痛，许多内脏病变也可放射到肩部，但这些疼痛无准确固定的压痛点，关节活动也不受限。

2. 引起肩痛的常见风湿性疾病

- 类风湿关节炎
  - ✓肩部类风湿综合征：多累及双侧肩关节，其他大关节正常，表现为关节间隙进行性狭窄，肱骨头骨质硬化伴有囊性变，最终出现关节边缘骨赘，多发生于35～55岁女性，RF多阳性，晚期出现严重的关节痛和功能障碍。
  - ✓肩胛胸壁综合征或胸肋综合征：肩胛下肌囊、肩胛胸壁滑囊和三角肌下滑囊受累，滑囊内充满米粒样小体，少许滑液，穿刺常抽不出液体，容易误诊为实性肿瘤，多伴有肩锁关节病变。
  - ✓肩锁关节炎：关节内滑膜增生，关节肿胀、疼痛，活动时加重，关节内收、前屈时加剧。X线检查见关节狭窄，小骨赘形成。
  - ✓胸锁关节炎：类风湿关节炎多见，常为无痛性肿胀，严重时不能平卧。可致肩关节的活动度逐渐丧失。
  - ✓肩胛上神经卡压：引起肩峰部或肩胛区疼痛，上肢外展到水平位时明显，在肩胛上切迹封闭能缓解疼痛支持该病诊断。
  - ✓肩手综合征：慢性肩痛引起上肢肌肉失用性萎缩和血管运动障碍，表现为手部肿胀、关节僵硬、肢端苍白、手心多汗、关节疼痛等症状。临床分为3期：急性期、营养不良期和萎缩期。X线检查可见弥漫片状骨质疏松、软骨下骨吸收和骨边缘粗糙，骨密度测定骨矿物质含量下降达1/3，骨扫描多见放射性核素浓集。
- 撞击综合征：又称肩峰下滑囊炎、冈上肌腱炎、肩袖损伤，由肩袖和肩峰下滑囊在喙突肩峰及肱骨头之间挤压造成。早期用力时肩部钝痛，肱骨大结节冈上肌附着点及肩峰前喙突处压痛，外展60°～120°疼痛加重，合并肱二头肌腱水肿，肱二头肌长腱抗阻试验阳性。中期滑囊纤维化、增厚，肩部有摩擦感，因肩袖纤维瘢痕和肩峰间摩擦产生疼痛，并有卡住感。由于晚期肩袖诸肌的摩擦及破裂，且不断与肩峰撞击，使肩关节活动进一步减少，肌肉萎缩，夜间痛明显，影响睡眠。
- 肩周炎：好发于50岁以上，开始肩关节活动受限，外展、外旋为重，渐渐出现夜间痛，可放射到手、颈、背部，压痛点多位于喙突及肱二头肌长腱结节间沟，又称冻结肩。
  - ✓钙化性肌腱炎：多见于冈上肌腱，为变性肌腱钙盐沉积所致，外展痛，X线片可见冈上肌腱钙化阴影，钙化性肌腱炎不仅见于此部位。

✓肱二头肌腱鞘炎：由于肱二头肌长腱在肱骨结节间腱鞘管内长期磨损，造成水肿、粘连，疼痛明显，活动受限，但外展不痛，压痛点位于结节间沟处，局部普鲁卡因封闭后疼痛可消失或减轻。

（赵绵松）

腰背痛

1. 概述

胸腰关节（$T_{12} \sim L_5$）以下的后背痛。其解剖结构复杂，原因多样。

2. 引起腰背痛的常见风湿性疾病

- 强直性脊柱炎（AS）：腰背痛发生率达90%，起病隐匿，开始为单侧或间歇性，以后发展为双侧，持续性伴僵硬感，夜间疼痛明显，伴有晨僵，下腰背疼痛更明显，休息后不能缓解，活动反而改善。X线片示髋髂关节侵蚀、硬化、增宽、狭窄或部分强直，骨质疏松、骨突关节模糊、椎体方形变和竹节样改变。
- 银屑病关节炎（PsA）：腰背痛比AS轻，常在周围关节炎数年后出现，X线片可见不对称的脊柱旁骨化形成骨桥，骶髂关节改变常不对称，关节间隙狭窄，关节面侵蚀、硬化、边缘不清。
- 骨关节炎（OA）：起病隐匿，老年发病，多与外伤、肥胖等因素相关，当压迫神经根时可出现剧烈的下肢牵涉痛，严重时瘫痪。X线片示椎体边缘骨刺形成、唇样变、骨质疏松。

（赵绵松）

足跟痛

- 引起足跟痛的病变主要有跟腱炎，即跟腱与跟骨粗隆附着点及其附近的炎症。
- 脊柱关节病常有跟骨痛，触痛多在中后部足底筋膜附着点处或跟骨粗隆处，X线片多表现为骨刺。
- 在运动员或重体力劳动人群中常引起过劳及压迫综合征，体检见跟骨变粗、触痛，背屈踝关节疼痛加重。患者常脚尖点地，小步行进，可主动屈跖。Thompson试验阳性（捏腓肠肌屈足），说明跟腱撕裂。X线片示附着点骨刺或钙化。
- 类风湿足：双足病变，踝关节肿胀，跟腱旁凹陷消失，关节活动受限，压痛明显，晚期发生外翻、趾重叠、跖趾关节脱位，跖骨下纤维脂肪垫消失，继发巨大滑囊炎、痛性胼胝体等。X线片示局部骨质疏松，关节边缘软骨下侵蚀性破坏，关节间隙狭窄，最终出现纤维性骨性强直。

（赵绵松）

■ 眼部表现

1. 概述

- 眼的解剖结构由外向内分为3层：巩膜、葡萄膜、视网膜。不同疾病影响的部位可以不同，可累及一层或一层以上。
- 类风湿关节炎（RA）侵犯外层发生巩膜炎；强直性脊柱炎（AS）和幼年型类风湿关节炎（JRA）常侵犯中层发生虹膜炎；系统性红斑狼疮（SLE）累及视网膜造成特征性的视网膜血管炎或狼疮视网膜病。

2. 各种疾病眼部表现

- RA：关节和眼有相同的病理过程，结膜和巩膜的炎症变化与滑膜、软骨相似，免疫因素介导的炎症会造成器官损伤。最常见的眼部表现是巩膜炎和角膜炎，巩膜结膜炎即Sicca综合征。
  - ✓巩膜炎：轻重不等，可为局限性、浅表性巩膜炎、巩膜外层炎，严重时出现痛性坏死性巩膜炎，预后极差。RA巩膜炎的发病率为5%。局限性或巩膜外层炎其炎症表浅，局部用药容易控制，无严重后果；深部巩膜炎影响视力及存活，需要全身用药，长期治疗；坏死性巩膜炎危害极大，巩膜血管突然闭塞，造成巩膜坏死、溶解，葡萄膜暴露，多出现于病情进展期。巩膜炎本身也可出现严重的并发症，如角膜炎、白内障、葡萄膜炎和青光眼。
  - ✓结膜病变：常被忽视，可伴巩膜炎，也可单独出现。严重者表现为角膜周边或角膜缘溃疡，溃疡可自限，也可逐渐扩散致角膜穿孔，这种情况多发生在病情进展期及全身应用糖皮质激素治疗期间。
  - ✓Sicca综合征：是RA的一种常见表现，其他风湿性疾病也可出现，首先由Sjögren报道患者有口干、眼干及关节炎。该病表现多样，眼科检查可见结膜下方点状溃疡，偶见结膜浸润和坏死导致结膜穿孔。治疗：保持眼部湿润，可用人工泪液，配戴隐形眼镜，防止泪液蒸发减轻异物感，尽量少用药以减少并发症，但严重者需积极治疗。
- JRA：眼部表现与成人RA明显不同，成人RA主要影响眼外层造成巩膜炎，而JRA侵犯中层出现葡萄膜炎，巩膜炎少见。葡萄膜炎发病率为10%，少关节炎型JRA多见，一般在关节炎后发生，也可先于关节炎出现。虹膜炎轻者无症状，重者表现为眼红、疼痛、畏光、流泪，还可出现结膜上皮下钙质沉积，引起带状角膜病，从而发生白内障及继发性青光眼，严重虹膜炎会造成失明。局部及全身使用糖皮质激素治疗也会引起白内障和青光眼。

- 脊柱关节炎
  - ✓AS：前葡萄膜炎虹膜炎非常多见，几乎所有患者在不同阶段都会发生，所以已将其视为AS的一个临床表现。它可先于关节病变1～2年出现，也可发生在病情静止期，易复发，一般为双侧，20%的AS因此致残。有相当一部分患者因虹膜炎在眼科就诊时发现AS，所以对青年男性的虹膜炎要警惕AS可能。疼痛、畏光、流泪是常见表现，体检角膜周围充血、虹膜水肿，严重者虹膜粘连、瞳孔边缘不规则。
  - ✓Reiter综合征：典型的三联征包括非淋菌性尿道炎、关节炎和结膜炎，但眼部症状可有结膜炎、虹膜炎、角膜溃疡。一般较轻，有烧灼感、流泪，8%～40%患者有葡萄膜炎，也可以有视神经炎和球后神经炎，以及全眼球炎导致的全眼球破坏。
  - ✓肠病性关节炎：指溃疡性结肠炎和局限性肠炎引起的多关节炎，葡萄膜受累造成虹膜睫状体炎，偶有巩膜炎。
  - ✓银屑病关节炎：银屑病本身可以从点状鳞屑到广泛剥脱，眼部表现以结膜炎为主，虹膜炎少数，其余受累少见。
- SLE：眼的任何部分均可累及，但内层受累较RA少见，外层受累较脊柱关节炎少见，这对临床鉴别很有意义。如患者有巩膜炎的同时出现葡萄膜炎，则SLE的可能性较大。视网膜病变以絮状渗出为主，视网膜出血、水肿，有人将视网膜血管炎称为狼疮视网膜病。眼外肌肌炎可造成上睑下垂，眼球前凸。药物性狼疮也可出现眼部受累。
- 多发性肌炎/皮肌炎（PM/DM）：DM的特征性皮疹是上眼睑紫红色水肿斑，称向阳疹，其他眼部表现无特异性。PM本身或因合并重症肌无力可造成眼外肌无力，但不多见。儿童DM视网膜血管炎常见。
- 系统性硬化症：上眼睑运动减弱，皮肤变薄、发亮，引起暴露性角膜炎，如果同时合并眼干，危害则更大。Sicca综合征在系统性硬化症中常见。
- 系统性血管炎
  - ✓结节性多动脉炎（PAN）：累及中小动脉出现多种眼部表现，常见的有巩膜角膜炎，与RA相似，但疼痛剧烈，角膜缘溃疡扩展成环状，向中央发展遍及角膜大部分造成瘢痕、血管软化及角膜穿孔。

✓巨细胞动脉炎（GCA）和风湿性多肌痛（PMR）

◇ PMR：Barber于1957年首先描述老年患者出现肩、骨盆带肌疼痛，伴ESR增快，小剂量糖皮质激素（泼尼松10～15mg/d）治疗有明显效果，认识该病的重要性在于有人认为它是一种潜伏性GCA。二者在临床及组织学检查方面难以区分。

◇ GCA：30%患者有眼部受累，一般发生在系统症状出现后数周至数月，也可在系统症状出现前发生。眼动脉、视网膜中央动脉及睫状动脉炎引起相应的病变。眼动脉的终末支视网膜中央动脉炎及后睫状动脉炎，可致突发不可逆的失明及视神经炎。后睫状动脉受累影响眼外肌血供，引起复视。眼外肌受累可出现前房坏死、缺血，发生葡萄膜炎、虹膜坏死及巩膜炎。此时应积极足量全身用糖皮质激素（泼尼松100mg/d），控制临床症状及ESR等实验室指标，但仍有用药后无效者，25%的GCA出现双侧失明。

✓贝赫切特病：眼部受累平均发生率66%。常见眼部病变为葡萄膜炎和视网膜血管炎、视神经萎缩、玻璃体炎及眼底出血。前葡萄膜炎即虹膜睫状体炎，可伴有或不伴有前方积脓；后葡萄膜炎和视网膜炎是影响视力的主要原因。眼炎反复发作可造成失明。临床表现可有视物模糊、视力减退、眼球出血、疼痛、畏光流泪、异物感及飞蚊症，致盲率高达1/3。

✓ANCA相关血管炎

◇ 肉芽肿性多血管炎（GPA）：眼及周围组织受累常见，据报道可高达60%。眼球前凸：肉芽肿直接侵犯眶周，进而到巩膜，并影响邻近胶原纤维，出现相应临床症状。组织学检查示病变从巩膜中央发生，与一般巩膜炎不同。还可出现其他类型的巩膜炎如外周溃疡性角膜炎和/或坏死性巩膜炎。眼底动脉闭塞，眼葡萄膜炎，也可见于该病。

◇ 嗜酸性肉芽肿性多血管炎（EGPA）和显微镜下多血管炎（MPA）：可以有非特异的结膜炎、泪腺炎、眼球突出及泪腺假性囊肿的临床报道。

（赵绵松）

体格检查

■ 肌肉检查

1. 肌力测定

- 0级：完全瘫痪。
- 1级：肌肉稍有收缩，但关节无活动。
- 2级：能带动肢体活动，但不能对抗自身重力。
- 3级：能带动肢体活动，并能对抗自身重力，但不能对抗阻力。
- 4级：可对抗自身重力和阻力活动。
- 5级：完全正常。

2. 握力测定

用手握压握力计上的气囊袖，刻度表上显示的数字即为握力的大小。一般记录3次的平均值。

3. 步态与姿势

- 无痛步态：单侧肢体的疼痛导致该肢体避免承受重量，并缩短该肢体的活动周期，表现为疼痛肢体步伐较短。
- 特伦伯格步态：髋部内收肌的无力导致在承受重量时骨盆向另一侧倾斜，表现为行走时肩部的左右运动。肩部的这种运动也见于腿长不等，可导致在步态周期中骨盆倾斜。
- 高步伐步态：常见于垂足。
- 姿势：身体的对称与否有助于识别姿势的异常。在穿着内衣状况下观察整个人，寻找标志的高度是否相等——肩尖、肩胛骨、骨盆边缘和臀部褶皱。仔细检查脊柱的正常曲线，并确定有无脊柱侧凸。

（吴　敏）

■ 头、脊柱、骨盆检查

1. 颈椎

- 视诊：寻找由胸椎后凸或正常脊柱前凸丧失引起的过伸。
- 触诊：敲击椎骨是否有压痛，触诊椎旁肌有无痉挛或压痛。
- 活动度：患者两眼向前看，头部正直为中立位。自此中立位让患者低头，颈椎前屈，正常为45°，即下颌可触及胸骨柄，再让患者仰头，颈椎后伸，正常为45°，即两眼可直视天花板。再嘱患者在头不转动的情况下，向左及向右倾斜，正常各约45°，即耳垂可触及耸起的肩峰，在继续用手固定好双肩的情况下，嘱患者向左然后再向右旋转，正常各约60°，即患者下颌可触及耸起的肩峰。

体格检查

2. 颞下颌关节

- 视诊：口张大，观察有无下颌偏斜。
- 触诊：触摸关节有无触痛、杂音或咔嗒声。可在耳屏前或外耳道内触诊，感受辗轧音或咔嗒音。

3. 胸椎

- 视诊：观察有无驼背或脊柱侧凸。
- 触诊：明确椎骨有无触痛，触诊椎旁肌肉有无痉挛或压痛。
- 活动度：坐着固定骨盆，并左右旋转身体上部，检查者轻轻地引导肩部，以确保达到最大活动范围。

4. 腰椎

- 视诊：寻找是否有脊柱前凸或脊柱侧凸，寻找骨盆边缘或臀部褶皱有无不对称。
- 触诊：触诊脊椎有无触痛，触诊椎旁肌肉有无痉挛或压痛。
- 活动度：患者取直立位，髋、膝关节伸直，检查者两手固定骨盆，嘱患者低头前屈腰部，正常为70°～80°；再嘱后伸腰部，正常为20°～30°。左右侧屈曲各25°～35°。在固定骨盆的情况下，让患者先向左再向右旋转躯干，正常各35°～45°。
- 强调
  - ✓患者躺下时，应进行腰根张力测试。
  - ✓股神经牵拉试验：嘱患者俯卧，握住脚踝，被动弯曲膝关节，直到尽可能远。如果在单侧大腿前侧感到疼痛，则测试为阳性。
  - ✓坐骨神经牵拉试验：嘱患者仰卧，轻轻地将直腿抬高到没有明显疼痛的最大角度，然后背屈足踝。疼痛增加表明坐骨神经根紧张。

5. 骨盆和骶髂关节

- 视诊：寻找骨盆边缘和臀部下部有无不对称。
- 触诊：臀部触诊有无压痛，触诊骶髂关节是否有压痛。

（吴　敏）

■ 关节检查

1. 肩关节

- 视诊：寻找肩胛骨和姿势有无不对称或肌肉萎缩。
- 触诊：每侧斜方肌和冈上肌的中点、肩锁关节、盂肱关节和肱二头肌沟以明确有无压痛点。
- 活动度：肩关节是人体活动最大的关节，主要有前屈、后伸、上举、内收、外展、内旋等功能。上举双臂，放置脑后、背后，稳定肩胛骨，手肘成90°，内外旋转；然后被动外展、屈曲，内外旋肩。临床上常采用下列方法粗略检查肩关节活动范围是否正常。

✓肘关节贴在胸前，手能触摸到对侧耳朵，说明肩内收正常。

✓手能从颈后摸到对侧耳朵，说明肩关节前屈、外展及外旋活动正常。

✓手能从背后摸到或接近对侧肩胛骨下角，则说明肩关节内旋、后伸功能正常。

2. **肘关节**

- 视诊：有无肿胀畸形，关节肿胀首先出现在尺骨鹰嘴旁沟，鹰嘴是滑囊炎和类风湿结节的常见部位。
- 触诊：在尺骨鹰嘴旁沟处触诊滑膜肿胀或触痛，触诊内侧和外侧上髁是否有触痛。
- 活动度：评估肘关节被动移动、伸展和屈曲能力。肘关节完全伸直为中立位，运动主要为屈伸动作，没有侧方动作。正常屈曲时手能触肩，完全伸直时略有超伸。正常肘关节伸直位检查时，前臂与上臂纵轴成10°～15°外翻角，称为携物角，＞15°时称为肘外翻，＜0°时称为肘内翻。

3. **腕关节**

- 视诊：观察有无肿胀或畸形，随着手指的主动伸展，肿胀的伸肌腱鞘移动——塞入征；骨关节炎中可见腕掌关节肿胀，寻找手掌根部的方形。类风湿关节炎的典型畸形是掌侧半脱位和腕部桡偏，伴有尺骨茎突背侧半脱位。
- 触诊：在关节线上触诊有无触痛或滑膜肿胀。
- 活动度：被动地弯曲和伸展手腕。在手腕完全屈曲的情况下，通过被动地将拇指移向前臂掌侧来评估有无过度活动。如果评估肘部的上髁炎，使用抗屈、抗伸或抗旋运动。正常关节背伸60°左右，掌屈50°～60°，桡、尺侧偏活动一般可达30°左右。

4. **手部**

- 视诊：观察有无肿胀或畸形，肿胀是关节或肌腱局限性的还是弥漫性的。寻找小肌肉的萎缩；检查皮肤、指甲和甲床。类风湿关节炎的典型畸形是掌指关节尺侧偏斜，近端指间关节处过度伸展，远端指间关节处弯曲（天鹅颈畸形），或近端指间关节处弯曲，远端指间关节处过度伸展（纽扣花畸形）。系统性红斑狼疮可见拇指“Z”形畸形。
- 触诊：每个关节有无压痛或骨性/滑膜肿胀。挤压所有掌指关节评估有无掌指关节压痛。在运动过程中触诊腱鞘，以检测肌腱结节，感受皮肤的硬化、增厚或松弛。

体格检查

5. **臀部、髋关节**

- 视诊：观察步行时的臀部可发现有无臀部或大腿肌肉萎缩。
- 触诊：压痛见于肌腱炎或滑囊炎。
- 活动度：正常髋关节有屈、伸、内收、外展、内旋、外旋共6个方向活动。患者仰卧，两腿伸直平行，足趾指向天花板，即为髋关节中立位。
  - ✓屈曲、后伸：检查者用手握患者小腿，将膝关节屈曲的同时，将大腿推向躯干，以患者骶部不离检查台为准，正常髋屈曲约120°，即大腿的前侧面可贴近腹壁；检查后伸时，患者取俯卧位，两腿伸直平行，检查者一手压在患者的腰骶部固定骨盆，另一手托大腿远端，将腿上举，正常髋后伸约达30°。
  - ✓外展、内收：自中立位，检查者一手轻压在髂嵴上，以稳定骨盆，另一手握患者小腿，将其外展至骨盆移动为止，正常外展45° ～ 50°。同样自中立位，将该小腿跨越另一腿至内收极限，正常内收20° ～ 30°。
  - ✓内旋、外旋：在髋中立位时检查者握患者小腿，用力将其外旋至极限，正常约45°，内旋也达45°。

6. **膝关节**

- 视诊：观察步行时双膝状态，查找有无大腿肌肉萎缩线索。观察有无肿胀、畸形。典型畸形有固定屈曲、外翻或内翻。
- 触诊：有无触痛或肿胀，并确定受影响的结构。触诊关节是否有压痛。通过膨出征或髌骨叩击评估关节肿胀和渗出。触诊有无腘窝囊肿。
- 活动度：正常膝关节活动范围为0° ～ 150°，被动活动时可超伸5° ～ 10°，屈膝足跟可接触臀部，记录方法为150°-0°-5°。屈膝90°内外侧副韧带松弛，此时膝关节可有10°内旋和20°外旋活动，伸直膝关节则应无内收、外展及旋转活动。

7. **足踝**

- 视诊：站立和行走时观察足踝及有无正常的纵向足弓，在步态周期中，寻找正常的足跟撞击和前脚掌起跳。查看跖骨头下是否有胼胝体，足趾是否有肿胀和发红。跖趾关节的肿胀使得足趾分开，观察有无任何畸形。
- 触诊：触诊足踝有无触痛或肿胀，相应症状可能与关节、关节周围骨、肌腱及其鞘和附着点或囊有关。挤压跖骨，如果有压痛，单独检查跖趾关节。

- 活动度：患者坐在床边，两小腿下垂，足纵轴与小腿呈90°，为踝关节的中立位。检查者一手握患者小腿，另一手将前足往上推，即为踝关节背屈，正常可达20°；再将足向下拉，即为踝关节跖屈，正常可达50°。

（吴　敏）

■ 特殊检查

1. 浮髌试验

以一手压迫髌上囊，将液体挤入关节腔内，另一手反复按压髌骨，在髌上囊可感到波动，或下压时髌骨触到股骨，不压时即浮起，即为阳性。

2. “4”字试验（Patrick试验）

检查时患者仰卧，一侧下肢伸直，将对侧足置于伸直侧膝上向下压，如同侧骶髂关节疼痛，即为阳性。

3. 床边试验（Gaenslen试验）

患者取仰卧位，身体贴向床边，检查者一手按住患者屈曲的小腿，使其尽量贴近腹壁，另一手按住悬于床缘外的大腿向下压，此时无论哪一侧骶髂关节疼痛，即为阳性。

4. 髌骨加压研磨试验

向上、下、左、右侧推动髌骨，可触及粗糙捻磨感或捻砂样摩擦音，并伴有疼痛，即为阳性。

5. 望远镜征

将手指向远端牵拉时可变长，放松后手指回到原位，即为阳性。

6. 骶关节压迫试验

患者取俯卧位，按压双侧髂后上棘连线，相当于第二骶骨水平，如出现疼痛，即为阳性。

7. 髂嵴推压试验

患者取仰卧位，检查者双手放其髂嵴部，拇指放于髂前上棘处，手掌按髂结节，用力推压骨盆，如骶髂关节周围疼痛，即为阳性。

8. 骨盆侧压试验

患者取侧卧位，检查者按压其髂嵴，如疼痛，即为阳性。

9. Schober试验

患者直立，在背部正中线髂嵴水平做标记为零，向下5cm做标记，向上10cm再做另一标记，然后让患者弯腰（注意保持双膝直立），测量两个标记间的距离。若增加少于4cm，则为阳性。

10. 指-地距

患者直立，弯腰，伸臂，测指尖与地面距离。

11. 枕-墙距

患者靠墙直立，双足跟贴墙，双腿伸直，背贴墙，收颏，眼平视，测量枕骨结节与墙之间的水平距离。

12. 胸廓活动度

患者直立，用刻度软尺测其第4肋间隙水平（女性乳房下缘）于深呼气和深吸气之胸围差，＞2.5cm为正常。

13. 腕背屈试验

即腕自然下垂，持续1分钟后引起示指、中指麻木及疼痛，偶向肘、肩部放射，即为阳性。

（吴　敏）

辅助检查

■ 关节穿刺术

1. 概述

临床常见的有膝关节穿刺术、肘关节穿刺术、肩关节穿刺术或B超引导下关节穿刺术。

2. 适应证

- 诊断性穿刺：用于检查关节积液的性质，协助诊断。
- 治疗性穿刺：包括关节积液的抽吸以缓解临床症状或抽吸后进行关节腔内给药。

3. 禁忌证

- 穿刺点局部皮肤有破溃或感染。
- 严重凝血功能障碍。
- 血糖控制欠佳、严重糖尿病。
- 合并活动性感染。

4. 穿刺方法

- 膝关节穿刺术
  - ✓患者仰卧，下肢取伸直位，取髌骨上缘的水平线与髌骨外缘的垂直线的交点为穿刺点。
  - ✓穿刺点周围常规消毒，铺巾。
  - ✓1%利多卡因做局部浸润麻醉。
  - ✓针尖于髌骨下方由髌韧带旁向后穿刺，如遇阻力消失，或回抽有液体，则已达到关节腔。
  - ✓抽取关节液进行相应检查。
  - ✓抽液完毕，如进行注射药物，无须拔出针头，但需另换无菌注射器进行注射。
  - ✓术后用消毒纱布覆盖穿刺部位，再用胶布固定。
  - ✓嘱患者注射部位，注射24～48小时内尽可能减少运动。
- 肘关节穿刺术
  - ✓患者坐位，肘关节屈曲呈90°水平位，取尺骨鹰嘴顶端与肱骨外上髁之间为穿刺点。
  - ✓常规消毒，铺巾，局部浸润麻醉。
  - ✓针尖向内前方进针，进入关节腔。
  - ✓进行关节液抽吸或关节腔内给药注射治疗。
- 肩关节穿刺术
  - ✓患者坐位，肩关节外展呈90°，取肩峰与肱骨大结节之间前方隐窝为穿刺点。

✓定位后，上肢自然下垂，常规消毒，铺巾，局部浸润麻醉。
✓针尖向内下进针，逐步进入关节腔。
✓进行关节液抽吸或关节腔内给药注射治疗。

- B超引导下关节穿刺术
  ✓B超通过可视化过程，可提高穿刺和注射的准确性，适用于各关节穿刺，包括腕关节、掌指关节、足趾关节等小关节。
  ✓B超引导下定位穿刺点。
  ✓常规消毒，铺巾，局部浸润麻醉。
  ✓B超引导下穿刺，避开血管、神经、肌腱、皮下脂肪等组织，逐步进入关节腔。
  ✓进行关节液抽吸或关节腔内给药注射治疗。

（吴　敏）

■ 关节注射

临床常用于关节腔内给药的药物：皮质类固醇注射液、玻璃酸钠注射液、生物制剂等。

- 皮质类固醇注射液：适用于持续存在的非感染性关节炎，如类风湿关节炎、痛风性关节炎等。临床多选用长效糖皮质激素，如曲安奈德注射液、倍他米松注射液，亦可选用醋酸甲泼尼龙注射液。
  ✓注射剂量推荐：第一掌指关节，醋酸甲泼尼龙15～30mg；指间关节，醋酸甲泼尼龙15～20mg；腕关节，醋酸甲泼尼龙30～40mg；肘关节，醋酸甲泼尼龙30～40mg；肩关节，醋酸甲泼尼龙40～80mg。
  ✓可能并发症：局部出血、面部潮红、关节肿痛加重（皮质类固醇晶体性滑膜炎）、局部皮肤或脂肪萎缩、局部感染、骨坏死等。
- 黏弹性补充疗法：主要适用于骨关节炎。通过向关节腔内注入透明质酸增加关节液的黏稠度，从而减轻疼痛、改善关节功能。
- 药物滑膜切除：适用于类风湿关节炎、骨关节炎、色素绒毛结节性滑膜炎。通过向关节腔内注射化学物质（如锇酸、利福平、利福霉素）或放射性物质（如钇90、金198），去除或减轻滑膜炎症，并使滑膜硬化，达到治疗效果。
- 其他
  ✓富血小板血浆关节腔注射：用于治疗骨关节炎。
  ✓甲氨蝶呤注射液关节腔注射：用于治疗类风湿关节炎、骨关节炎。
  ✓生物制剂：如TNF-α抑制剂注射液关节腔注射可用于治疗类风湿关节炎。

● 注意事项

✓严格执行无菌操作规范，穿刺器械及手术操作均需严格消毒，以防关节腔内感染。

✓动作要轻柔，尽可能避开周围神经、血管、肌腱，避免损伤关节软骨。

✓抽吸关节液除常规送检外，如进行其他检查，可考虑加用抗凝剂，避免关节液凝固。

✓如关节积液过多，于抽吸后应适当加压固定。

（吴　敏）

■ 关节镜检查

临床通过关节镜技术，可以直接观察关节腔内滑膜、软骨、半月板等组织结构，可进行关节腔内病变组织的切除和修复，可用于诊断和治疗，临床常用膝关节镜检查。

● 适应证

✓滑膜活检，用于关节炎的诊断。

✓关节灌洗，灌洗液可送检查协助诊断，药物灌洗可有助缓解局部炎症。

✓滑膜切除，缓解关节局部症状。

● 禁忌证

✓手术局部皮肤破溃或感染。

✓严重凝血功能障碍。

✓血糖控制欠佳或严重糖尿病。

✓合并活动性感染。

✓关节僵硬，无法配合手术者。

● 检查方法

✓确定检查部位，常规消毒、麻醉。

✓用硬膜外针头做关节腔穿刺，向关节腔内注射生理盐水扩张关节腔。

✓将关节镜引入关节腔，观察关节腔内组织结构，可进行组织切除、活检或关节腔灌洗。

✓操作结束，拔出关节镜，缝合穿刺口皮肤，无菌敷料、绷带加压包扎关节。

● 注意事项

✓严格执行无菌操作。

✓术中避免损伤神经、血管、肌腱等组织。

● 常见并发症

✓血管迷走神经反应、短暂关节肿胀、关节感染、深静脉血栓形成、关节积液。

（吴　敏）

■ 肌电图检查

1. 概述

肌电图检查包括神经传导检查（NCS）和针电极肌电图检查（EMG）。

2. 适应证

- 弥漫性结缔组织病：炎性肌病、系统性红斑狼疮、系统性硬化症、类风湿关节炎等。
- 风湿性多肌痛、结节红斑。
- 代谢和内分泌疾病：糖尿病、肢端肥大症、甲状腺功能亢进及其他遗传性疾病。
- 神经变性疾病：神经性关节炎、外周神经受压、椎管狭窄等。
- 非关节风湿性疾病：肌筋膜疼痛综合征、下背痛、椎间盘病变、肌腱炎或滑膜炎、慢性肌腱炎及肌肉劳损等。

3. 禁忌证

- 严重出血性疾病。
- 装有心脏起搏器。
- 心脏支架植入及冠状动脉旁路移植术后患者慎用。
- 菌血症。
- 有传染性疾病者，应使用一次性电极。

4. 正常肌电图

- 插入电位：指电极插入时引起的短暂电活动，正常人变异较大。平均持续（485.1＋268.4）ms，振幅5.0mV以内，肌纤维化时振幅降低。失去神经支配和炎症状态时，持续时间延长。插入电位减少或消失见于严重肌萎缩、肌纤维化或肌肉被脂肪组织替代；增多或延长见于神经源性和肌源性损害，无特异性。
- 静息状态：肌肉放松状态下为一条直线。若肌肉失去神经支配，肌电图出现去神经的自发电位，如纤颤波、正锐波、束颤等。
- 随意收缩状态：表现为综合电位，波形以单相、双相或三相波多见。五相或五相以上为病理或异常多相电位，分为群多相电位和短棘波多相电位。自愿激活时肌电图表现为运动单元电位波，包括形态和募集模式。

5. 风湿性疾病肌电图表现

- 炎性肌病

✓炎性肌病肌电图表现包括：①运动单元电位波持续时间缩短、振幅减小。②受影响纤维可呈非同步信号（多形性外观）。③早期或快速募集模式。④减弱的募集模式见于严重的终末期肌病合并广泛的肌纤维损失。

✓特发性炎性肌病主要表现为肌病性运动单元电位伴自发放电，多发性肌炎可无自发放电，包涵体肌炎为短时相和长时相混合的运动单元电位。

✓急性期插入电位延长，有时可诱发高频短时程多相电位或强直样电位。

✓静息状态多有纤颤波、正锐波。轻度收缩时运动单位平均时程减少，多相电位增多，以短棘波多相为主，电压降低。

✓重度收缩出现病理干扰型放电或混合型放电，低电压。

✓运动神经传导速度大部分正常，小部分传导减慢。慢性期呈现多样化。

- 类风湿关节炎

✓患者部分可有肌病表现如多发性肌炎，出现EMG异常。

✓患者可有多种神经传导检查异常，如远端感觉神经病变、多发性单神经炎。

✓该病可有各种关节受累、畸形引起的周围神经卡压，如腕管综合征、踝管综合征、尺管综合征等。颈椎受累可出现颈椎神经根病变、脑神经异常。

- 风湿性多肌痛

✓病程早、中期肌电图正常。

✓病程中、晚期有报道可表现为自发电位，尤以纤颤电位较多，还可表现为运动单位时限缩短、波幅降低、短棘波多相电位增多等肌源性损害。

- 干燥综合征

✓常见周围神经病变，肌电图表现为运动神经、感觉神经的神经传导速度异常。

✓合并视神经脊髓炎患者肌电图可有视觉诱发电位异常。

✓出现多发性单神经炎患者也表现为神经传导检查异常。

（吴　敏）

专科检查

■ 口腔科检查

1. 一般检查

- 口裂大小：口周皮肤收紧会导致口裂变小和张口困难，进食苹果等大块物体困难，常见于系统性硬化症患者。
- 口腔黏膜：急性和亚急性口腔黏膜病变可表现为红色斑疹、上腭红斑、出血点、糜烂和溃疡，形状多为边界清楚的圆形，可无痛和有痛。口腔溃疡可发生于口腔黏膜任何部位，最常见于硬腭、颊黏膜。舌上和唇红缘，起初为疼痛性丘疹，迅速发展为浅溃疡，疼痛加剧，有白色至黄色的假膜附于表面，1～3周内可自愈且不留瘢痕。系统性红斑狼疮患者的口腔盘状病变多表现为痛性圆形红色病损，伴有白色放射状角化性条纹，最常见于颊黏膜。
- 牙龈和牙齿：部分患者可有牙周疾病、牙龈萎缩和牙齿松动等表现，多见于系统性硬化症患者。猖獗性龋齿又称猖獗龋，表现为牙齿变黑、片状脱落，仅留有残根，多见于干燥综合征患者。
- 舌和味觉：唾液分泌减少的患者会出现舌背丝状乳头萎缩。味觉改变的患者会感到金属味、咸味或苦味等。

2. 自然/非刺激性唾液流率测定

测前患者静坐10分钟，保持头部前倾，吞咽一次清除口中剩余的唾液，此后收集10～15分钟内流出的全部唾液于清洁容器内，测其量。健康人全部唾液流率＞15ml/15min。我国将唾液流率≤0.5ml/min定义为唾液流率低下。

3. 腮腺造影/涎腺放射性核素扫描

- 腮腺造影：在腮腺导管内注入对比剂（40%碘油）后行X线摄片，观察各级导管的影像。干燥综合征患者各级导管不规则、僵硬，有不同程度的狭窄和扩张，碘液可淤积于末端导管，腺体呈点球状，呈苹果树样或雪花样改变，而主导管不闭塞。由于患者腮腺导管狭窄可能导致碘油排空障碍，进一步损伤腮腺功能，故目前诊断标准已不再包括该项检查。
- 涎腺放射性核素扫描：将锝标记的放射性核素注入患者血液，用单光子发射计算机扫描仪记录病变的部位及大小，计算唾液腺时间-放射性曲线等有关功能参数的检查。该检查不常规使用。

4. 唇腺活检

- 步骤

✓患者仰卧于牙科检查椅上，局部常规消毒、铺无菌洞巾。

✓用2%利多卡因行下唇术区局部浸润麻醉。固定患者下唇，暴露手术部位，选下唇内侧血管欠丰富处为佳，在黏膜上切开一个0.5～1.0cm的水平或梭形切口，将腺体从周围筋膜中钝性剥离，用虹膜剪从手术区域切除腺体组织，置入甲醛溶液中固定送检。建议至少取4个唾液腺。

✓缝合切口2～3针，局部消毒，压迫切口。术后予漱口水含漱每日三餐后，使用10天。避免辛辣刺激性食物1周。1周后可拆线。

- 病理检查

✓唇腺组织用10%甲醛固定，石蜡包埋切片，HE染色。

✓镜下观察：≥1个淋巴细胞浸润灶（$4mm^2$组织内至少有50个淋巴细胞聚集于唇腺间质为一个灶）则为阳性标本。

✓既往也有学者按炎症细胞浸润程度进行分级。①1级：中度散在淋巴细胞、浆细胞浸润（每个低倍镜视野浸润细胞数＞200）。②2级：≤1个浸润灶/$4mm^2$。③3级：1个浸润灶/$4mm^2$。④4级：浸润灶融合（占腺小叶的1/2或1/2以上）。

（吴　敏）

眼科检查

专科检查

1. 一般眼科检查

- Schirmer试验：取5mm×35mm滤纸1张，在距一端的5mm处折叠成直角，将此端放入下眼睑中外1/3处的结膜囊中，闭目5分钟后取出，自折叠处测量滤纸湿润长度，≤10mm者为异常。
- 泪膜破裂时间（BUT）测定：在患者眼睑结膜囊中滴入0.125%荧光素1滴，嘱患者眨眼数次后睁眼，向前平视不再眨眼，用裂隙灯显微镜扫视角膜，用秒表计记录泪膜破裂出现的时间，短于10秒者为异常。
- 角膜荧光染色：用荧光素和虎红（约1%）混合液1滴滴入穹隆部，眨眼5分钟后用裂隙灯显微镜观察角膜，计算染色点，大于10个点为阳性。

2. 风湿性疾病相关的其他眼科检查

- 眼底检查：可以观察视网膜、脉络膜和视神经的变化，是诊断风湿性疾病相关眼部并发症的重要手段。风湿性疾病患者常见的眼底改变包括视盘水肿、视网膜血管炎、黄斑水肿、视神经萎缩等。

- 视力检查：可以评估患者的视力情况。风湿性疾病患者常见的视力改变包括视物模糊、视力下降、视野缺损等。
- 色觉检查：可以评估患者的色觉情况。风湿性疾病患者常见的色觉改变包括色觉异常、色盲等。
- 眼压检查：可以评估患者的眼压情况。风湿性疾病患者常见的眼压改变包括眼压升高、青光眼等。除了常规的眼压检查，还可以使用无接触眼压仪或24小时眼压监测仪，对患者进行长时间的眼压监测，以评估眼压的波动情况。
- 眼球运动检查：可以评估患者的眼球运动情况。风湿性疾病患者常见的眼球运动改变包括眼球运动异常、眼球震颤等。
- 眼前段检查：通过使用专用显微镜检查患者眼睑、结膜、眼球表面和角膜的炎症、溃疡、结膜炎等情况。
- 光学相干断层扫描（OCT）：是一种无创检查方法，可以生成眼部组织的高分辨率图像，用于评估视网膜、视神经和脉络膜的厚度和形态。
- 角膜地形图：可以评估患者角膜的曲率、形态和厚度，以检测角膜疾病。
- 眼部病理活检：必要时，可以取眼部组织进行病理学检查，以明确诊断或排除其他眼部疾病。
- 眼部超声检查：可以观察眼球内部结构的变化，如玻璃体浑浊、视网膜脱离等，是诊断风湿性疾病相关眼部并发症的重要手段。
- 眼部电生理检查：如眼电图（视网膜电图、视觉诱发电位）可以评估视网膜、视神经的功能情况。
- 眼部磁共振成像（MRI）：可以观察眼球内部结构的细微变化，是诊断风湿性疾病相关眼部并发症的重要手段。

3. 常见风湿性疾病相关眼部并发症的具体检查方法

- 干眼症：角膜荧光染色、泪膜破裂时间、Schirmer试验。
- 视盘水肿：眼底检查。
- 视网膜血管炎：眼底检查、眼部超声检查、眼部电生理检查。
- 黄斑水肿：眼底检查、眼部超声检查、眼部电生理检查。
- 视神经萎缩：眼底检查、眼部电生理检查。
- 角膜炎：眼底检查。
- 结膜炎：眼底检查。
- 虹膜炎：眼底检查、眼部超声检查、眼部电生理检查。
- 巩膜炎：眼底检查、眼部超声检查、眼部电生理检查。
- 葡萄膜炎：眼底检查、眼部超声检查、眼部电生理检查。
- 视网膜血管栓塞：眼底检查、眼部超声检查、眼部电生理检查。
- 视盘缺血性视神经病变：眼底检查。
- 视网膜出血：眼底检查。

（吴　敏）

专科检查

免疫学检查

■ 抗核抗体谱

1. 概述

风湿性疾病的一大特征是患者血液中自身抗体的出现，且以抗核抗体（ANA）为主，其抗原位点是核酸、组蛋白、非组蛋白、磷脂及各种蛋白酶等多种物质。除细胞核外，细胞质和细胞器中也普遍存在，故现在对ANA靶抗原的理解已从传统的细胞核扩大到整个细胞，构成抗核抗体谱（ANAs），根据抗原分子的理化特性和分布部位，其分类如下。

- 抗DNA抗体：抗双链DNA抗体（dsDNA）、抗单链DNA抗体（ssDNA）。
- 抗组蛋白抗体：抗组蛋白亚单位H1、H2A、H2B、H3、H4及其复合物抗体。
- 抗非组蛋白抗体
  - ✓抗可溶性核抗原（ENA）抗体：抗Sm、U1RNP、SSA、SSB、Scl-70、Jo-1、rRNP、PM-1、PCNA、Ku、RA33、RANA、Mi-2、PL-7、PL-12、Sa、Filaggrin、P80和SP100等。
  - ✓抗染色体DNA蛋白抗体：如抗着丝粒抗体（ACA）。
- 抗核仁抗体：抗RNA多聚酶Ⅰ/Ⅱ/Ⅲ、原纤维蛋白、NOR-90和To/Th等抗体。
- 抗其他细胞成分抗体：抗核孔复合物、层粘连蛋白、线粒体、高尔基复合体、细胞角蛋白等抗体。

以上这些抗体对风湿性疾病的诊断和鉴别诊断有极大的帮助，另有近年来涌现出的早期诊断类风湿关节炎的系列指标，以及分子生物学方面的发展，更为诊断提供了有力的依据。

2. 抗核抗体

- 原理：间接免疫荧光法。患者血清中存在抗细胞成分的抗体，可以特异地与细胞抗原成分结合，形成抗原抗体复合物（主要是IgG），再与荧光标记的IgG抗体结合，在荧光显微镜下观察到特异的亮绿色荧光为阳性。
- 方法：以HEp-2细胞（人喉癌上皮细胞）作为抗原基质片。
  - ✓将用0.01mol/L pH 7.4的磷酸盐缓冲液（PBS）稀释的待测血清滴加在载有HEp-2细胞的玻片上，放湿盒中室温孵育30分钟。
  - ✓取出玻片，用0.01mol/L pH 7.4的PBS将玻片上的待测血清轻轻冲掉，然后在上述缓冲液中浸洗3次，每次5分钟。
  - ✓滴加异硫氰酸荧光素（FITC）标记的抗人免疫球蛋白抗体（二抗），再次放湿盒中室温孵育30分钟。

✓重复步骤2。

✓荧光显微镜下观察结果，荧光阳性的标本再次做倍比稀释一直到阴性为止，阴性的前一个滴度为其最终滴度。

- 临床意义

✓ANA目前有以下两种稀释系统。

◇ 倍比稀释系统（1∶40、1∶80、1∶160、1∶320、1∶640等）：以1∶80作为筛查稀释度，2019年EULAR/ACR系统性红斑狼疮（SLE）分类标准也将ANA 1∶80列为准入条件。

◇ $\sqrt{10}$ 稀释系统（1∶100、1∶320、1∶1000、1∶3200等）：以1∶100作为起始筛查稀释度。

✓根据ANA荧光核型的国际共识（ICAP），目前临床可报告荧光模型共30种，常见ANA荧光模型如下。

◇ 均质型：核质染色均匀，此种核型与抗dsDNA抗体、抗组蛋白抗体等有关，主要见于SLE，其他许多自身免疫病患者的血清中也可见荧光核型。

◇ 核膜型：细胞核周边荧光增强，形成环状荧光。与此型相对应的主要是抗核纤层抗体、抗gp210抗体等。高滴度的核膜型与自身免疫性肝病有关，并与预后相关。

◇ 颗粒型：核内散布大小不等的颗粒状荧光，分裂期细胞染色体无荧光，与此型相关的抗体为抗可溶性核抗原抗体，呈现此型的血清应进一步做相关特异性抗体的检测。

◇ 核仁型：仅核仁着染荧光，此类核型与核内的核糖体抗体有关。核仁型最常见于系统性硬化症，也见于雷诺现象和SLE。

◇ 着丝粒型：为分裂期的细胞核、核膜消失，染色体向两端整齐排列，着丝粒部位着染荧光，荧光斑点不会超过染色体数。该型常见于系统性硬化症，特别是局限型系统性硬化症，对CREST综合征特异性较高，也可见于干燥综合征、SLE、原发性胆汁性胆管炎及类风湿关节炎患者。

ANA主要是风湿性疾病的筛选试验，因为低滴度的ANA可在感染、肿瘤及正常人中出现，未加稀释的正常人血清约1/3也可呈阳性反应，因此ANA滴度＞1∶80才有临床意义，ANA滴度＞1∶160区分正常人与结缔组织病患者特异性较高。ANA抗体阳性与疾病的活动性可无平行关系，即使高滴度ANA也不一定预示病情严重。

3. 抗DNA抗体

分为抗单链（变性）DNA（ssDNA）抗体和抗双链（天然）DNA（dsDNA）抗体，抗ssDNA抗体可在多种疾病及正常人血清中存在，无特异性，临床价值不大。抗dsDNA抗体对诊断SLE有较高的特异性，且与SLE的活动性相平行，可作为治疗和预后的评价。

- 原理：抗dsDNA抗体的检测主要采用以绿蝇短膜虫为基质的间接免疫荧光法。还有放射免疫法（Farrs'法），但由于放射性污染，现已很少使用。绿蝇短膜虫法和Farrs'法的敏感性相当。此外，酶联免疫吸附试验（ELISA）、化学发光免疫分析法和免疫微球法也已应用于抗dsDNA抗体检测。
  - ✓绿蝇短膜虫的动基体是天然dsDNA，用该虫为抗原基质采用间接免疫荧光法检测抗dsDNA抗体，加入荧光二抗，阳性时可见动基体发出亮绿荧光，通过序列稀释可以对抗dsDNA抗体进行半定量检测。
  - ✓ELISA：以dsDNA包被微量滴定板的滴定孔作为底物，再使用酶标二抗抗体血清检出抗dsDNA抗体。ELISA可对抗dsDNA抗体进行定量检测。
  - ✓免疫微球法：将偶联dsDNA的荧光微球与患者血清一起孵育，随后再与荧光标记的二抗抗体孵育，采用流式细胞仪检测和定量微球的荧光强度对抗dsDNA抗体进行定量检测。
  - ✓Farrs'法：将放射标记的DNA-抗DNA抗体复合物在50%饱和度的硫酸铵溶液中沉淀，通过检测放射计数来检测抗dsDNA抗体。
  - ✓化学发光免疫分析法：将偶联DNA抗原的磁珠与患者血清共同孵育后，用化学发光剂标记的二抗抗体检出抗dsDNA抗体，可对抗dsDNA抗体进行定量检测。
- 方法：间接免疫荧光法同ANA，ELISA、免疫微球法和化学发光免疫分析法的检测方法参考试剂说明书。
- 临床意义
  - ✓间接免疫荧光法：滴度≥1∶10判为阳性。由于DNA抗原的来源不同，每种抗dsDNA抗体检测方法的敏感性和特异性存在差异，不同试剂盒的参考范围也存在差异。
  - ✓绿蝇短膜虫法：阳性结果对SLE的诊断具有高度特异性，因而首选用于SLE的初始诊断。
  - ✓其他方法：可提供定量结果，适用于监测疾病的活动度。

抗dsDNA抗体对诊断SLE有较高的特异性，且抗体滴度的消长与SLE疾病活动程度相关，随着疾病活动的控制，抗dsDNA抗体滴度可以下降或消失。已证明该抗体与DNA结合成免疫复合物在肾小球基底膜沉积，或直接作用于肾小球抗原而造成SLE患者的肾损害。抗dsDNA抗体阳性的患者较阴性患者发生肾小球肾炎的危险性高12倍。低滴度的抗dsDNA抗体也可在多种疾病甚至正常人中出现。

4. 抗组蛋白抗体

可以在多种风湿性疾病中出现，其中药物性狼疮的阳性率达90%以上，抗组蛋白抗体的水平在服用异烟肼者和SLE患者中最高。抗组蛋白抗体有抗H1、抗H2A、抗H2B、抗H3和抗H4 5个亚单位的不同抗体，不同药物所致抗组蛋白的亚单位抗体不同。

- 原理：组蛋白包括H1、H2A、H2B、H3、H4 5种成分，为核小体的重要组成部分，DNA双螺旋包绕于由H2A、H2B、H3和H4组成的核心。
- 方法：抗组蛋白抗体检测可采用ELISA、免疫印迹法和免疫微球法。ELISA、免疫印迹法和免疫微球法检测方法学可参考各个厂家的商品化试剂说明书。
- 临床意义：不同方法学及不同试剂盒的参考范围不同，实验室根据试剂盒提供参考范围经人群验证后界定阳性结果。在普鲁卡因胺、肼屈嗪、氯丙嗪和奎尼丁治疗引起的药物性狼疮中抗组蛋白抗体的阳性率高达95%，不同药物所致亚单位抗体也不同。抗组蛋白抗体也见于与其他药物有关的狼疮患者，如米诺环素、丙硫氧嘧啶和他汀类药物，但阳性率不到50%。抗组蛋白抗体还可见于约80%的SLE患者，主要以抗H2A、抗H2A-2B和抗H1的IgG型抗体为主。这些SLE患者体内还存在其他多种自身抗体，如抗dsDNA抗体和抗rRNP抗体，可与药物性狼疮鉴别。抗组蛋白抗体还可见于部分类风湿关节炎患者，以IgM型抗体为主。

5. 抗ENA抗体

该组抗体的抗原可以溶于盐水而被提取，对风湿性疾病的诊断尤为重要，但与疾病的严重程度及其活动度无明显关系。

- 原理：ENA即可提取性核抗原，可溶于盐水，属酸性核蛋白，其主要成分包括U1RNP、Sm、SSA、SSB、Scl-70、Jo-1和rRNP等，一般来源于动物的胸腺和脾纯化的蛋白或重组蛋白。
- 方法：有多种，包括ELISA、免疫印迹法、化学发光免疫分析法、免疫微球法和免疫双扩散法等，不同方法学的敏感性和特异性各不相同，检测方法可参考各个厂家的商品化试剂说明书。
- 临床意义：不同方法及不同试剂盒的参考范围不同，实验室根据试剂盒提供参考范围经人群验证后界定阳性结果。ENA各种抗体及其意义如下。
  - ✓抗nRNP抗体：临床上应用较多的是抗U1RNP抗体，具有抗原性的分子量有73kD、32kD和17.5kD。抗U1RNP抗体在混合性结缔组织病中几乎均为阳性，且滴度很高。该抗体阳性的患者，常有双手肿胀、雷诺现象、肌炎和指/趾端硬化。有人认为，抗U1RNP阳性的SLE患者，若抗dsDNA抗体阴性，则肾病发生率低；若抗dsDNA、抗Sm抗体同时存在，则发生狼疮肾炎的可能性很大。

✓抗Sm抗体：抗原是核内小核糖体蛋白（SnRNP）。具有抗原性的蛋白的分子量是29kD、28kD、13.5kD。抗Sm抗体对SLE的诊断高度特异，在SLE中阳性率为30%，对于早期、不典型SLE或经治疗缓解后SLE回顾性诊断有很大帮助。抗Sm抗体和抗nRNP抗体是同一分子复合物中的不同抗原位点，故抗Sm抗体很少单独出现，常与U1RNP抗体相伴，约60%抗U1RNP抗体与抗Sm抗体中的28kD、29kD有交叉反应，故仅28kD、29kD阳性，并非表明抗Sm阳性。

✓抗SSA/Ro抗体：抗原是含有Y RNA的蛋白质，主要在胞质中存在，分子量有52kD及60kD。过去认为52kD的多肽条带与干燥综合征（SS）相关，而60kD的多肽条带则更多见于SLE患者，但近期研究发现52kD对SS特异性不佳，还可见于SS外的其他风湿性疾病。以HEp-2细胞为基质的间接免疫荧光法对于抗SSA抗体不敏感，可能会出现假阴性结果。

✓抗SSB/La抗体：抗原是RNA多聚转录酶中的小RNA磷酸蛋白质，分子量为48kD、47kD、45kD，其中48kD更具特异性。抗SSB抗体与SS相关，在SS的诊断中较抗SSA抗体更为特异。原发性SS中，抗SSA和抗SSB抗体的阳性率分别是60%和40%，在其他风湿性疾病中，该两种抗体也可出现，且常提示继发性SS的存在。抗SSB和抗SSA抗体经常相伴出现，也有抗SSA抗体单独出现，但单独出现抗SSB抗体的很少。抗SSA和抗SSB抗体阳性，可造成新生儿狼疮及先天性房室传导阻滞，且常与血管炎、淋巴结肿大、白细胞减少、光过敏、皮损、紫癜等症状相关。

✓抗rRNP抗体：抗原是主要存在于胞质中的一种磷酸蛋白，免疫印迹法测得的rRNP主要有38kD、16.5kD、15kD 3条蛋白多肽。抗rRNP抗体常在SLE活动期存在，且与中枢神经症状相关，与抗dsDNA抗体消长相平行，但与抗dsDNA抗体不同，抗rRNP抗体不会随病情的缓解立即消失，可持续1～2年才转阴。

✓抗Scl-70抗体：Scl-70是分子量为100kD的DNA拓扑异构酶1的降解产物，分子量为70kD，此抗体对SSc的诊断高度特异，阳性率为40%，该抗体阳性的患者发生间质性肺疾病的风险高。

✓抗Jo-1抗体：Jo-1抗原成分是组氨酰-tRNP合成酶，分子量为55kD，是氨基酸t-RNA合成酶中的一种，位于胞质，其功能是催化组氨酸使其与t-RNA结合。抗Jo-1抗体被认为是多发性肌炎/皮肌炎（PM/DM）的标志性抗体，在PM的阳性率为20%，在DM的阳性率为10%。该抗体阳性的患者，常有肌炎合并间质性肺疾病、对称性关节炎、技工手、雷诺现象、发热等一组特殊综合征，称为抗Jo-1抗体综合征。以HEp-2细胞为基质的间接免疫荧光法对于抗Jo-1抗体不敏感，可能会出现假阴性结果。

✓抗PCNA抗体：即抗增殖细胞核抗原抗体，其抗原是分子量为35kD的DNA聚合酶δ副蛋白。用免疫双扩散法测得在SLE患者中的阳性率是3%～5%，其他弥漫性结缔组织病中常为阴性。

✓抗Ku抗体：抗原Ku是直接与DNA结合的70kD和80kD的蛋白二聚体，多见于PM和SSc，也可在混合性结缔组织病、SLE中见到。有报道Graves病患者也可有抗Ku抗体。

✓抗PM-Scl抗体：抗原是分子量为110～120kD的多种蛋白，该抗体主要出现在PM/DM与SSc相重叠的患者中，PM/DM与SSc重叠且伴有肾小球肾炎的患者阳性率高达87%。

6. 抗着丝粒抗体（ACA）

抗原是染色体粒区的着丝粒相关蛋白（CENP）CENP A（17kD）、CENP B（80kD）和CENP C（140kD）。80%的CREST综合征（软组织钙化、雷诺现象、食管功能障碍、指端硬化、毛细血管扩张）有该抗体。该抗体与雷诺现象、皮肤硬化相关。在部分原发性胆汁性胆管炎患者中也发现存在此抗体，这部分患者可能伴发或者发展为系统性硬化症。

7. 抗核仁抗体

抗原是核仁内分子量为210D～11kD的RNA多聚酶、分子量为30kD的原纤维和与7-2、8-2RNA形成复合物的40kD蛋白To/Th。抗核仁抗体与SSc有关。

常见风湿性疾病的抗核抗体谱见表1。

表1 常见风湿性疾病的抗核抗体

	SLE（%）	SS（%）	SSc（%）	PM/DM（%）	RA（%）	MCTD（%）
ANA	＞95	20～60	30	20～30	20～50	99
抗dsDNA抗体	50～80	0～29	少见	少见	3～5	少见
抗组蛋白抗体	25～60	0～30	0～27	0～10	20	—
抗Sm抗体	25～40	少见	少见	少见	—	少见

免疫学检查

续 表

	SLE (%)	SS (%)	SSc (%)	PM/DM (%)	RA (%)	MCTD (%)
抗nRNP抗体	26～45	0～14	10～22	0～20	10	100
抗SSA/Ro抗体	30～40	60～75	0～10	少见	5～20	少见
抗SSB/La抗体	0～15	50～60	0～5	少见	0～5	0～20
抗Scl-70抗体	—	—	30～60	—	—	—
抗PM-1抗体	—	—	—	30～50	—	—
抗Jo-1抗体	—	—	—	20～50	—	—
ACA	—	—	40～90（局限型）	—	—	—
抗核仁抗体	6	9	39	—	15	—

（张蜀澜）

■ 抗磷脂抗体

1. 概述

- 抗磷脂抗体（APL）是一组针对各种带负电荷磷脂的自身抗体，包括抗心磷脂抗体（ACL）、狼疮抗凝物（LAC）、抗磷脂酰丝氨酸抗体、抗磷脂酰胺醇抗体、抗磷脂酰甘油抗体、抗磷脂酸抗体和抗β_2-糖蛋白1（β_2GP1）抗体等。
- 这些抗体常见于抗磷脂综合征（APS）、系统性红斑狼疮（SLE）、习惯性流产、神经系统疾病、急/慢性白血病及肾脏和消化系统疾病，与这些疾病的凝血系统改变、血栓形成、血小板减少等密切相关，并与疾病的发生机制有关联。
- APS是一组以反复血栓形成、不良妊娠和血小板减少为特征的自身免疫病。目前临床上常规检测的抗磷脂抗体有ACL、抗β_2GP1抗体和LAC。

2. 抗心磷脂抗体（ACL）和抗β_2-糖蛋白1（β_2GP1）抗体

- 概述：ACL及抗β_2GP1抗体阳性或持续升高与患者的动静脉血栓形成、血小板减少、反复自发性流产及神经系统损伤为特征的多系统受累的APS密切相关。ACL是一组异质性抗体，比其他APL的阳性率高，易检测、重复性好，故是APL中研究最多的。ACL是APL中的一个重要组成部分，可在多种疾病中出现，其靶抗原为心磷脂与人源或牛源的β_2GP1的混合物。抗β_2GP1抗体以β_2GP1为检测底物。

- 方法：有ELISA、免疫微球法和化学发光免疫分析法。
- 临床意义
  ✓ACL：主要有IgG、IgM、IgA 3种类型，其中高水平的IgG型对原发性APS的诊断最为特异；ACL在SLE中的阳性率为20%～50%，主要是IgG型和IgM型，血栓形成、习惯性流产和血小板减少主要与IgG型抗体相关，而IgM型与溶血性贫血和中性粒细胞减少有关；SS中IgA型抗体出现率高，IgA型抗体也与习惯性流产和重症吉兰-巴雷综合征相关。ACL的水平越高，越易发生并发症。传统测定的ACL包括一组异质性抗体，具有两种不同的特性：β_2GP1依赖性和β_2GP1不依赖性。与心磷脂直接结合不依赖β_2GP1的ACL在梅毒和其他感染性疾病中常见，与APS无关，不具有形成血栓的致病作用，这些抗体的抗原是磷脂本身；APS中起致病作用的APL与磷脂-β_2GP1复合物结合，β_2GP1依赖性ACL比传统ACL对APS诊断更特异。
  ✓β_2GP1：是一种具有天然抗凝活性的磷脂结合蛋白。通常认为抗β_2GP1抗体与APS疾病相关性比ACL更高，与再次发生血栓或不良妊娠的风险相关性更高。与单个指标阳性相比，多种指标阳性的临床相关性更高。有人建议将不同的APL作为抗体谱进行组合解释，以识别高风险患者。APL谱可分为“单阳性”（只有一个孤立的APL阳性）、“双阳性”（ACL和抗β_2GP1抗体阳性，LAC阴性）和“三阳性”（LAC、ACL和抗β_2GP1抗体阳性）。研究表明，三阳性与初次和复发血栓事件的高风险相关。在无症状的APL携带者中，双阳性和三阳性都是发生血栓事件的风险因素，但单个ACL或抗β_2GP1抗体阳性则不是风险因素。此外，在确诊为APS的妇女中，三阳性与血栓病史一同被认为是不良妊娠结局的最高风险因素。

3. 狼疮抗凝物

- 概述：LAC检测可检出干扰磷脂依赖性体外凝血测定的APL抗体。LAC能与多种凝血因子反应，在体外与凝血时间延长有关，但在体内与血栓的形成有关。
- 方法：根据国际血栓形成和止血协会（ISTH）指南，LAC检测须采用两种方法，即稀释蝰蛇毒时间和LAC敏感的活化部分凝血活酶时间（APTT），通过筛查、混合和确认3个步骤检测。
- 临床意义：LAC因在SLE患者中发现而得名，在APS和SLE中的阳性率最高，但它不仅出现在SLE中，也可出现在其他疾病如特发性血小板减少性紫癜、真性红细胞增多症、链球菌感染、恶性肿瘤、肝炎及服用吩噻嗪类药物的患者。单一LAC阳性是心肌梗死、缺血性卒中和不良妊娠结局的独立危险因素。抗凝药物治疗、急性时相反应蛋白增高或妊娠状态会干扰LAC检测结果。

（张蜀澜）

■ 抗中性粒细胞胞质抗体

- 概述：抗中性粒细胞胞质抗体（ANCA）代表一组抗中性粒细胞胞质成分的抗体谱，其抗原成分如下。人类中性蛋白酶3（PR3）、髓过氧化物酶（MPO）、杀菌性/通透性增高蛋白（BPI）、丝氨酸蛋白酶、人白细胞弹性蛋白酶（HLE）、乳铁蛋白（LF）、组织蛋白酶G（Cath G）、β葡萄糖醛酸酶和溶菌酶等。
- 方法：主要有间接免疫荧光法（IIF）和ELISA。随着ANCA检测方法的进步，陆续出现第二代、第三代ELISA，化学发光免疫分析法，免疫微球法，免疫印迹法等抗原特异性免疫学检测方法。IIF多用乙醇固定的中性粒细胞作底物，在荧光显微镜下根据荧光分布将ANCA分成胞质型ANCA（C-ANCA）和核周型ANCA（P-ANCA），前者主要抗原成分为PR3，后者主要是MPO，第三种是非典型ANCA（X-ANCA），其靶抗原还不清楚。甲醛固定的中性粒细胞不能鉴别ANCA的荧光模型（均表现为C-ANCA），但由于甲醛破坏了ANA的抗原，因而可以排除ANA干扰产生的假阳性。采用IIF法检测ANCA，尤其是P-ANCA，可见于除ANCA相关血管炎之外的多种疾病。2017年修订的关于《ANCA在肉芽肿性多血管炎和显微镜下多血管炎中的检测共识》建议在临床疑似人群中直接采用高性能的抗原特异性免疫学检测方法检测MPO-ANCA和PR3-ANCA。
- 临床意义：ANCA与多种疾病存在密切关联，如ANCA相关血管炎［包括肉芽肿性多血管炎（GPA）、显微镜下多血管炎（MPA）和嗜酸性肉芽肿性多血管炎（EGPA）］、抗肾小球基底膜（GBM）病、特发性新月体肾小球肾炎（ICG）、颞动脉炎和药物性ANCA相关血管炎等。
  - ✓约90%的活动性GPA患者ANCA阳性，其中80%～90%为PR3-ANCA阳性，其余为MPO-ANCA阳性。
  - ✓约90%的MPA患者ANCA阳性，多数为MPO-ANCA阳性，少数为PR3-ANCA阳性。
  - ✓30%～50%的EGPA患者ANCA阳性，以MPO-ANCA阳性多见。
  - ✓抗GBM病与ANCA相关血管炎有时会出现重叠。抗GBM

病患者中，有10%～50%在诊断时为ANCA阳性，通常为MPO-ANCA阳性。

✓P-ANCA和X-ANCA还可见于Ⅰ型自身免疫性肝炎、原发性硬化性胆管炎和溃疡性结肠炎等。

✓ANCA和抗酿酒酵母细胞抗体联合检测可以鉴别溃疡性结肠炎和克罗恩病，溃疡性结肠炎中P-ANCA阳性率高达60%～86%，克罗恩病只有10%～20%。

✓8%的SLE可有抗MPO抗体阳性，药物性狼疮可能更高，据报道达50%～100%，偶在类风湿关节炎和系统性硬化症的肾危象中也有报道。

✓药物引起的ANCA阳性疾病。常见药物包括肼屈嗪、丙硫氧嘧啶、甲巯咪唑、卡比马唑和米诺环素等，ANCA阳性疾病的临床表现多类似系统性小血管炎。

表2　与PR3-ANCA和MPO-ANCA相关疾病

疾病	PR3-ANCA（%）	MPO-ANCA（%）
肉芽肿性多血管炎（GPA）	85	10
显微镜下多血管炎（MPA）	45	45
特发性新月体肾小球肾炎（ICG）	25	65
嗜酸性肉芽肿性多血管炎（EGPA）	10	60
结节性多动脉炎（PAN）	5	15

（张蜀澜）

■类风湿因子

- 原理：类风湿因子（RF）是抗人或动物IgG分子Fc片段的自身抗体，按免疫球蛋白（Ig）类型可分为IgM-RF、IgG-RF和IgA-RF等。RF产生于外周淋巴结、关节滑膜、扁桃体淋巴滤泡和骨髓等。在感染等因素诱导的免疫应答中，IgG是主要的抗体，并在与相应抗原结合时发生变性。此外，在慢性炎症等病理条件下关节滑膜或其他部位也可能产生变性的IgG。这些变性的IgG构成自身抗原，刺激免疫系统并产生各种抗IgG的自身抗体。RF不仅与变性的Ig分子反应，也可同自身IgG或异体IgG分子反应，并且与其他抗原和核蛋白发生交叉反应。
- 方法：传统测定RF的方法有乳胶凝集法及绵羊血细胞凝集试验（SCAT），二者的检测符合率超过90%，SCAT的敏感性不如乳胶凝集法，但特异性较高，这两种方法均只能检测出

IgM-RF。因为IgM-RF有5个单体，每个单体都可以和乳胶包被的IgG Fc端结合而产生凝集现象，而IgG-RF是单体，与乳胶的凝集不明显。近年来，放射免疫分析法（RIA）或ELISA更多用于RF的检测，其标准化通常优于乳胶凝集法和SCAT，也能更好地检测IgG-RF和IgA-RF。

- 临床意义：RF是诊断类风湿关节炎（RA）的重要血清学标准之一，诊断敏感性为41%～87%，特异性约70%，其中IgM-RF对RA的诊断特异性更高。
  - ✓RF可在RA发生前即出现，但并不建议在无症状人群中常规筛查RF。
  - ✓持续高滴度的RF常提示RA活动且骨侵蚀发生率高，为RA的预后不良因素之一，但在临床工作中监测RA患者病情活动度时，不推荐常规检测RF。
  - ✓除RA外，RF也可在其他多种自身免疫病中出现，包括干燥综合征、系统性红斑狼疮、系统性硬化症、特发性炎性肌病、冷球蛋白血症和结节病等。RF也见于多种感染性疾病，如感染性心内膜炎、慢性乙型肝炎病毒感染、慢性丙型肝炎病毒感染及恶性肿瘤。
  - ✓约5%的正常老年人RF可阳性。

（周佳鑫）

■ 抗环瓜氨酸多肽抗体

- 概述：在类风湿关节炎（RA）的发病过程中，抗瓜氨酸化蛋白抗体（ACPA）起着重要作用。研究表明，ACPA检测对诊断RA有高特异性，且ACPA阳性的健康人群在随访过程中患RA的风险增加。
- 方法：2000年，Schellekens等根据聚角蛋白微丝蛋白的cDNA序列人工合成了一种环化肽，即环瓜氨酸肽（CCP），以其为抗原建立ELISA，在RA患者血清中检测出抗CCP抗体，并成为最常用的ACPA检测方法。
- 临床意义：抗CCP抗体对RA的诊断敏感性为40%～80%，特异性约95%，因此在RA的诊断中起重要作用。
  - ✓抗CCP抗体可作为RA的早期诊断指标。
  - ✓抗CCP抗体阳性常提示RA患者影像学进展的风险增加。但在患者临床缓解后，抗CCP抗体仍有可能保持相对稳定的阳性滴度，因此在RA患者的达标治疗过程中不要求抗CCP抗体转阴。
  - ✓临床工作中，联合检测血清RF和抗CCP抗体能够进一步提高诊断RA的敏感性和特异性。
  - ✓抗CCP抗体有可能见于其他疾病，如银屑病关节炎、结核等。目前已有更新的第二代抗CCP抗体检测（anti-CCP2），其诊断RA的敏感性和特异性均高于最初的抗CCP抗体。

（周佳鑫）

■ 肌炎抗体谱

1. 概述

- 大部分特发性炎性肌病（IIM）患者血清中会出现自身抗体，其中有一部分是IIM所特有的，称为肌炎特异性抗体（MSA），另一部分抗体可见于多种免疫相关性疾病，称为肌炎相关性抗体（MAA），它们共同组成肌炎抗体谱。这些自身抗体在IIM的诊断、分类、病情评估、临床治疗及预后等方面均具有重要意义。
- 已发现21种MSA和16种MAA（表3），不同的抗体，组织受累不同，轻重程度不同，预后也不同，因此更多抗体的发现，意味着更精确的疾病分型和更准确的治疗及预后的评估。

表3 肌炎抗体谱

肌炎特异性抗体（MSA）		肌炎相关性抗体（MAA）	
抗体	抗原	抗体	抗原
抗氨基酰-tRNA合成酶抗体		抗SSA-52KD 抗SSA-60KD	含YRNA的蛋白
抗Jo-1	组氨酰tRNA合成酶	抗SSB	RNA多聚转录酶中的小RNA磷酸蛋白质
抗PL-7	苏氨酰tRNA合成酶		
抗PL-12	丙氨酰tRNA合成酶	抗PM-Scl75	11～16个多肽构成的复合物
抗EJ	甘氨酰tRNA合成酶	抗PM-Scl100	
抗OJ	异亮氨酰tRNA合成酶	抗Scl70	DNA拓扑异构酶1
抗KS	天冬酰胺tRNA合成酶	抗Ku	直接与DNA结合的异源蛋白二聚体
抗YRS（Ha）	酪氨酰tRNA合成酶	抗RNA-PⅢ	RNA聚合酶
抗Zo-A	苯丙氨酰tRNA合成酶	抗Th/To	7-2-核糖核蛋白
抗Zo-B		抗Fibrillarin	2′-O-甲基转移酶
抗Mi-2	解旋酶蛋白-核转录	抗NOR-90	核仁转录因子1
抗NXP2	核基质蛋白2	抗CENP A	着丝粒蛋白A
抗MDA5	黑色素瘤分化相关基因蛋白（MDA）5	抗PDGFR-β	血小板衍生生长因子受体β

肌炎特异性抗体（MSA）		肌炎相关性抗体（MAA）	
抗体	抗原	抗体	抗原
抗TIF1γ	转录中介因子1γ	抗RNPA	U1小核糖核蛋白A
抗SRP	信号识别颗粒	抗RNPC	U1小核糖核蛋白C
抗HMGCR	3-羟基-3-甲基戊二酰辅酶A还原酶	抗RNP68/70	U1小核糖核蛋白68/70kD
抗cN1A	胞质5'-核苷酸酶1A	抗PO	核糖体蛋白PO
SAE-1	小泛素样修饰物激活酶	抗DFS70	密集细斑70抗原
SAE-2		抗KL-6	涎液化糖链抗原

2. 肌炎特异性抗体（MSA）

几乎每种MSA都与IIM不同的临床表型相关，对IIM的诊治具有重要价值。

- 抗合成酶抗体
  - ✓原理：抗原氨基酰-tRNA合成酶是一个细胞质酶家族，负责将特定的氨基酸装载到同源tRNA形成氨酰tRNA。抗合成酶抗体（ASA）又称抗tRNA合成酶（ARS）抗体。目前在肌炎中发现有13种ARS抗体，常检测其中8种，包括抗组氨酰tRNA合成酶（抗Jo-1）、抗苏氨酰tRNA合成酶（抗PL-7）、抗丙氨酰tRNA合成酶（抗PL-12）、抗甘氨酰tRNA合成酶（抗EJ）、抗异亮氨酰tRNA合成酶（抗OJ）、抗天冬酰胺tRNA合成酶（抗KS）、抗酪氨酰tRNA合成酶（抗Ha）和抗苯丙氨酰tRNA合成酶（抗Zo）。8种ARS中抗Jo-1抗体检出率最高，约20%，而其余7种ARS抗体在IIM中的阳性率都低于5%。
  - ✓临床意义
    - ◇ ARS抗体阳性患者除有肌炎表现外，常有间质性肺疾病（ILD）、发热、关节炎、技工手和雷诺现象，称为抗合成酶抗体综合征（ASS）。
    - ◇ ARS抗体阳性患者临床表现类似，但抗体不同临床表现会有差异。有资料显示，抗Jo-1抗体阳性患者出现肌炎、关节痛和技工手的可能性增加，而非Jo-1阳性患者出现皮肤病变、发热和ILD的频率增加。
    - ◇ PL-7、PL-12和OJ可出现较重的ILD，部分ILD快速发展；抗PL-7抗体阳性患者还易出现心包积液；而抗PL-12与

免疫学检查

肌炎和关节炎的相关性较小；肌痛、肌无力的发生率 Jo-1＞PL-7＞PL-12。部分抗KS抗体和抗OJ抗体阳性患者仅有ILD而无肌炎症状，抗OJ如出现肌炎可能症状更重。

◇ ARS患者很少合并恶性肿瘤，对治疗反应较好，但病情容易复发。

◇ 应注意，缺乏ARS抗体但具有典型ASS临床症状并不能排除ASS的存在，因自身抗体水平可随着疾病活动而波动，并且还有可能存在未被发现的ARS抗体。

- 抗Mi-2抗体

✓原理：抗原Mi-2是具有组蛋白脱乙酰酶/脱甲基酶活性的核小体重构脱乙酰酶多蛋白复合物的解旋酶。抗Mi-2抗体可与相对分子质量220kD的Mi-2α和218kD的Mi-2β两种蛋白结合。抗Mi-2抗体是以小牛胸腺提取物为抗原来源，经双向免疫扩散识别出的第一种DM特异性的自身抗体。

✓临床意义

◇ 抗Mi-2抗体阳性患者表现为典型皮肌炎的特征，包括近端肌无力和典型的皮疹，如向阳征、披肩征、V字征、Gottron征，且易出现束周坏死、肌周碱性磷酸酶活性增高和肌膜攻击复合物沉积，但肺部受累相对较轻，合并肿瘤的风险低。

◇ 抗Mi-2抗体水平与疾病活动性呈正相关，对糖皮质激素和免疫抑制剂治疗反应好，预后良好。

- 抗NXP2抗体

✓原理：抗原核基质蛋白2（NXP2）为MORC（microrchidia）家族CW类锌指蛋白3，又称MORC蛋白，是定位于核基质的骨架蛋白，在细胞核中发挥多种功能，如参与RNA代谢和维持细胞核结构。抗NXP2抗体于1994年在幼年型DM中发现，当时被称为抗MJ抗体。抗NXP2抗体是幼年型DM的主要自身抗体，在成年DM患者中也有。

✓临床意义

◇ 抗NXP2抗体阳性患者表现为严重四肢肌肉无力、皮下水肿和吞咽困难。

◇ 血清CK水平显著升高，且发生皮下钙化的比例高，尤其是青少年患者。

◇ 抗NXP2抗体阳性患者ILD的发生率较低，合并肿瘤的风险高。

- 抗MDA5抗体

✓原理：抗原黑色素瘤分化相关基因蛋白5（MDA5）是一种细胞质蛋白质，它通过识别病毒的核酸成分参与抗病毒感染的固有免疫过程。它主要识别小RNA病毒，如柯萨奇病毒、副黏病毒等。抗MDA5抗体在IIM中的阳性率在不同的人群中有差异，遗传和环境因素可能与这种差异相关。

✓临床意义

◇ 抗MDA5抗体阳性患者的突出特点是与快速进展的间质性肺疾病（RP-ILD）密切相关，并常伴低淋巴细胞血症，对糖皮质激素和免疫抑制剂治疗反应差，是预后最差的DM亚型，病死率高。因此，抗MDA5抗体成为IIM预后不良结果的一个指标。

◇ 抗MDA5抗体阳性患者还常见皮肤溃疡，多数患者的肌肉病变较轻或无明显的肌无力，既往的无肌病性皮肌炎（CADM）主要见于抗MDA5抗体阳性患者。

◇ 近期有研究提出，抗MDA5阳性RP-ILD与新型冠状病毒感染具有很高的相似性，患者的胸部CT和血清细胞因子谱结果十分相似，提示两类疾病可能具有相同的发病机制。

- 抗TIF1γ抗体

✓原理：抗原转录中介因子1γ（TIF1γ）是E3泛素连接酶家族成员，又称为TRIM33、RFG7、PTC7或外胚层蛋白，在转录延伸、DNA修复、细胞分化、胚胎发育和有丝分裂等中发挥功能。抗TIF1γ抗体于2006年在DM患者中被发现。

✓临床意义

◇ 与肌炎合并恶性肿瘤显著相关，因此对于抗TIF1γ抗体阳性的患者在确诊后应每年进行癌症筛查，包括肿瘤标志物和影像学检查等，尤其是中老年患者，在病程的前3年更需密切监控。

◇ 抗TIF1γ抗体阳性患者合并的肿瘤类型繁多，常见肺、卵巢、乳腺、结肠及鼻咽等器官的实体肿瘤。这类患者还具有典型DM的皮肤、肌肉病变。

◇ 抗TIF1γ抗体在幼年型DM患者中也相当常见，但其与癌症无明显关联。而更常表现为慢性或多周期病程，与大量皮肤受累和不良预后相关。

- 抗SRP抗体

✓原理：抗原信号识别颗粒（SRP）是由RNA和蛋白质组成的复合体，在调节蛋白质跨内质网的转运中发挥作用。抗SRP抗体已被证明与免疫介导性坏死性肌病（IMNM）显著相关。

✓临床意义

◇ 抗SRP抗体是IMNM的标志性抗体，参与IMNM的发病。

◇ 与严重的PM高度相关，与血清CK水平和明显的肌无力正相关，而与患者皮肤受累相关性较低。

免疫学检查

◇ 可用于肌病的早期诊断。
◇ 抗SRP抗体阳性者肌肉活检的主要特征为肌细胞坏死，而无或少有炎症细胞浸润。

- 抗HMGCR抗体
  ✓概述：抗原3-羟基-3-甲基戊二酰辅酶A还原酶（HMGCR）是一种以NADPH或NADH为供氢体的氧化还原酶，催化HMG-CoA转化为甲戊酸，这是胆固醇生物合成的必要步骤。HMGCR抑制剂是血脂异常常用治疗药物之一。抗HMGCR抗体阳性常与服用他汀类调脂药有关。
  ✓临床意义
  ◇ 抗HMGCR抗体也是诊断IMNM的标志性抗体，40%～60%抗HMGCR抗体阳性的患者有他汀类调脂药应用史，临床特点是进行性肌无力、CK显著升高，但常为自限性肌病，停服他汀类调脂药并开始免疫治疗效果较好。
  ◇ 未服用他汀类药物的抗HMGCR抗体阳性IMNM患者在发病时往往较年轻，免疫抑制治疗的效果较差。
- 抗cN1A抗体
  ✓概述：抗原胞质5′-核苷酸酶1A（cN1A）是一种参与腺苷一磷酸水解的蛋白质，可参与能量平衡、代谢调节和细胞复制的生理调控。
  ✓临床意义：抗cN1A抗体是目前已知的唯一的包涵体肌炎（IBM）血清生物标志物，具有早期诊断的潜力，是特异性较高的抗体。
- 抗SAE-1/SAE-2抗体
  ✓概述：小泛素样修饰物激活酶（SAE）参与Sumo化的特定蛋白质的翻译后修饰。
  ✓临床意义
  ◇ 抗SAE-1/SAE-2抗体阳性患者相对少见，几乎只出现在DM患者中，皮疹明显，可呈充血型或色素沉积型。
  ◇ 部分患者出现消化道受累，表现为吞咽困难和严重的胃肠道血管病变。
  ◇ 抗体水平与疾病活动度相关，且对治疗反应良好。但合并恶性肿瘤的风险也较高。

3. 肌炎相关性抗体（MAA）

MAA可在IIM及其他自身免疫病中出现，对IIM诊治和预后判断的特异性低于MSA，但许多MAA与IIM临床特征相关，仍是一个重要的标志物。常见MAA如下。

- 抗PM/Scl抗体
  ✓原理：抗PM/Scl抗体首先在DM和SSc重叠综合征患者中发

现，靶抗原是由11～16个多肽构成的复合物，主要是PM/Scl-100和PM/Scl-75多肽。PM/Scl-100是PM/Scl的主要靶抗原。

✓临床意义

◇ 抗PM/Scl抗体阳性患者临床表现为SSc与PM/DM的重叠，其中重叠DM较为常见。

◇ 雷诺现象往往较重并多形成溃疡。

◇ ILD较普遍。

◇ 肺和食管易受累，并常伴恶性肿瘤，可作为预后不良的预测因素。

- 抗Ku抗体

✓原理：抗原Ku是直接与DNA结合的70kD和80kD的异源蛋白二聚体，参与双链DNA的损伤修复，在维持基因组完整性方面发挥重要作用。

✓临床意义

◇ 抗Ku抗体最初是在IIM/SSc重叠综合征患者中发现，随后发现抗Ku抗体可出现在一系列结缔组织病中，包括PM、SSc、SLE、MCTD等，甚至Graves病患者也有报道。

◇ 抗Ku抗体阳性患者多出现关节炎、雷诺现象，且血清CK值较高，更易伴发ILD。

- 抗U1-snRNP抗体

✓概述：U1小核糖核蛋白（U1-snRNP）参与信使前RNA的加工，由至少11个多肽和5个snRNP分子组成。

✓临床意义

◇ 抗U1-snRNP抗体主要见于系统性硬化症、肌炎和狼疮重叠特征的患者，并被视为混合性结缔组织病（MCTD）的指标。

◇ 抗U1-snRNP抗体阳性的患者较少发生ILD。

◇ 抗U1-snRNP抗体是IIM预后良好的标志。

◇ 对于抗U1-snRNP抗体阳性患者，需注意其可能患有MCTD。

- 抗SSA抗体

✓概述：抗原是含Y RNA的蛋白质，主要存在于胞质内，分子量有52kD及60kD，曾认为52kD的抗SSA抗体与干燥综合征（SS）相关，而60kD抗SSA抗体更多见于SLE，但现在的研究显示，52kD的抗SSA抗体对SS特异性不强，还见于SS外的其他风湿性疾病，甚至感染及肿瘤患者中。

✓临床意义：抗SSA抗体主要见于SS，阳性率为40%～95%，也可见于SLE、RA、SSc及IIM等结缔组织病中。出现在IIM中时，ILD发生率明显增高，且病情更重，预后更差。

- 合并关节炎的IIM患者，抗CCP抗体和类风湿因子可阳性；有ILD的IIM患者也常有抗涎液化糖链抗原（KL-6）抗体阳性，且抗KL-6抗体滴度与ILD的进展密切相关。

4. IIM自身抗体检测方法

- 免疫沉淀法（IP）：作为检测IIM自身抗体的金标准，具有很好的参考价值，但操作程序复杂、耗时，并需使用放射性核素，对操作人员有一定的风险，故实际使用范围较少。
- 酶联免疫吸附试验（ELISA）：是目前常用的抗体检测方法，可同时处理大量样本，并能提供抗体定量测定，监测疾病活动，故被广泛应用于包括MSA和MAA在内的多种自身抗体的测定。
- 线性免疫印迹法（LIA）：优势是一个样本可以同时检测多个自身抗体，但该法主要是定性分析，故推荐同时开展ELISA和LIA，两种方法相互验证。
- 斑点免疫测定（DIA）和双向免疫扩散法（DID）：也应用于检测肌炎抗体谱。

目前在鉴定新型IIM自身抗体方面取得了实质性进展，不断推出新的检测方法，许多商业公司也已生产了用于检测MSA和MAA的多种分析方法，但仍缺乏标准化的检测方法。

（张亚萍）

■ 自身免疫性肝病相关抗体

1. 概述

- 自身免疫性肝病主要包括3种与自身免疫密切相关的，以肝胆损伤为主的疾病：自身免疫性肝炎（AIH）、原发性胆汁性胆管炎（PBC）和原发性硬化性胆管炎（PSC）。
- AIH是一种伴循环自身抗体和高免疫球蛋白血症，病因未明，呈慢性炎症性坏死的肝病。
- PBC是以自身免疫介导的肝内胆管损伤，造成肝纤维化，最终导致肝衰竭为特征的一类病因不明的自身免疫性肝病。
- PSC是一种原因不明的慢性综合征，特征是肝外和/或肝内胆管弥漫性炎症、纤维化所引起的慢性胆汁淤积症。
- 每种自身免疫性肝病都有特征性的自身抗体谱，抗体检测对该病的诊断、分型及鉴别诊断具有重要意义。

2. 抗核抗体（ANA）

包括抗DNA抗体、抗组蛋白抗体、抗核包膜蛋白抗体、抗核点抗体和抗着丝粒抗体等。

- 抗DNA抗体和抗组蛋白抗体
  ✓ANA是AIH最常见的自身抗体之一，约75%的Ⅰ型AIH患者ANA阳性，而且有10%的患者，ANA是其血清中唯一可检测到的自身抗体，但ANA并不具有诊断特异性。
  ✓ANA常与抗平滑肌抗体同时出现，两者同时出现的阳性率为85%～90%。AIH患者的ANA的免疫荧光模式以均质型和斑点型为主，也可见核膜型、核点型、核仁型和混合型等，但免疫荧光模式与临床没有关系。
  ✓ANA阳性是肝细胞损伤的标志，但ANA并不具有直接致病性，ANA阳性患者长期预后较好。
- 抗核包膜蛋白抗体：抗核包膜蛋白抗体对应的自身抗体的靶抗原属核包膜结构上的蛋白质。对自身免疫性肝病诊断具有重要临床价值的抗核包膜（被）蛋白抗体主要有：抗核纤层抗体、抗核纤层B受体（LBR）抗体、抗纤层相关多肽（LAPs）抗体、抗gp210抗体和抗p62抗体。
  ✓抗核纤层抗体：分为抗核纤层A抗体、抗核纤层B（B1和B2）抗体和抗核纤层C抗体3种。其中抗核纤层A抗体和抗核纤层C抗体可见于PBC（6%～8%）、AIH（9%～23%）等自身免疫性肝病，并与疾病活动密切相关。
  ✓抗gp210抗体：靶抗原为位于核孔复合物上的210kD跨膜糖蛋白。该自身抗体是PBC的高度特异性抗体，其诊断PBC的特异性高达96%～99%，敏感性为10%～41%。抗gp210抗体也存在于20%～47%的AMA阴性PBC患者中。对于临床、生化和组织学表现疑诊PBC而AMA阴性的患者，或AMA阳性而临床症状不典型、存在重叠综合征（如与干燥综合征重叠）的患者，抗gp210抗体检测有重要价值。抗gp210抗体与PBC患者的肝外临床表现具有一定的相关性，抗体阳性较阴性患者发生关节炎的概率增高。抗gp210抗体阳性提示预后不良。
  ✓抗p62抗体：又称抗核孔蛋白p62抗体，为PBC另一高特异性自身抗体，敏感性为23%～32%。抗gp210抗体和抗p62抗体倾向于相互独立，一般不同时阳性。
  ✓LBR抗体：为PBC的高特异性自身抗体，但其敏感性极低，仅1%～3%。
- 抗核点抗体
  ✓以HEp-2细胞等人源培养细胞为抗原底物，应用间接免疫荧光法进行ANA检测时，可出现两种核点（ND）型荧光染色模型：少核点型，又称抗p80螺旋蛋白抗体；多核点型（MND），又称抗Sp100抗体。
  ✓近年对抗核点抗体的研究表明，抗p80抗体和抗Sp100抗体与PBC等自身免疫性肝病关系密切，尤其是后者，可能是PBC的一种特异性抗体。抗核点抗体检测，对抗线粒体抗体阴性的PBC患者的诊断具有重要意义。

- 抗着丝粒抗体（ACA）：是系统性硬化症的亚型CREST综合征的特异性抗体，该自身抗体的靶抗原性质、检测方法及临床意义见“抗核抗体谱”。
  - ✓ACA在PBC患者中的阳性率为10%～20%。
  - ✓ACA阳性的PBC患者常同时存在CREST综合征的临床症状，如雷诺现象、指/趾系统性硬化症等。
  - ✓PBC患者中ACA阳性常伴PBC其他相关抗体，最常见的是抗线粒体抗体（AMA）。

3. 抗平滑肌抗体（SMA）

- 概述：1965年Johnson等应用IIF法，以不固定的大鼠胃冷冻切片为抗原底物片，在慢性活动性肝炎患者血清中首先发现SMA。
  - ✓SMA无器官及种属特异性，主要为IgG和IgM类型。
  - ✓高滴度的SMA对Ⅰ型AIH（狼疮样肝炎）有重要的诊断意义，可与SMA阴性的SLE鉴别。
  - ✓SMA的靶抗原种类丰富，主要为多种细胞骨架成分，可分为肌动蛋白和非肌动蛋白两大类。
    - ◇肌动蛋白可以单体（G-actin）及聚合体（F-actin）形式存在于微丝中。其中抗F-肌动蛋白（46kD）自身抗体与AIH关系密切，为AIH特异性自身抗体，而抗G-肌动蛋白自身抗体则与酒精性肝硬化有关。
    - ◇非肌动蛋白类靶抗原包括波状纤维蛋白（或称波形蛋白）、结蛋白（或称韧带纤维蛋白）、微管蛋白、肌球蛋白、原肌球蛋白和肌钙蛋白等。非肌动蛋白自身抗原与某些感染性疾病、系统性自身免疫病等有关。
- 检测方法
  - ✓SMA临床常规检测方法为IIF法，实验基质最常选用鼠（大鼠或小鼠）胃或猴胃冷冻组织切片（不固定或轻度固定）。在ANA常规检测中，如HEp-2细胞出现细胞骨架纤维染色，应进一步应用胃组织等抗原基质片确认是否存在SMA。
  - ✓抗F-肌动蛋白抗体为Ⅰ型AIH的特异性抗体，可应用经长春花碱处理过的培养的成纤维细胞为抗原底物，IIF法检测抗肌动蛋白抗体；应用提纯的或重组的肌动蛋白或用多聚体F-肌动蛋白为靶抗原，ELISA法或IB法检测抗肌动蛋白抗体或抗F-肌动蛋白抗体。如HEp-2细胞出现肌动蛋白型荧光染色（表现为贯穿细胞的直的细胞骨架张力纤维染色），同时其他组织平滑肌成分表现为强阳性特异性荧光染色，则SMA为抗肌动蛋白抗体的可能性大，对Ⅰ型AIH的诊断有很大帮助。

- 临床意义
  - ✓SMA可见于多种肝脏疾病及非肝脏疾病，无疾病诊断特异性。
  - ✓SMA对Ⅰ型AIH的诊断有重要意义，高滴度的SMA（>1∶160）对AIH诊断敏感性相当高（至少90%），高滴度的SMA还可见于AIH与PBC重叠综合征患者。
  - ✓以F-肌动蛋白为靶抗原的SMA为AIH特异性抗体中阳性率高达97%。而低滴度的靶抗原为非肌动蛋白的SMA（以IgM为主）可非特异性出现于某些感染性疾病、系统性自身免疫病、炎症性肠病等疾病中（表4）。

表4　SMA疾病谱及靶抗原、抗体特点

相关疾病	靶抗原	抗体类型	抗体滴度
AIH	F-肌动蛋白	IgG为主	高
AIH-PBC重叠综合征	F-肌动蛋白	IgG和IgM为主	高
酒精性肝硬化	G-肌动蛋白	IgM	低
病毒性肝炎	波形蛋白	IgM	低
SLE、RA、SS	波形蛋白	IgM	低
炎症性肠病	波形蛋白	IgM	低
贝赫切特病	波形蛋白	IgM	低
心肌炎	结蛋白	IgM	低
传染性单核细胞增多症	微管蛋白	IgM	低

4. 抗肝-肾微粒体（LKM）抗体

- 概述：抗LKM抗体包括以下3种与微粒体酶细胞色素P450反应的亚型抗体。
  - ✓抗肝-肾微粒体1型抗体（抗LKM-1抗体）：为Ⅱ型AIH标志抗体，其靶抗原是细胞色素P450ⅡD6（CYP2D6），主要是分子量为50kD的微粒体抗原结构表位。
  - ✓抗肝-肾微粒体2型抗体（抗LKM-2抗体）：仅见于应用药物替尼酸治疗后诱发的肝炎，其靶抗原是细胞色素P450ⅡC9（CYP2C9）。
  - ✓抗肝-肾微粒体3型抗体（抗LKM-3抗体）：主要见于丁型肝炎病毒感染患者，也见于少数Ⅱ型AIH患者。抗LKM-3抗体靶抗原是尿苷二磷酸葡萄糖醛酸基转移酶（uUGT）。

检测抗LKM抗体对AIH诊断、分型具有重要意义。

- 检测方法
  - ✓IIF法常用于临床常规抗LKM抗体检测筛选试验，实验基质常选用大鼠、小鼠或猴肝和肾冷冻复合组织切片及灵长类睾丸冷冻组织切片。
  - ✓抗LKM-1抗体荧光染色模型：肝组织、肝细胞胞质呈细颗粒到均质型的强阳性染色，肾组织仅近端肾小管上皮细胞胞质染色，远端肾小管上皮细胞胞质阴性或弱阳性，肾脏仅观察到部分肾小管有荧光，其他组织呈阴性反应。
  - ✓抗LKM-2抗体荧光染色模型：肝细胞或小叶中心肝细胞呈强阳性染色，而门脉区肝细胞呈阴性或弱阳性染色；肾组织近端肾小管近端1/3段的上皮细胞常呈阳性显色。
  - ✓抗LKM-3抗体荧光染色模型：肝和肾组织均为阴性，灵长类睾丸间质细胞明显染色。用IIF法检测抗LKM抗体，若阳性应进一步采用特异性重组抗原检测确认肝肾微粒体亚型抗体，方法包括免疫印迹法、ELISA和化学发光免疫分析法等。
- 临床意义
  - ✓抗LKM-1抗体：为Ⅱ型AIH血清特异性抗体，敏感性为90%，在AIH中检出率较低（约10%）。HCV或Ⅰ型单纯疱疹病毒感染的患者亦可能检测出抗LKM-1抗体，2%～10%慢性丙型肝炎患者可检测到抗LKM-1抗体。AIH中抗LKM-1抗体阳性患者，较多具典型自身免疫现象，大多为青年女性，自身抗体滴度较高，血清免疫球蛋白显著增多，病情比较严重，对糖皮质激素治疗反应好，欧美地区多见；HCV感染伴有抗LKM-1抗体阳性患者，大多年龄较大，女性并不多见，自身抗体滴度较低，血清免疫球蛋白不增多，病情为慢性肝炎表现，对干扰素治疗有反应，地中海地区多见。
  - ✓抗LKM-2抗体：仅见于应用药物替尼酸治疗后诱发的肝炎患者。由于该药物已停用，故抗LKM-2抗体已不存在。
  - ✓抗LKM-3抗体：见于10%～15%慢性丁型肝炎患者，约有10%的Ⅱ型AIH患者既有抗LKM-1抗体，也有抗LKM-3抗体。抗LKM-3抗体在Ⅱ型AIH患者中滴度较高，而在慢性丁型肝炎患者中滴度较低。

5. 抗肝细胞胞质抗原Ⅰ型抗体

- 概述：抗肝细胞胞质抗原Ⅰ型抗体（抗LC1抗体）是Ⅱ型AIH的另一个标记抗体。1988年Martini等应用IIF法和ID法在6例成人AIH患者血清中首先证实抗LC1抗体的存在。靶抗原存在于肝细胞胞质中，其成分为亚胺甲基四氢叶酸环化脱氢酶和精氨（基）琥珀酸裂解酶，免疫印迹（IB）法检测为58～62kD的肝细胞胞质多肽蛋白。检测抗LC1抗体对AIH诊断、分型具有重要意义。

- 检测方法：包括IIF法、ELISA、免疫印迹法和化学发光免疫分析法等。
  - ✓IIF法：常用于临床常规抗LC1抗体检测筛选，实验基质同其他常见的自身免疫性肝病自身抗体所用实验基质相同，即多选用动物（大鼠、小鼠或猴）肝、肾和胃复合组织冷冻切片作为抗原底物片。抗LC1抗体荧光染色模型表现为肝组织、肝细胞胞质呈现均质荧光染色，肾组织则显示阴性。单独抗LC1抗体阳性，鼠（啮齿类）肝组织、肝细胞胞质呈现特异性荧光染色，而中央静脉周围区2～3层肝细胞胞质染色明显减弱，如抗LKM抗体与抗LC1抗体同时存在，应用IIF法不易鉴别。
  - ✓现已有抗LC1抗体ELISA检测商品试剂盒，包被的靶抗原是昆虫细胞中杆状病毒载体表达的亚胺（代）甲基转移酶-环化脱氢酶重组抗原，可定量检测。
- 临床意义
  - ✓抗LC1抗体为Ⅱ型AIH的血清特异性抗体，阳性率为56%～72%。
  - ✓抗LC1抗体多见于年龄＜20岁的年轻AIH患者，而年龄＞40岁者少见。
  - ✓抗LC1抗体常与抗LKM-1抗体同时存在，抗LC1抗体阳性的患者中32%～67%可检测出抗LKM-1抗体；抗LKM-1抗体阳性的患者中，25%～50%可检测出于抗LC1抗体。因此，抗LC1抗体与抗LKM-1抗体有密切的关系。
  - ✓HCV感染与LC1不相关，抗HCV与抗LC1抗体无交叉反应，因此，抗LC1抗体对AIH的特异性要优于抗LKM-1抗体。
  - ✓抗LC1抗体与Ⅱ型AIH的疾病活动性具有相关性，为AIH的疾病活动标志及预后指标。

6. 抗肝-胰抗体与抗可溶性肝抗原抗体

- 概述：抗肝-胰抗体与抗可溶性肝抗原抗体（抗SLA/LP抗体）为AIH高度特异性自身抗体。SLA/LP抗原是分子量为50kD的细胞胞质分子，被称为UGA抑制物tRNA相关蛋白。抗SLA/LP抗体的靶抗原参与selenprotein（一种UGA抑制物，tRNA相关蛋白）生物合成的调节，早期研究也表明抗SLA抗体有可能参与对肝细胞的破坏，因此推测抗SLA/LP抗体与AIH的发病机制有关。

- 检测方法：包括免疫印迹法、ELISA和化学发光免疫分析法等，常规的IIF（以大鼠肝等为底物）不能检测出抗SLA/LP抗体，但以猴肝冷冻组织切片为底物的IIF，有时会出现特异性阳性荧光染色。荧光染色模型表现为猴肝组织肝细胞质明显染色，呈细颗粒到均质型溶融状染色。但该法检测抗SLA/LP抗体的敏感性低，不能作为抗SLA/LP抗体的筛选试验。
- 临床意义：虽然AIH存在种类较多的自身抗体，但多数自身抗体并非AIH特异性抗体。
  ✓抗SLA/LP抗体为少数公认的AIH高度特异性自身抗体，在AIH所有相关自身抗体中最具有诊断价值。
  ✓欧美人群中抗SLA/LP抗体在AIH中的阳性率为10%～30%，日本人群中抗SLA/LP抗体阳性率较低，仅5%。
  ✓该抗体多出现在ANA、SMA和抗LKM-1抗体阴性的AIH患者血清中。
  ✓抗SLA/LP抗体阳性患者多为年轻女性，有高免疫球蛋白血症，Ⅲ型AIH的血清学标志，临床上常用于AIH的诊断和鉴别诊断。
  ✓约30%的Ⅲ型AIH仅该抗体阳性，而缺乏所有其他自身抗体标志，但对免疫抑制治疗有效，抗SLA/LP抗体测定对发现这部分AIH患者有重要意义。

7. 抗去唾液酸糖蛋白受体抗体

- 概述
  ✓去唾液酸糖蛋白受体（ASGPR）是肝特异性脂蛋白（LSP）的重要抗原成分，是一种肝特异性跨膜糖蛋白，含约10%的多聚糖，由40个氨基酸组成的N-端残基位于细胞膜的内侧端，19个氨基酸肽段位于膜间，另232个氨基酸肽段位于细胞膜外侧端，面向肝窦。
  ✓每个正常分化的肝细胞表面大约有50万个ASGPR分子。从人和动物LSP中分离的ASGPR具有肝特异性和种属特异性。ASGPR能够识别带有末端半乳糖残基或N-乙酰半乳糖氨基的糖链，并与之特异性结合，通过细胞内吞作用进入肝细胞，并在溶酶体内被降解清除。
  ✓20世纪90年代以来，相继在AIH患者血清中发现高水平的抗ASGPR抗体，并与疾病活动性密切相关。同时体外试验发现，AIH患者的淋巴细胞对纯化的人ASGPR的刺激产生显著的增殖反应，并从AIH患者的外周血及肝活检组织中筛选出ASGPR特异性T细胞克隆。因此，ASGPR及其自身抗体在AIH的发病机制、诊断及治疗监测中受到广泛重视。
- 检测方法：包括ELISA和免疫印迹法等。ASGPR抗原可从动物或人肝组织中纯化，但检测抗人ASGPR抗体较抗动物ASGPR抗体对AIH等更具临床特异性。因抗ASGPR抗体与肝脏疾病的炎症活动密切相关，定量检测尤其重要。现已有抗ASGPR抗体ELISA商品检测试剂盒面市，该抗体用于临床常规检测已无问题。

- 临床意义
  - ✓抗ASGPR抗体对AIH具有很高的特异性，阳性率为50%～88%，可与ANA、SMA或抗LKM-1抗体同时存在，可见于AIH每一亚型。
  - ✓抗ASGPR抗体在急性和慢性病毒性肝炎、酒精性肝病、PBC、PSC和非肝病自身免疫病等，阳性率一般低于15%，且抗体水平较低多呈一过性。抗ASGPR抗体最重要的特征及临床应用价值在于该自身抗体与肝脏炎症的活动程度密切相关，称为AIH疾病活动性的"晴雨表"。
  - ✓AIH患者经免疫抑制剂治疗有效，疾病获得缓解时，其抗ASGPR抗体滴度降低或消失；而免疫抑制剂治疗无效的患者，抗体水平无明显变化；停药后复发的患者，抗体滴度则明显升高。此外，有报道在Ⅰ型AIH患者中，抗ASGPR抗体阳性患者较阴性患者更易复发。
  - ✓抗ASGPR抗体除可作为AIH诊断的特异性自身抗体外，还可将其作为判断疾病活动度、治疗监测及判断预后的指标。

8. 抗线粒体抗体

- 概述
  - ✓PBC患者中抗线粒体抗体（AMA）阳性率可高达95%，是PBC诊断的重要实验室指标。
  - ✓PBC患者中AMA识别的靶抗原主要为2-酮酸脱氢酶复合物（2-OADC）成分。现已证实，在线粒体内膜中归属2-OADC的丙酮酸脱氢酶家族包括3类：①丙酮酸脱氢酶复合物（PDC）。②支链α-丙酮酸脱氢酶复合物（BCOADC）。③酮戊二酸脱氢酶复合物（OGDC）。
  - ✓上述3类酶复合物均属高度保守蛋白，由以下3种酶亚单位重复组成：①底物特异的脱羧酶。②二氢硫辛酰胺转乙酰酶（E2）。③二氢硫辛酰胺脱氢酶（E3）。其中以E2亚单位复合物（PDC-E2、BCOADC-E2、OGDC-E2）为靶抗原的自身抗体，对PBC的诊断具有重要的临床意义。此外，E1和E3亚单位复合物的自身抗体对PBC亦有诊断价值。
  - ✓1995年Berg等根据在线粒体膜上存在的能与AMA反应的9种线粒体自身抗原，将AMA分为9种亚型（AMA M1～AMA M9），不同亚型的临床意义不同，其中与PBC

最相关的是M2亚型抗体。

✓应用生化方法从线粒体内膜中提取的M2线粒体成分，由5种抗原决定簇组成，其主要成分为PDC-E2，还包括PDC-E3BP、BCOADC-E2、PDC-E1α及PDC-E1β。除M2抗原外，在线粒体外膜还含有M4、M8和M9等抗原亦与PBC密切相关（表5）。AMA亚型抗体检测极大地提高了AMA对PBC诊断的敏感性和特异性。

表5　AMA亚型抗体种类及其疾病相关性

AMA亚型抗体	相应靶抗原	临床相关疾病	阳性率（%）
抗M1抗体	心磷脂	梅毒（活动期指征）	100
		SLE	50
		SSc、SS、RA、MCTD	5～15
		血栓形成、习惯性流产	常见
抗M2抗体	2-酮酸脱氢酶复合物	PBC（高滴度）	96
		其他慢性肝病（低滴度）	30
		SSc（低滴度）	7～25
抗M3抗体	未知（线粒体外膜）	DIL、假红斑狼疮综合征（如吡唑啉酮引起）	100
抗M4抗体	亚硫酸氧化酶	PBC（常伴M2阳性，活动期、晚期PBC）	55
抗M5抗体	心磷脂复合物?	非特异性胶原病（CTD）	少见
抗M6抗体	未知（线粒体外膜）	药物性肝炎（异丙烟肼引起）	100
抗M7抗体	肌氨酸脱氢酶	急性心肌炎	60
		心肌病	30
抗M8抗体	未知（线粒体外膜）	PBC（常伴M2阳性、活动期、晚期PBC）	55
抗M9抗体	糖原磷酸化酶	PBC-M2阴性患者（早期PBC）	82
		PBC-M2阳性患者（轻型PBC）	37～44
		慢性活动性AIH	10
		急性和慢性病毒性肝炎	3

- 检测方法

✓最常用的检测方法是以动物组织（如鼠肾或肝/胃/肾复合组织等）为抗原底物的IIF，该方法简便易行，但有局限性：

①M4、M7、M8和M9等亚型抗原的抗体不能用IIF检出。②易受与细胞质线粒体外其他抗原成分反应的自身抗体干扰而出现假阳性，如抗核糖体P蛋白抗体（抗rRNP抗体）、抗LKM抗体等。③敏感性、特异性低于以纯化线粒体亚型成分为靶抗原的抗体检测方法。④不能分型，临床应用价值低于AMA特异性亚型抗体检测。

✓对PBC诊断有重要诊断价值的抗M2、M4或M9亚型抗体已逐渐应用于临床常规检测，市场上有多种ELISA或免疫印迹法检测商品试剂盒可供选用。

✓现多数实验室检测AMA采用IIF法进行初筛，AMA阳性再应用ELISA或免疫印迹法进行分型，主要检测AMA-M2亚型抗体。因ELISA法或免疫印迹法检测的敏感性略高于IIF，约5%的患者血清应用IIF法检测阴性，而用ELISA或免疫印迹法检测则为阳性或弱阳性，故提倡AMA检测时联合使用IIF和亚型抗原特异性的酶免法、免疫印迹法等，可以提高AMA临床疾病诊断的敏感性和特异性。

- 临床意义

✓虽然传统IIF检测PBC患者血清中的AMA敏感性可达90%以上，但AMA也可出现于某些感染性疾病、结缔组织病及药物诱导性疾病患者（表5）。靶抗原特异性的AMA亚型抗体的临床应用，提高了AMA对疾病诊断及鉴别诊断的临床应用价值。

✓以线粒体内膜上2-酮酸脱氢酶复合物为靶抗原的AMA-M2亚型抗体，是PBC高度特异性自身抗体，敏感性为95%～98%，特异性达97%。有学者认为当AMA-M2亚型抗体高滴度时，确诊PBC不再需要肝活检组织病理证实。PBC早期AMA常为低滴度，随着病情进展，AMA可逐渐升高，但其滴度高低与疾病严重度或预后并不相关。

✓一些线粒体外膜抗原的亚型抗体，如M4、M8、M9亚型也与PBC密切相关。

9. 抗中性粒细胞胞质抗体

- 概述

✓抗中性粒细胞胞质抗体（ANCA）是一种以中性粒细胞和单核细胞胞质成分为靶抗原的自身抗体。

✓ANCA主要见于自身免疫性肝病中的Ⅰ型AIH及PSC患者，而PBC患者则少见。

✓自身免疫性肝病中出现的ANCA，其免疫荧光染色核型为核周型ANCA（P-ANCA）或非典型ANCA（A-ANCA或X-ANCA）。其特异性靶抗原尚未完全清楚，可能是肌动蛋白或位于核纤层的某些粒细胞特异性抗原成分，而不同于原发性系统性血管炎患者中ANCA常对应的特异性靶抗原，如蛋白酶3（PR3）和MPO等。

- 检测方法：ANCA所对应的特异性靶抗原尚不清楚，以肝胆损伤等为主的自身免疫性肝病患者，常规检测ANCA可只选IIF，检测结果ANCA阳性免疫荧光染色核型多为P-ANCA或A-ANCA。
- 临床意义

✓ANCA检测有助于自身免疫性肝病患者的诊断、分型及鉴别诊断，并可用于慢性隐源性肝病的分类。

✓P-ANCA主要见于自身免疫性肝病中的Ⅰ型AIH和PSC患者，阳性率分别为65%～92%和29%～88%，而Ⅱ型AIH、PBC及其他非自身免疫性肝病患者中则少见。

✓P-ANCA与Ⅰ型AIH的疾病活动度（转氨酶和γ-球蛋白水平）相关，ANCA阳性患者的病情常较重。

✓P-ANCA阳性的PSC患者，合并溃疡性结肠炎的可能性较大，亦与胆管树受累广度相关，病情往往较重。

（张蜀澜）

■ 自身免疫性肾病相关抗体

免疫学检查

1. 概述

- 自身免疫性肾病指免疫系统攻击肾组织而引发的疾病，有多种类型，如原发性和继发性肾小球肾炎、抗肾小球基底膜（GBM）病、IgA肾病（IGAN）、膜性肾病（MN）和膜增生性肾小球肾炎（MPGN）及C3肾小球病等。
- 这些疾病通常因免疫系统异常导致炎症和损伤而引起肾功能障碍。不同类型的自身免疫性肾病与特定的免疫标志物相关，其中包括抗核小体抗体、抗C1q抗体、抗中性粒细胞胞质抗体、抗GBM抗体和抗磷脂酶A2受体抗体等。
- 通过对这些抗体的检测，可以更准确地诊断和评估肾脏疾病，并预测疾病的发展和预后。

2. 抗核小体抗体

- 概述

✓狼疮肾炎是SLE最常见、最严重的表现之一，可导致终末期肾病和各种肾外并发症。

✓核小体是染色质的一个高度组织化的功能亚单位，由dsDNA包裹着组蛋白八聚体（H2A、H2B、H3和H4各两分子）组成。相邻的核小体由连接子DNA连接，连接子DNA

与位于核小体核心外的组蛋白H1相关联。核小体特异性抗体能与完整的核小体结合，但不能与核小体的单个成分（dsDNA和组蛋白）结合。

- 检测方法：很多，包括ELISA、化学发光免疫分析法、免疫微球法等。高性能的检测方法学采用高度纯化的单核小体，不包含组蛋白H1、非组蛋白（如Scl-70）和染色质DNA片段，从而大大提高了检测结果的特异性。
- 临床意义：抗核小体抗体在诊断和预后评估的临床意义方面非常重要，已被证明是SLE患者肾脏受累预后的指标。
  - ✓在SLE患者出现严重肾炎病例中，抗核小体抗体的阳性率特别高，约79%，而较轻的病例为18%。
  - ✓在无肾炎的SLE患者中，抗核小体抗体的阳性率为9%。表明抗核小体抗体的检测可以在SLE患者中识别出肾脏受累的高危人群，有助于及早干预和治疗。

3. 抗C1q抗体

- 概述：C1q是经典补体系统的第一个组成部分，在清除免疫复合物和凋亡体方面发挥着重要作用，抗C1q抗体与狼疮肾炎存在相关。
- 检测方法：可采用ELISA、化学发光免疫分析法检测。
- 临床意义：对于狼疮肾炎的诊断和预后评估，抗C1q抗体具有重要意义。
  - ✓中国人群中，抗C1q抗体诊断SLE患者狼疮肾炎的敏感性为63%～71%，特异性为65%～74%。
  - ✓抗C1q抗体还可见于其他自身免疫病、传染病和其他肾脏疾病。
  - ✓在健康人中阳性率可达8%。
  - ✓抗C1q抗体可预测复发前3～6个月的肾脏活动。抗C1q抗体与抗dsDNA抗体的结合还可以预测随访5年的不良肾脏预后，为患者长期预后的评估提供重要依据。

4. 抗中性粒细胞胞质抗体（ANCA）

- 原理
  - ✓ANCA通常与抗中性粒细胞胞质相关抗原（如MPO和PR3）结合，导致血管内皮细胞的炎症反应和小血管炎症。
  - ✓在ANCA相关的肾脏疾病中，70%～90%的患者检测出ANCA阳性。
  - ✓ANCA与抗原的结合引发炎症反应，导致肾小球肾炎和肾微血管损伤。
- 检测方法：详见前述。

- 临床意义：ANCA主要导致快速进展性肾小球肾炎，其组织学特征是肾活检组织免疫荧光中的寡免疫沉积模式和光镜下的新月体。75% ～ 80%的快速进展性肾小球肾炎患者会检测出MPO-ANCA阳性。该病通常表现为急性肾小球肾炎症状，包括血尿、蛋白尿、水肿和高血压。由于肾功能的急剧下降，容易导致肾衰竭，这是该病常见的严重并发症之一。尤其是在老年人群中，对肾功能的影响更为明显，因为可能有其他慢性病的共存，使病情更加复杂。因此，对于MPO-ANCA阳性的快速进展性肾小球肾炎患者，及时诊断和治疗尤为重要。

5. 抗肾小球基底膜抗体

- 原理
  - ✓抗GBM病是一种罕见的器官特异性自身免疫病，由抗GBM抗体介导。
  - ✓肾脏受累的特征是新月体性肾小球肾炎，肾小球基底膜上的IgG呈线性免疫荧光染色。肾小球新月体的比例与不良的肾脏预后有关。
  - ✓临床上，抗GBM病表现为快速进展的肾小球肾炎和肾衰竭，并伴有肺出血，可能危及生命。60% ～ 80%的患者肺和肾均受累，20% ～ 40%的患者仅有肾脏表现。
  - ✓抗GBM病的病因尚不清楚。
- 检测方法：采用灵长类肾组织冷冻切片作为基质间接免疫荧光法，或通过采用纯化或半纯化抗原的ELISA检测血清中的抗GBM抗体。靶抗原采用天然或重组人类Ⅳ型胶原α-3链的非胶原结构域1（NC1）的ELISA具有更高的敏感性和特异性，分别为95% ～ 100%和91% ～ 100%。NC1是肾小球基底膜和肺泡基底膜特有的分子，具有器官特异性。
- 临床意义
  - ✓抗GBM抗体在肾脏疾病的诊断和预后评估中具有极其重要的作用，是抗GBM抗体相关疾病（如Goodpasture综合征和抗GBM抗体相关的肾小球肾炎）高度特异和敏感的标志物。研究表明，抗GBM抗体在这些疾病中的阳性率可高达80% ～ 90%，对于诊断具有显著的帮助。
  - ✓高水平的抗GBM抗体与肾功能的急剧恶化密切相关。患者初次检测出高水平抗GBM抗体，其肾功能的恢复和预后通常较差，也更容易发生肾功能反复损伤。
  - ✓抗GBM抗体相关的肾小球肾炎患者中，需要透析治疗的比例高达70%，而这类患者的5年生存率仅为50%。
  - ✓有10% ～ 50%的抗GBM病患者在诊断时为ANCA阳性，通常为MPO-ANCA阳性，抗GBM抗体和ANCA同时阳性患者复发的可能性更高。

6. 抗磷脂酶A2受体抗体

- 原理
  - ✓膜性肾病是最常见的肾小球疾病之一，也是肾病综合征的主要病因，主要影响成年人和老年人。虽然约有1/3的患者病情会自发缓解，但同样数量的患者会在10年内发展为终末期肾衰竭。
  - ✓膜性肾病的诊断依赖肾组织的病理活检。膜性肾病分为原发性和继发性（继发于SLE、乙型病毒性肝炎、丙型病毒性肝炎、恶性肿瘤和药物治疗），由于缺乏特异性的临床表现，鉴别诊断困难。
  - ✓抗磷脂酶A2受体（PLA2R）抗体是原发性膜性肾病最重要的抗体。其靶抗原是一种表达在荚膜细胞表面的1型跨膜糖蛋白受体。虽然导致原发性膜性肾病的确切机制仍未完全确定，目前认为是循环自身抗体与荚膜细胞PLA2R结合后，在原位形成上皮下沉积，经过一系列过程后导致包括蛋白尿在内的肾病综合征。
- 检测方法：欧洲微生物研究所建议采用两种标准化检测方法检测抗PLA2R抗体：基于重组细胞的间接免疫荧光检测法（RC-IIFT）和ELISA。
  - ✓RC-IIFT：使用过表达全长人PLA2R蛋白的HEK293细胞作为底物。该法在原发性膜性肾病患者中检测出抗PLA2R抗体的特异性最高（100%），敏感性达77%。在接受免疫抑制治疗的患者中，抗PLA2R抗体的浓度会下降，甚至达到检测不到的水平。
  - ✓ELISA：采用重组的PLA2R细胞外结构域，敏感性达96.5%，特异性可达99.9%。目前研究显示ELISA和RC-IIFT的检测结果显示出良好的相关性。
- 临床意义
  - ✓抗PLA2R抗体在原发性膜性肾病的诊断和治疗中扮演了关键的角色。约75%的原发性膜性肾病患者在确诊时血清中可检测到抗PLA2R抗体。对于继发性膜性肾病患者或健康人，抗PLA2R抗体的出现较为罕见，表明了抗PLA2R抗体在原发性膜性肾病鉴别诊断中具有高度的特异性。
  - ✓监测抗PLA2R抗体滴度可以更细致地评估疾病的活动性。研究表明，抗体水平升高往往先于蛋白尿的升高，而抗体水平的下降则会伴随着蛋白尿的下降。抗PLA2R抗体水平的升高还被认为是蛋白尿不能缓解的重要风险因素，这为临床提供了干预和治疗的重要指导。

✓在肾移植后，高达40%的膜性肾病患者会复发。如果在肾移植后的6个月内持续发现抗PLA2R抗体，则提示了复发的风险较高。因此，抗PLA2R抗体的检测结果对于评估移植后免疫抑制治疗的必要性和强度起着重要作用。

（张蜀澜）

■ 红细胞沉降率和C反应蛋白

1. 概述

- 急性期反应物（APR）是在炎症期间血清浓度发生显著变化的炎症标志物。APR分为阳性和阴性。在炎症期间，阳性APR上调，阴性APR下调。
- 阳性APR：包括C反应蛋白（CRP）、红细胞沉降率（ESR）、降钙素原、纤维蛋白原、铁蛋白和血清淀粉样蛋白A等。
- 阴性APR：包括白蛋白、前白蛋白、转铁蛋白、视黄醇结合蛋白和抗凝血酶等。白介素-6（IL-6）是诱导肝产生APR的主要细胞因子。IL-1、肿瘤坏死因子-α（TNF-α）和干扰素-γ（IFN-γ）也可诱导APR产生。
- APR增高会引起发热、慢性病贫血、食欲减退、嗜睡、淀粉样变和恶病质等。

2. ESR

- 概述：ESR指一定条件下红细胞在抗凝血柱中1小时内下降的距离。任何影响红细胞或纤维蛋白原水平的疾病都会改变ESR数值。高龄、贫血、妊娠、药物和肥胖等非炎症性疾病可导致ESR升高。ESR在炎症发生的24～48小时升高。ESR升高后可持续数周，并随着炎症消退而缓慢回落。
- 检测方法：采用魏氏法检测。
- 临床意义

  ✓50岁以下人群的ESR正常值：男性为15mm/h，女性为20mm/h。

  ✓在慢性肾功能不全和肾病综合征患者中，可升高至60mm/h。ESR＞100mm/h，对感染、恶性肿瘤或动脉炎具有高度特异性。

  ✓ESR降低的原因包括红细胞增多症、红细胞疾病（如镰状细胞病或遗传性球形红细胞增多症）、纤维蛋白原水平低和严重肝病。

3. CRP

- 原理

  ✓CRP在炎症发生12～24小时后开始升高，并在2～3天内达到峰值。

✓与ESR相比，CRP在急性期上升更快、更敏感。

✓CRP主要由IL-6刺激肝脏合成。循环中CRP浓度的唯一决定因素是合成速率，而合成速率与炎症强度呈正相关。健康人CRP水平通常低于2mg/L，但最高可达10mg/L，随年龄、性别和种族略有差异。

- 临床意义

✓对于轻中度刺激，如单纯性皮肤感染、膀胱炎或支气管炎，CRP可在6小时内升至50～100mg/L。CRP轻度增高，即3～10mg/L，可见于非感染性“代谢性炎症”状态，如吸烟、肥胖、妊娠、抑郁、糖尿病、久坐不动的生活方式、心肌缺血、尿毒症和其他非感染性轻度炎症状态等，也可见于牙龈炎、牙周炎等。

✓CRP中度升高，即10～100mg/L，可见于慢性炎症性疾病，如RA、SLE、其他自身免疫病、恶性肿瘤、心肌梗死、胰腺炎、支气管炎等。

✓CRP明显升高，即大于100mg/L，提示急性细菌感染、病毒感染、系统性血管炎、严重创伤等。

✓CRP显著升高，即大于500mg/L，常见于急性细菌感染。

✓因CRP由肝脏合成，肝衰竭患者CRP可出现假阴性。

✓非甾体抗炎药（NSAIDs）和他汀类药物可降低CRP水平。

✓超敏CRP（hs-CRP）和标准CRP的区别是hs-CRP更敏感，旨在测量低水平的CRP。

4. ESR和CRP

- ESR和CRP是目前临床最常用的APR，但均缺乏特异性。
- 在活动性RA中，ESR和CRP均可升高，二者是评价疾病活动度的客观指标，比临床症状及体征改善更敏感。
- 在脊柱关节炎中，早期二者可正常，附着点炎的患者虽然存在局部疼痛及骨压痛，二者可能并不增高。如果增高显著，需要考虑感染或恶性肿瘤。
- 在幼年型特发性关节炎中ESR和CRP可能正常，特别高的ESR提示可能存在炎症性肠病。
- 在特发性炎性肌病中，50%的患者ESR升高。
- 在风湿性多肌痛和巨细胞动脉炎中，通常ESR和CRP均增高。
- 贝赫切特病合并关节炎、结节红斑和血栓性静脉炎时，出现ESR和CRP中度增高。
- 在成人斯蒂尔病中，ESR通常增高，而CRP有可能增高。
- 在IgG4相关性疾病中，ESR和CRP可能增高。
- 在SLE中，ESR可能增高，CRP增高不显著，CRP显著增高可能源于感染、浆膜炎、滑膜炎，二者均不能反映狼疮活动度。
- 在自身免疫病中，需结合患者具体情况分析ESR和CRP增高的意义。

（潘　盈）

Ig和IgG亚类

1. 概述

- 免疫球蛋白（Ig）是一组具有抗体活性和/或抗体样结构的球蛋白，由浆细胞和B细胞产生，分布于血液和其他体液（如组织液和外分泌液）及B细胞膜表面（mIg）。
- 多数Ig有抗体活性，可特异性地识别和结合抗原，并引发一系列生物学效应如激活补体、抗体依赖细胞介导的细胞毒作用（ADCC），最终达到清除外来抗原的目的。

2. 结构

- Ig由4条肽链组成，2条长链称为重链，分子量50～70kD，2条短链称为轻链，分子量约22.5kD，4条肽链通过链间二硫键连在一起。
- Ig可被蛋白酶分解为两个相同的Fab片段和一个Fc片段。Fab段含1条完整的轻链和重链的一部分（Fd段），分子量为45kD，仍具有较弱的抗原结合活性。Fc段为2条重链C段剩余的部分，分子量55kD，不能与抗原结合，但具有许多生物学活性如固定补体，通过胎盘介导与细菌蛋白结合等。

免疫学检查

3. 分类

- Ig根据重链C区结构的不同可分为5类，分别为IgA、IgG、IgD、IgE和IgM。
- IgG：其Fc段可结合类风湿因子（RF）及其他抗丙种球蛋白抗体，致敏异种皮肤；抗核抗体（ANA）、抗Rh抗体、肿瘤封闭抗体等也主要为IgG。因此，IgG有多功能免疫球蛋白之称。
- IgM：为最先出现的应答抗体，呈五聚体，在Ig中分子量最大，不能通过胎盘。IgM凝聚抗原的能力比IgG大得多，激活补体的能力比IgG大1000倍。IgM也是B细胞的主要mIg，参与B细胞的抗原提呈过程。
- IgA：分为血清型和分泌型两种类型，大部分为单体，少部分为双聚体。
  - ✓血清型IgA可以结合抗原，但不能激活补体经典途径，以非炎症形式清除抗原。

✓分泌型IgA能在局部抑制病原体和有害抗原黏附在黏膜上，阻止其进入体内，同时也因其调理吞噬和溶解作用构成了黏膜第一道防御机制。

- IgD：为单体，性能不稳定，不能激活任何效应系统，主要功能是B细胞表面抗原受体。
- IgE：为单体结构，主要分布于呼吸道和肠道黏膜。IgE不能激活补体或穿过胎盘，但Fc段能与肥大细胞和嗜酸性粒细胞表面的受体结合，介导Ⅰ型超敏反应。

Ig通过部分同类重链C区可再分为若干亚类，如IgG可分为4个亚类：IgG1、IgG2、IgG3和IgG4；IgA可分成2个亚类：IgA1和IgA2。IgG亚类测定特别是血清IgG4水平测定已广泛应用于临床工作。正常人群血清IgG4的浓度仅占血清Ig总量的1%～4%。血清IgG4升高主要见于IgG4相关疾病，可用于IgG4相关疾病的诊断。但需要注意，在其他疾病中也可能出现血清IgG4升高，如过敏性疾病、嗜酸性肉芽肿性多血管炎、恶性肿瘤、Castleman病等，因此诊断IgG4相关疾病时仍需结合患者临床表现，必要时需行病理活检。

（周佳鑫）

■ 补体

免疫学检查

1. 概述

- 补体（C）是血清中一组蛋白质，经典的补体途径由9种成分（C1～C9）组成，其中C1有3个亚单位（C1q、C1r、C1s），连同其衍生物共有20多种蛋白质。此外还有补体旁路途径成分，如B因子和D因子等；以及补体调节因子，如H因子、I因子等。
- 补体系统是固有免疫系统的重要组分，其激活有三大途径：经典途径、凝集素途径和旁路途径。

2. 原理

补体为免疫功能的一种非特异辅助因素，除具有溶解细胞和杀菌外，还对免疫反应起调节作用，但在某些自身免疫病的病理过程中可引起组织损伤。

3. 检测方法

临床工作中普遍检测的是C3、C4和C1q，检测采用速率散射比浊法。原理是待测血标本与定量的抗单一补体成分的抗体反应，加入聚乙二醇沉淀免疫复合物，使溶液吸光度值下降，免疫复合物的量取决于补体，其含量与溶液吸光度值有函数关系。

4. 临床意义

- C3和/或C4水平的降低常提示可能存在以免疫复合物形成为特征的疾病，如系统性红斑狼疮、干燥综合征、冷球蛋白血症、膜增生性肾小球肾炎等。在系统性红斑狼疮患者，监测C3和/或C4水平的变化可有助于监测疾病的活动度。
- C1q降低的意义基本同上。由于补体大部分由肝脏合成，因此当肝功能严重受损时也会影响补体的水平。
- H因子和I因子在抑制补体旁路途径过程中起重要作用，当因遗传性或获得性因素引起H因子和/或I因子缺乏时，补体旁路途径过度活化导致疾病的发生。临床对于血栓性微血管病患者，在鉴别诊断时，应考虑检测H因子、I因子，必要时检测H因子抗体，以帮助诊断非典型溶血性尿毒症综合征。

（周佳鑫）

■ 免疫复合物

免疫学检查

1. 概述

- 免疫复合物（IC）是机体内抗体与抗原结合的产物。低浓度的循环免疫复合物可以是组织对侵袭抗原的正常反应，但高浓度的免疫复合物超过机体的清除能力而在组织中沉积后可致病。
- 免疫复合物有以下3种形式。
  - ✓大的免疫复合物（＞19S）可被吞噬细胞吞噬去除。
  - ✓中等免疫复合物（约19S），主要存在于局部病变，如肾脏基底膜、皮肤基底层、血管内膜和关节滑膜等，可激活补体引起炎症细胞浸润和组织损伤。
  - ✓小的免疫复合物（＜19S）存在于血液和各种体液，称为循环免疫复合物（CIC），可在局部沉积，通过激活补体，并在血小板、中性粒细胞的参与下引起一系列反应而导致组织损伤。

2. 临床意义

某些自身免疫病和感染均可出现CIC阳性，如系统性红斑狼疮、干燥综合征、血清病、冷球蛋白血症、急性链球菌感染后肾小球肾炎、感染性心内膜炎及乙型病毒性肝炎、丙型病毒性肝炎等。

（周佳鑫）

■ 冷球蛋白

1. 概述

冷球蛋白是在正常体温下溶解，在低于体温的温度下沉淀的蛋白质，主要成分是免疫球蛋白（Ig），分为Ⅰ型、Ⅱ型、Ⅲ型，Ⅰ型为单克隆免疫球蛋白；Ⅱ型含一单克隆成分和其他免疫球蛋白的混合物；Ⅲ型为混合多克隆免疫球蛋白。

2. 检测方法

- 依据冷球蛋白在4℃沉淀、30℃易于聚合、37℃溶解的特性来检查。
- 步骤：①37℃环境下采血4ml。②37℃环境下离心。③将血清分为两份，一份置4℃，一份置37℃。④1周后观察有无沉淀出现，以4℃出现沉淀，而37℃不出现沉淀为阳性，正常为阴性。
- Ⅰ型冷球蛋白血症中，常在24小时内看到沉淀物。部分Ⅱ型和Ⅲ型冷球蛋白沉淀最长需要7天。临床上怀疑存在冷球蛋白血症时，冷球蛋白常规实验室检测结果阴性并不能排除冷球蛋白介导的疾病。

3. 临床意义

- 系统性红斑狼疮患者中15%～35%出现冷球蛋白，冷球蛋白血症合并低补体血症常有肾损害。
- 多发性骨髓瘤、巨球蛋白血症、淋巴细胞白血病等合并冷球蛋白时易出现四肢紫癜。

（张蜀澜）

■ 遗传标志物

1. 概述

- 同一物种个体成员之间抗原性的差异称为同种异体抗原，在同种异体移植时触发免疫反应而导致移植物被排斥，又称组织相容性抗原。
- 其中最主要的抗原系统称主要组织相容性复合体（MHC），又称人类白细胞抗原（HLA），是人类染色体上包括一系列紧密连锁而彼此独立的遗传位点，它们构成一个遗传区域。HLA由人类第6对染色体短臂上的相应位点编码，HLA位点分为HLA-A、HLA-B、HLA-C、HLA-DR、HLA-DQ、HLA-DP等，由其编码的对应抗原分布于有关细胞膜上，参与调节免疫应答。
- HLA对临床某些疾病的发病机制具有重要意义。

2. 人类白细胞抗原B27（HLA-B27）

- 概述：强直性脊柱炎（AS）是脊柱关节炎（SpA）最常见的一种，在全世界的发病率为0.1%～1.4%，男性是女性的2～4

倍。AS与HLA-B27密切相关。

- 检测方法：首选聚合酶链反应（PCR）检测HLA-B27基因表达水平，也可通过流式细胞分析或微量淋巴细胞毒法检测细胞膜表面的HLA-B27分子。
- 临床意义
  ✓ HLA-B27阳性常见于SpA，AS的阳性率超过90%，在Reiter综合征或反应性关节炎中为60%～80%，银屑病关节炎为50%，而在正常人群中仅为6%～8%。
  ✓ HLA-B27与疾病相关性、种族或性别无关。

3. HLA-DR 2、HLA-DR 3、HLA-DR 4

- 概述：HLA-DR 2、HLA-DR 3、HLA-DR 4属MHC Ⅱ类基因。MHC Ⅱ类抗原主要表达于B细胞、抗原提呈细胞、血管内皮细胞及T细胞表面，主要功能是提呈抗原多肽给辅助性T细胞。
- 检测方法：PCR法。
- 临床意义：HLA-DR4与类风湿关节炎相关，阳性的类风湿关节炎患者出现骨破坏率明显升高，对其预后判断有重要意义。

4. HLA-B*5801

- 概述
  ✓ HLA-B*5801属于B类58亚型，01号等位基因。
  ✓ HLA-B*5801基因型在中国人群的分布频率为8%～10%。
  ✓ HLA-B*5801基因多态性与亚裔人群中服用别嘌呤醇引起的Stevens-Johnson综合征、中毒性表皮坏死松解症、超敏反应综合征显著相关。
- 检测方法：PCR法。
- 临床意义：别嘌呤醇是主要的抑制尿酸合成的痛风治疗药物。别嘌呤醇治疗痛风出现严重不良反应的发生率约在1∶1000，严重不良反应死亡率为20%～40%。《2016中国痛风诊疗指南》特别指出，亚裔人群使用别嘌呤醇治疗时发生严重超敏反应的风险高，推荐在使用前进行HLA-B*5801基因型快速PCR检测。

5. TPMT活性评估

- 概述
  ✓ 硫唑嘌呤（AZA）能够拮抗嘌呤代谢，从而抑制DNA、RNA和蛋白质的合成，起到免疫抑制剂的作用。
  ✓ AZA用于类风湿关节炎、系统性红斑狼疮、特发性炎性疾病、多发性肌炎、系统性硬化症及系统性血管炎等多种风湿性疾病的治疗。

✓AZA通过6-巯基嘌呤（6-MP）及其代谢物发挥作用。TPMT是在巯嘌呤类药物的代谢过程中起关键作用的酶，TPMT活性较低或缺失会使过多的硫鸟嘌呤（6-TG）和6-甲基巯嘌呤（6-MMP）代谢物产生，导致患者在AZA治疗时发生骨髓毒性和肝毒性。

- 检测方法：PCR法，因为TPMT基因多态性水平很高，基因型检测可能误判部分患者。
- 临床意义

✓TPMT基因多态性可导致该酶功能性失活或活性显著下降，并增加治疗相关白细胞减少的风险。

✓两种最常见的变异型（TPMT*2和TPMT*3）占TPMT活性缺陷患者的95%以上。此外，大约10%的人TPMT活性降低，而0.3%的人检测不到TPMT活性水平。

✓美国FDA对于接受巯嘌呤类药物（如AZA、6-MP）治疗评估的患者，建议在开始治疗前评估TPMT活性。

6. HLA与不同疾病的相关性（表6）

表6　HLA与疾病的相关性

疾病	相关抗原	相对危险度（RR）
血色病	A3	4
强直性脊柱炎	B27	90
Reiter综合征	B27	40
类固醇21羟化酶缺陷	BW47	15
糖尿病	DR3 DR4	33
乳糜泻	DR3 DQW2	17
类风湿关节炎	DR4	4～6
发作性睡眠	DR2	3
贝赫切特病	B5	
系统性红斑狼疮	DR2 DR3 B5	
干燥综合征	DR3 B8	

（张蜀澜）

■ 相关细胞因子

1. 概述

- 细胞因子是一类由免疫细胞和某些非免疫细胞合成分泌并具有广泛生物活性的蛋白质或肽类物质。在体内广泛参与免疫调节、炎症反应、组织修复、刺激造血系统，以及刺激细胞的增殖与凋亡等重要生理活动。

- 在自身免疫病中，细胞因子的异常分泌和作用不仅直接参与了疾病的发展，也影响了机体免疫状态的平衡。
- 自身免疫病可与多种细胞因子异常分泌相关，包括白介素-2（IL-2）、白介素-4（IL-4）、白介素-17（IL-17）、白介素-10（IL-10）、白介素-6（IL-6）、白介素8（IL-8）、肿瘤坏死因子α（TNF-α）和转化生长因子β（TGF-β）等。

2. 原理

- IL-2：具有促进细胞增殖、抑制细胞凋亡和诱导细胞因子的能力，同时还有限制淋巴细胞扩增并促进外周耐受的功能。它能促进$CD4^{+}$T细胞向Th1、Th2和Treg细胞分化，并抑制$CD4^{+}$T细胞向Th17和Tfh细胞分化。在自身免疫病中，IL-2具有免疫和耐受双重作用。
- IL-4：可促进$CD4^{+}$T细胞向Th2细胞分化，并能激活抗原提呈细胞、巨噬细胞和树突状细胞。可拮抗Th1细胞分化并减弱细胞介导的免疫力，但能够促进过敏反应。
- TNF-α：是最重要的促炎因子，可抑制杀伤肿瘤细胞、提高中性粒细胞吞噬能力、抗感染等；还可促进免疫细胞的增殖和分化，诱导内皮细胞表达黏附分子，促进骨质破坏和骨的吸收及成纤维细胞增生，抑制骨胶原的合成作用。
- IL-17：是一种促炎因子，主要由Th17细胞分泌。高表达IL-17可导致自身免疫和组织损伤。
- IL-10：是一种具有免疫调控和在炎症发生、发展过程中有重要抑制作用的抗炎因子。IL-10在系统性红斑狼疮和多发性硬化症等自身免疫病的发生和发展中起着重要作用。IL-10与系统性红斑狼疮患者抗dsDNA滴度的升高、疾病活动相关，IL-10分泌减少与狼疮肾炎的发生有关。
- IL-6：是一种由淋巴细胞和巨噬细胞等分泌的细胞因子，可调节B细胞的发育、成熟及活化过程，同时在Th17细胞的极化过程中也有重要作用。在自身免疫病中起诱发和维持免疫炎症反应的功能。
- IL-8：是一种趋化因子，可诱导中性粒细胞等的浸润、聚集和脱颗粒，与炎症性疾病的发病机制有关。
- TGF-β：对多种免疫功能具有抑制作用，是一种抑炎因子，可影响多种促炎因子的功能，包括IFN-γ、IL-1、IL-6、IL-12和TNF-α。

3. 检测方法

- 生物学检测法：如细胞增殖测定法、细胞毒活性测定、抗病毒活性测定法和趋化活性测定法等。敏感性较高，但特异性不高，且操作烦琐，易受干扰。

- 免疫学检测法：如ELISA、酶联免疫斑点试验、流式分析法、化学发光免疫分析法和免疫微球法等。特异性高，操作简便、快速，影响因素较少且易控制，重复性好，方法容易标准化。但敏感性相对较低，不能反映细胞因子的生物学活性，检测结果可受细胞因子的可溶性受体干扰。
- 分子生物学检测法：如RNA印迹法、斑点杂交法和PCR与反转录PCR等。

4. 临床意义

- IL-2、IL-17、IFN-γ和TNF-α等细胞因子具有促炎作用，参与免疫细胞的活化和炎症介质的释放，而IL-4、IL-10和TGF-β等细胞因子则具有抗炎作用，有助于抑制炎症反应。
- 系统性红斑狼疮患者体内过度表达促炎因子如TNF-α、IL-6、IL-8和IFN-γ，这些因子对组织的炎性损伤起着重要作用，与系统性红斑狼疮的发病和疾病进展密切相关。
- 类风湿关节炎患者的滑膜细胞产生大量的促炎因子，主要是TNF-α，这些因子刺激骨和软骨的炎症和降解，导致患者关节炎症和损伤。
- 通过监测细胞因子的变化可以评估自身免疫炎症性疾病的进展、治疗效果和转归。例如，类风湿关节炎的治疗、抑制TNF-α的生物制剂已成为关键的治疗手段。

（张蜀澜）

■ 免疫细胞

1. 概述

- 免疫细胞是免疫系统的重要组成部分，也是人体最重要的防御机制之一，能够识别、攻击和消灭入侵的病原体，从而保护机体免受疾病的侵袭。免疫细胞功能的异常亢进会打破机体的免疫稳态，导致自身免疫病的发生和发展。
- 免疫细胞分为两类：固有免疫细胞（包括巨噬细胞、树突状细胞、NK细胞、中性粒细胞、嗜碱性粒细胞和嗜酸性粒细胞等）和适应性免疫细胞。此外，免疫细胞还可分为两类：体液性免疫细胞（包括B细胞和浆细胞）和细胞免疫细胞（如T细胞、巨噬细胞和NK细胞）。在自身免疫病中，免疫细胞功能检测对评估免疫系统的健康状况、疾病的诊断和治疗具有重要意义。

2. 原理

- TBNK细胞亚群分析：包括$CD3^+$T细胞、$CD4^+$T细胞、$CD8^+$T细胞、$CD19^+$B细胞和NK细胞。
  - ✓$CD3^+$细胞为成熟T细胞，能反映机体总T细胞水平。正常值范围为60% ～ 80%。
  - ✓$CD4^+$细胞为诱导/辅助性T细胞。正常值范围为35% ～ 55%。
  - ✓$CD8^+$细胞为抑制/细胞毒性T细胞，具有直接识别和杀灭致病菌的作用。正常值范围为20% ～ 30%。$CD4^+$/$CD8^+$细胞比值受年龄、环境、药物、疾病等多种因素影响，其变化提示机体免疫功能紊乱。
  - ✓B细胞反映机体的体液免疫功能，而NK细胞反映机体的固有免疫系统状态。B细胞正常值范围为5% ～ 18%，NK细胞正常值范围为7% ～ 40%。
- 淋巴细胞TB11项精细分型检测：在TBNK淋巴细胞亚群分析基础上增加了与T细胞的免疫应答识别（纯真亚群）、激活（功能亚群）、效应、衰竭和记忆（记忆亚群）阶段的信息。该检测可精确分析T细胞在免疫应答中的活化、纯真和记忆亚群的异常变化。
- 调节性T（Treg）细胞检测：Treg细胞是一类调节机体免疫炎症反应的T细胞，在维持机体自身耐受、避免过度炎症损伤等过程中发挥至关重要的作用。Treg细胞通过表达共抑制分子、分泌抑制性细胞因子、消耗T细胞活化细胞因子等方式抑制T细胞活性，同时经由分泌颗粒酶等方式介导T细胞凋亡。
- 浆母细胞检测：浆母细胞作为浆细胞的前体，可大量分泌自身抗体，直接参与自身免疫病的发生发展。长寿浆细胞不受糖皮质激素、传统免疫抑制剂和细胞毒类药物的影响，甚至可以躲过利妥昔单抗等B细胞靶向药物的攻击。长寿浆细胞可在相当长的一段时间内持续分泌自身抗体，并在浆细胞样树突状细胞的共同参与下触发记忆B细胞再次分化为浆母细胞，进而形成短寿浆细胞并分泌大量自身抗体，引起疾病复发。此外，衰老的长寿浆细胞还会在这一过程中被新生的浆细胞替换，形成持续的恶性循环。
- 中性粒细胞CD64感染指数检测：中性粒细胞CD64（nCD64）是一种高亲和力IgG Fc受体，正常情况下在中性粒细胞表面呈低水平表达，但在感染或炎症因子诱导时nCD64表达迅速增加，是细菌感染早期诊断的潜在生物标志物。

3. 检测方法

- 包括免疫细胞功能检测（如T细胞花结形成试验、T细胞转化试验、NK细胞活性检测、抗体依赖性细胞介导的细胞毒测定、单核细胞和巨噬细胞的吞噬功能检测及杀伤功能检测等）和流式细胞分析。由于免疫细胞功能检测操作烦琐，容易受到干扰，目前临床使用较少。

4. 临床意义

- TBNK淋巴细胞亚群分析：可用于自身免疫病免疫抑制治疗后的监测。$CD4^+$/$CD8^+$比值对于评估系统性红斑狼疮（SLE）患者细胞免疫功能与判断机会性感染十分重要。$CD4^+$T细胞减少，当其绝对计数值＜200/μl时，常提示卡氏肺孢子菌、隐球菌、分枝杆菌感染的风险增高。
- 淋巴细胞TB11项精细分型检测：可为临床提供更精细的T细胞亚群信息。在SLE患者中，初始$CD4^+$T细胞减少和$CD28^+$的$CD4^+$T细胞减少提示机会性感染风险增加。伴临床前期动脉粥样硬化的类风湿关节炎患者，外周血$CD4^+CD28^-$T细胞比例＞15%时，有更明显的颈动脉增厚和更低的肱动脉FMV，经过TNF-α单抗治疗后，CD28可部分恢复表达。强直性脊柱炎患者外周血$CD3^+CD4^+CD28^-$T细胞异常增多，且$CD4^+CD28^-$T细胞水平与强直性脊柱炎的疾病状态相关。
- 调节性T（Treg）细胞检测：可协助判断自身免疫病活动度，并可协助判断治疗效果。研究证明，多种自身免疫病存在Treg细胞功能异常，如活动期SLE患者外周血Treg细胞百分比和绝对计数均显著低于非活动期患者；SLE患者中Treg细胞数量不足与疾病活动度密切相关，而Treg细胞功能的恢复可以预测SLE的疾病缓解；皮肌炎/多发性肌炎患者外周Treg细胞绝对计数显著低于健康人，且与疾病活动度呈负相关。检测Treg细胞水平可以判断低剂量IL-2治疗SLE、银屑病、类风湿关节炎和强直性脊柱炎等多种自身免疫病的疗效，如IL-2治疗可以增加Treg细胞数量，并且显著改善这些自身免疫病的疾病活动度。
- 浆母细胞水平检测：可有助于判断自身免疫病活动度，协助制订精准治疗方案。
  - ✓SLE患者的浆母细胞绝对计数和百分比与SLEDAI评分存在显著相关性，且与SLE常用的诊断指标（如抗dsDNA抗体、ESR、抗SSA抗体和抗SSB抗体等）存在显著相关性。
  - ✓以$CD19^+$B细胞百分比和浆母细胞水平作为预测指标，可准确预测78.0%的非活动性SLE与78.9%的活动性SLE。
  - ✓对于类风湿关节炎患者，给予利妥昔单抗后根据浆母细胞

免疫学检查

清除情况进行给药方案的调整可以提高疗效。根据最新的一项研究，给药后若浆母细胞未完全清除，预后不良的患者可通过双剂量或三剂量利妥昔单抗方案获得更好的治疗结局。

- nCD64感染指数检测：可辅助判断自身免疫病活动和继发感染。将nCD64＞2000个分子/细胞作为临界值，nCD64诊断系统性感染的敏感性为89%，特异性为94%。在SLE和其他风湿性疾病患者中，nCD64作为感染性并发症的有效指标，其敏感性和特异性均高于传统感染指标如CRP和PCT。此外，动态联合监测nCD64、PCT和IL-6，对于早期鉴别感染性和非感染性炎症反应有重要的参考价值。

（张蜀澜）

■ 相关特种蛋白

1. 概述

与自身免疫病相关的特种蛋白主要包括唾液酸化糖链抗原（KL-6）、基质金属蛋白酶3（MMP3）、血清淀粉样蛋白A（SAA）等。

- KL-6：是一种唾液糖蛋白抗原，为分子量100万以上的巨大分子，主要表达于Ⅱ型肺泡上皮细胞和细支气管上皮细胞。其可促进肺纤维细胞的存活、迁移与增殖。KL-6的积聚可进一步破坏肺泡毛细血管的再生。同时，间质性肺疾病患者还经常出现全身炎症反应综合征，导致更严重的肺损伤和更多的KL-6释放。
- MMP3：是参与细胞外基质重塑和降解的酶家族成员，在全身性疾病中具有调节炎症反应的潜能。MMP3是由关节滑膜细胞、成纤维细胞、巨噬细胞等产生的一种蛋白质分解酶，属于蛋白水解酶家族。MMP3是降解关节软骨最为关键的蛋白酶，其可分解蛋白聚糖、层粘连蛋白、纤连蛋白及各种胶原蛋白等。MMP3是类风湿关节炎（RA）的重要标志物，在软骨降解方面和RA的发病机制中发挥重要作用，是疾病活动性和关节破坏的标志物之一。
- SAA：属于非特异性的急性时相反应蛋白，是炎症标志物之一。
  - ✓SAA在细菌或病毒感染时可升高，根据其升高的程度或与其他指标联合运用，可以提示细菌性或病毒性感染。
  - ✓SAA在非炎症感染性疾病如创伤、肿瘤、自身免疫病亦可升高。
  - ✓炎症时，促炎症细胞因子的水平升高，因而SAA合成增多。

以RA为例，细胞因子增加与滑膜炎有关，而滑膜炎又会刺激滑膜细胞产生SAA，导致关节液中SAA浓度高于血清。

✓SAA可以通过诱导滑膜细胞和软骨细胞合成MMP1和MMP3而直接加重RA炎症反应。

2. 原理

以较常使用的免疫比浊法为例，样本中的特种蛋白和鼠抗人特种蛋白单克隆抗体致敏胶乳颗粒发生抗原抗体反应，产生凝集。对凝集的吸光度进行测定，通过测定吸光度的变化可以求出样本中的待检特种蛋白的浓度。

3. 检测方法

包括免疫比浊法、化学发光法和ELISA等。

4. 临床意义

- 血清KL-6作为非特异性标志物在各种以肺泡上皮损伤为特征的间质性肺疾病中明显升高。同时，血清KL-6水平是间质性肺疾病有一定诊断价值的指标之一。而且血清KL-6水平在间质性肺疾病活动期较非活动期明显升高，因此其水平的测定有助于判断疾病的活动程度，在疾病的病程中，其可在一定程度上提示间质性肺疾病患者的病情发展。间质性肺疾病可能是自身免疫病的表现之一，如类风湿关节炎、系统性硬化症、特发性炎性肌病、ANCA相关血管炎和干燥综合征等。
- MMP3可作为类风湿关节炎疾病活动的可靠血清学标志物，其水平有助于确定类风湿关节炎的发展阶段。同时发现MMP3与DAS28评分、C反应蛋白（CRP）、红细胞沉降率（ESR）、抗CCP抗体等多项指标呈正相关。MMP3是骨侵蚀的危险因素之一，能够辅助诊断关节损伤情况。但MMP3可能并不是类风湿关节炎特异性的生物标志物。强直性脊柱炎、骨关节炎及系统性红斑狼疮患者的血清中MMP3也显著升高。
- SAA是一种急性时相蛋白，主要由肝脏分泌，在病毒或细菌感染3～6小时即可明显升高，半衰期短，仅50分钟。SAA在炎症反应时升高时间早于CRP。在感染性疾病中，SAA的绝对上升幅度要高于CRP，因此，SAA对微小急性时相反应可提供更好的鉴别。研究发现，类风湿关节炎患者血清中SAA水平比健康对照组及其他疾病组如骨关节炎等显著增加，且SAA水平与DAS28评分及其他血清学标志物（如ESR、CRP）有显著的相关性，SAA作为血清学标志物，比CRP和ESR能更灵敏地反映类风湿关节炎的活动程度及判断疾病的预后转归等。

（吴子燕　李永哲）

■ 伴随诊断抗免疫原性抗体

1. 概述

- 自1975年使用杂交瘤技术并成功制备出鼠源性单克隆抗体（mAb），到嵌合抗体再到全人源性抗体的发展，使mAb具有越来越高的亲和力、抗原结合活性及更长的半衰期，相较于传统小分子药物具有更好的治疗效果及更小的副作用，在治疗各种疾病尤其是自身免疫病方面发挥着重要作用。
- 生物制剂不同于大多数药物，因其不是小的化合物（异源化合物），而是以尽可能类似于人类蛋白质的方式生产的蛋白质，所以加工过程和体内的代谢方式与一般药物不同，机体产生的不良反应也有其独特的特点。
- 免疫原性也是生物制剂临床应用过程中最具有挑战性的问题之一。抗药物抗体（ADA）与生物制剂结合，可影响药物的药代动力学和药效动力学，降低功能性药物浓度，中和治疗作用继而导致治疗失败。伴随诊断抗免疫原性抗体可以帮助临床医师找到最适合患者的药物，预测某种药物或治疗手段的不良事件，还可以在治疗进行中实时监测，以便随时调整方案。

2. 肿瘤坏死因子生物制剂及诱导的ADA

- 分类
  - ✓嵌合小鼠/人抗TNF抗体：英夫利昔单抗及其生物仿制药可引起中和性和非中和性抗英夫利昔单抗ADA的形成，常导致血药浓度谷值降低或缺失及无疗效。这些药物由人IgG1恒定区与小鼠抗肿瘤坏死因子（TNF）-α单克隆抗体可变区耦合而成。形成的ADA主要针对英夫利昔单抗分子的小鼠部分，因此有时被称为人抗嵌合抗体（HACA）。
  - ✓人或人源化抗TNF抗体
    - ◇ 阿达木单抗及其生物仿制药：阿达木单抗完全由人IgG1κ单克隆抗体组成，该抗体对人TNF-α具有特异性，因此可选择性中和TNF-α活性。该药物对可溶性和跨膜生物活性形式的人TNF-α都能结合。尽管阿达木单抗是一种人源化抗体，但抗阿达木单抗中和ADA可导致与英夫利昔单抗类似的问题，包括血药浓度较低或缺失及临床疗效降低。阿达木单抗及其生物仿制药诱导的人抗人抗体（HAHA）极可能针对药物在TNF结合部位上的独特位。
    - ◇ 戈利木单抗：戈利木单抗治疗患者也可有ADA形成。戈利木单抗是一种全人IgG1κ单克隆抗体，对人TNF-α具有特异性，可选择性中和TNF-α的作用。有研究显示其ADA可导致不良临床后果，包括疗效降低。与英夫利昔单抗和阿达木单抗一样，戈利木单抗也能与可溶性和跨膜生物活性人TNF-α结合。

✓人源化抗TNF Fab段

培塞利珠单抗：是一种嵌合（小鼠/人）抗TNF-α Fab抗体，由单克隆小鼠抗体的TNF-α结合互补决定区插入人IgG的Fab段构成，所得结构再与聚乙二醇耦合，以降低抗原性，还能延长循环中的药物半衰期。培塞利珠单抗也可诱导ADA形成。与英夫利昔单抗或阿达木单抗相比，有关抗培塞利珠单抗ADA的报道较少，ADA对该药的临床影响尚未明确。

✓TNF受体融合蛋白

依那西普及其生物仿制药：依那西普是一种融合蛋白，由两个人p75 TNF-α受体偶联到人IgG1恒定区组成，能够结合并中和TNF-α和TNF-β。在接受依那西普治疗的患者中也曾报道ADA形成，不过一般都是非中和性抗体，不会造成血药浓度谷值水平降低、临床疗效受损和不良事件。有关抗依那西普ADA检出和测定的方法学问题可能导致不同研究之间的差异，其真正的免疫原性尚不明确。

- 临床意义

✓TNF- α

◇ 广泛用于治疗多种炎症性疾病，包括类风湿关节炎、中轴性和外周性脊柱关节炎、幼年型特发性关节炎、炎症性肠病、斑块型银屑病、脓疱型银屑病、银屑病关节炎、结节病、非感染性葡萄膜炎及化脓性汗腺炎等。

◇ 部分患者在长期使用后产生ADA，会促发不良反应并降低药物疗效和治疗的性价比。该药治疗期间还可诱发自身免疫，包括产生自身抗体和自身免疫病的症状。

◇ TNF靶向抑制剂引起的不良反应包括：注射部位反应、急性和迟发性输液反应、血细胞减少、感染、自身免疫和脱髓鞘性疾病、心力衰竭、恶性肿瘤，以及肺、肝和皮肤疾病。

✓抗英夫利昔抗体

◇ 滴度与对TNF与药物结合的抑制性有关，在抗英夫利昔抗体阳性的血清中，较低的英夫利昔单抗谷水平（用药后稳态时最小血药浓度）更为常见，且使用英夫利昔单抗诱导产生抗体的患者血清未显示出与依那西普和阿达木单抗发生结合反应的能力。

◇ 对于抗TNF治疗疗效不佳的炎症性肠病患者，低药物谷水平并且能检测到ADA的患者改用另一种抗TNF药物比增加药物剂量更有效，低药物谷水平但未检测到ADA的患者增加用药剂量后疗效会比更换抗TNF药物更显著，而高药物谷水平的患者无论是增加药物剂量还是更换抗TNF药物，其获益都不明显。

◇ 测定药物血清谷水平和ADA滴度对炎症性肠病的药物监测有重要的临床应用价值。

3. 利妥昔单抗及诱导的ADA

- 利妥昔单抗是一种单克隆嵌合IgG1抗体，靶向B细胞特异性细胞表面抗原CD20。它的B细胞清除作用在各种自身免疫病中都有应用。
- 在原发性干燥综合征患者中，利妥昔单抗特异性抗体（ARA）与血清疾病风险增加相关；在系统性红斑狼疮患者和ANCA相关血管炎患者中，ARA与复发风险增加相关。
- 利妥昔单抗治疗会导致高滴度的抗药物抗体，并影响B细胞清除效果。通过测定ARA可预测系统性红斑狼疮患者的输液反应，对于有发生输液反应风险的患者则考虑更换B细胞清除剂（如奥法木单抗）。
- 在许多疾病的治疗中，检测ARA能够实现对相关不良事件的预测，更好地指导临床治疗。

4. 纳他利珠单抗及诱导的ADA

- 纳他利珠单抗是一种抗α4-整合素的单克隆抗体，用于治疗多发性硬化症（MS），该抗体与淋巴细胞表面的整合素α4β1（迟现抗原-4，VLA-4）结合，阻断其与内皮中的受体VCAM-1（血管细胞黏附分子1）结合，干扰淋巴细胞向中枢神经系统的运输，进而延缓MS的疾病发展。
- 纳他利珠单抗抗体的存在会使药物血清浓度降低和疗效丧失。约9%接受纳他利珠单抗治疗的初治MS患者会产生抗药物抗体，并非所有抗体阳性患者都为持续性，其中3%为短暂阳性（所有短暂阳性的患者在治疗的第2～4个月变为阴性），6%为持续阳性。对于抗体连续阳性而非短暂阳性的患者则考虑停止纳他利珠单抗治疗。因此，患者用药早期抗体检测结果（在治疗的6个月内）可能导致错误的临床指导，对患者体内ADA的长期连续性监测能更好地了解患者ADA的生成情况，以调整治疗方案，降低风险，优化治疗。

5. 聚乙二醇蛋白制剂及诱导的ADA

- 聚乙二醇（PEG）是一种亲水聚合物，经PEG修饰后的蛋白质表面能产生水化相，减少它们与单核-巨噬细胞的相互作用，以此增加它们在血液中的停留时间，延长半衰期。PEG本身具有高度免疫原性，针对PEG部分的ADA引起的潜在后果不断得到重视。

- 抗PEG抗体通过聚乙二醇化脂基纳米颗粒触发补体激活，会破坏药物的完整性，导致药物过早释放或暴露于血清蛋白。还会影响聚乙二醇化药物的血药浓度。在接受聚乙二醇化天冬酰胺酶治疗的急性淋巴细胞白血病患者中，抗PEG抗体的存在与聚乙二醇化天冬酰胺酶的快速清除密切相关。
- 普瑞凯希，作为一种聚乙二醇化尿酸特异性酶，已由美国FDA批准与甲氨蝶呤联用治疗难治性痛风。临床上可以通过对抗PEG抗体的监测来确定适当的给药策略或决定是否更换为非聚乙二醇化药物。

6. 检测方法及原理

- 酶联免疫吸附试验（ELISA）：是一种经典的利用抗原抗体特异性结合进行免疫反应的定性和定量检测方法。通常使用捕获法来测定药物浓度，即通过在微孔板底预先包被捕获抗体，与血清、标准品等共孵育，通过辣根过氧化物酶标记的检测抗体显色反应，比对标准曲线来计算血清药物浓度。ADA则通常使用ELISA双抗原夹心法进行检测。该法的缺点在于检测血清或血浆样本时，通常受到基质效应的影响，血液中的一些成分，如类风湿因子、抗异型抗体（以前免疫过的患者）和补体等，可能干扰读数造成假阳性。
- 时间分辨荧光免疫分析技术（TRFIA）：使用镧系元素及其螯合剂作为示踪剂，常用Eu（铕）作为荧光标记，由于其荧光寿命为1ms，令其荧光值足以在激发光消失后检测到，在减少激发光影响的同时也可避免生物流体和血清中许多复合物和蛋白质本身发出荧光的影响。因此，其比传统的荧光免疫分析具有更高的敏感性。
- 基于表面等离子体共振（SPR）技术的生物分子相互作用分析：将生物制剂键合在生物传感器表面，再将样本注入并流经生物传感器表面。若发生抗原抗体结合则引起生物传感器表面质量的增加，导致折射指数按同样的比例增强，抗原抗体之间的反应即可通过观察折射指数而被捕捉到。该法在敏感性和重复性方面都有保证，并且比商业化的ELISA试剂盒更具成本效益，可以在几分钟内直接检测和测量血清抗体，避免了漫长的孵卵、分离、洗涤、检测步骤，降低了检测过程的复杂性和可变性。
- 同质迁移率变化分析（HMSA）：将配体结合试验与体积排除色谱法（SEC）结合的方法。SEC是一种色谱技术，可以根据目标化合物的相对大小和形状进行分离。在HMSA方法中使用SEC可以区分不同大小的同型ADA。该法克服了传统ELISA法中血清原有药物竞争性结合ADA致使敏感性下降的缺点。

- 一种改良的竞争性结合HMSA（cHMSA）：用于在同类药物存在的情况下测定阿达木单抗。将含有英夫利昔单抗（作为一种相关药物）的血清样本与荧光标记的阿达木单抗混合，然后添加抗阿达木单抗抗体，孵育1小时形成免疫复合物。然后利用HMSA的SEC对游离药物和阿达木单抗-ADA二聚体进行鉴别。该法克服了普通HMSA方法不能区分阿达木单抗和其他TNF特异性单克隆抗体的缺点，对阿达木单抗具有特异性，因此在接受另一种抗TNF单克隆抗体治疗的患者中，cHMSA也能提供准确的抗阿达木单抗抗体定量信息。

（吴子燕　李永哲）

影像学检查

■ X线检查

1. 骨的X线表现

- 骨的改变
  - ✓骨质疏松
    - ◇ 骨端早期：表现为骨小梁减少、变细，骨皮质内出现纵行带状或分层状透亮区，骨皮质变薄使骨质整体密度减低，严重者骨松质内出现大片骨小梁缺损区，残留的骨小梁细而模糊，皮质变薄如同铅笔勾画的线条。
    - ◇ 椎体早期：表现为纵行条纹（上下垂直的骨小梁），周围骨皮质变薄，严重者椎体塌陷，椎体变扁或内凹。
  - ✓骨质软化：骨密度降低，以腰椎和骨盆为明显，骨小梁和骨皮质边缘模糊。承重骨骼变形，可见假骨折线。生长期骨软化还有先期钙化带增宽，干骺端杯口状膨大，边缘如毛刷状。
  - ✓骨质破坏：轻者骨小梁中断消失，有局限性骨密度减低区。骨皮质破坏常侵犯哈氏管及伏氏管周围，呈筛孔状或虫蚀样改变。破坏严重时，可出现骨皮质和骨松质的大片缺失。
  - ✓骨质增生、硬化：骨密度增高，皮质增厚，有骨赘形成，骨髓腔变窄或消失，骨小梁增粗、增多、密集或消失呈致密结构，可引起骨骼间隙狭窄。
  - ✓骨膜增生：长短不定、与骨皮质平行的单层线状致密影，与骨皮质之间有1～2cm透亮间隙，也可表现为分层状、洋葱皮样或与骨皮质垂直的发射状及花边状影。
  - ✓骨内及软骨钙化
    - ◇ 骨内钙化：为不规则形，四周密度高于中心区密度的致密影。
    - ◇ 软骨钙化：为环状或C字形，中心密度低或呈磨玻璃样，钙化可密集成团或分散。
  - ✓骨质坏死
    - ◇ 早期：死骨内骨小梁增粗，骨小梁表面及骨髓内有软骨形成而骨密度增高，周围环绕失用性骨质吸收区。
    - ◇ 中期：新生肉芽组织清除死骨，死骨区发生骨质侵蚀而出现疏松区和囊状破坏。
    - ◇ 晚期：死骨不断被清除，范围逐渐缩小，大的囊状破坏可引起塌陷并发骨质硬化。
  - ✓矿物质沉积：铅、磷、铋等进入人体后大部分沉积于骨骼，在生长期X线表现为多条横行且相互平行的致密带，薄厚不一，成年不易显示。过多的氟可激起成骨活跃，躯干骨可表现为骨小梁粗糙、紊乱，而骨密度增高。

✓骨骼变形：多与骨骼大小改变并存，可累及一骨、多骨或全身骨骼。

- 骨周围软组织病变
  - ◇ 软组织肿胀时可见局部软组织肿胀、密度增高、软组织层次模糊不清。肿瘤侵犯，可见软组织肿块影。
  - ◇ 肢体失用可见肢体变细及肌肉萎缩、变薄。
  - ◇ 骨化性肌炎可见软组织内钙化和骨化。

2. 关节的X线表现

- 软组织改变

✓软组织肿胀表现为皮下脂肪及肌肉密度增高、增厚、层次不清等。

✓可形成软组织肿块。

✓肌肉病变，可表现有钙化、骨化、局部水肿、萎缩。

✓关节囊、肌肉、肌腱、韧带骨化或血管软组织钙化。

✓间叶组织增生和发育异常，使皮下结缔组织增生，肌肉肥大，骨与关节增生，肢体局部巨大畸形。

✓骨折断端周围可出现血肿，皮下脂肪层水肿。

- 关节的基本病变

✓关节肿胀：关节周围软组织肿胀，密度增高，间隙增宽。

✓关节间隙变窄及关节破坏：累及关节软骨时造成关节间隙变窄，累及关节面骨质时，出现相应部位的骨质缺损。

✓关节退行性变：早期关节软骨变形、萎缩，逐渐发展为坏死和溶解吸收，为纤维组织或纤维软骨所代替，继而造成关节面下骨质囊性变、增生硬化、骨赘形成、关节间隙变窄。

✓关节强直

  - ◇ 骨性强直：指关节骨端形成骨性连接，关节间隙完全消失，关节功能完全丧失。
  - ◇ 纤维性强直：指关节两端骨质破坏后，关节间隙狭窄，但无骨小梁贯通，关节功能严重障碍。

✓关节脱位：组成关节的骨质发生异常的位移，有完全脱位和部分脱位两种。

- 常见风湿性疾病关节X线表现

✓类风湿关节炎：主要用于随访中，以判定骨结构改变的进展情况。关节的损害分为4期。

  - ◇ Ⅰ期：可见骨质疏松，无骨破坏。
  - ◇ Ⅱ期：关节端骨质疏松，可有轻度软骨下骨质破坏，无关节畸形。

◇ Ⅲ期：可见骨质疏松、骨质破坏和关节畸形，关节间隙狭窄，无纤维性或骨性强直。
◇ Ⅳ期：除Ⅱ期、Ⅲ期改变外，出现纤维性或骨性强直。

✓强直性脊柱炎：具有确定诊断意义。
◇ 骶髂关节：根据其病变程度可分为5级。①0级，正常。②Ⅰ级，可疑骶髂关节炎。③Ⅱ级，轻度异常，骶髂关节边缘模糊，可见局限性侵蚀、硬化，无关节间隙改变。④Ⅲ级，明显异常，中度或进行性骶髂关节炎，伴有侵蚀、硬化、关节间隙增宽或狭窄，或部分强直等表现中的至少一项。⑤Ⅳ级，严重异常，关节完全融合或强直。
◇ 椎体：椎体骨质疏松和方形变，椎小关节模糊，软组织骨化，晚期表现为竹节样外观。
◇ 骨盆：耻骨联合、坐骨结节骨质糜烂，邻近骨质的反应性硬化及绒毛状改变，可出现新骨形成。

✓骨关节炎
◇ 典型X线表现为受累关节间隙狭窄，软骨下骨质硬化、囊性变，关节边缘唇状或刺状骨赘形成，软骨或骨赘碎片脱落，可形成关节腔内游离体。
◇ 晚期关节间隙消失，关节面变形，发生关节半脱位和畸形，但关节强直罕见。

✓痛风
◇ 关节周围软组织肿胀，软骨下骨质破坏，表现为偏心性圆形或卵圆形囊性变，甚至呈虫噬样、穿凿样缺损，骨缺损边缘可呈悬挂边缘征。
◇ 晚期出现关节间隙明显变窄甚至消失，形成纤维性强直，亦可出现关节半脱位或脱位，甚至病理性骨折。

✓银屑病关节炎
◇ 早期：关节积液，间隙稍增宽，软组织肿胀，骨质无破坏，有时有轻度骨质疏松。
◇ 中期：软骨破坏，关节间隙变窄，关节面毛糙不完整，骨端出现囊状变，指/趾骨远端骨质边缘出现糜烂、破坏、吸收、新骨形成，逐渐形成笔帽样畸形。
◇ 晚期：骨端囊性变，指/趾骨远端关节的末端可向两旁形成骨刺突起而呈杯口状或絮状改变，有新骨形成。关节间隙明显狭窄，骨性关节面有缺损，骨干边缘增生明显，严重时出现强直、脱位。

✓感染性关节炎：早期X线无明显改变。多为单侧病变，表现为软骨下骨质疏松，骨质侵蚀，软骨破坏，关节间隙变窄，关节面骨小梁增生，骨质硬化，死骨形成，关节脱位或半脱位。

✓无菌性骨坏死：X线对早期病变敏感性差，表现为骨质正常或轻度骨质疏松，部分出现病变区骨密度相对均匀增加。随后可见负重区有楔状硬化带或骨组织囊性变，进一步出现新月状透亮带，关节间隙增宽，最后软骨下骨板及关节面塌陷，关节间隙狭窄，骨赘形成，整个关节呈退行性关节炎改变。

（刘 丹）

■ CT检查

1. 肺部CT的常见病变

- 概述

✓肺组织是结缔组织最丰富的器官之一，结缔组织病（CTD）可导致多种肺部异常，弥漫性肺部疾病的最初表现可能先于CTD的诊断。

✓间质性肺疾病（ILD）是CTD常见的肺部并发症，患病率3% ～ 70%，包括普通型间质性肺炎（UIP）、纤维型或富细胞型非特异性间质性肺炎（f-/c-NSIP）、机化性肺炎（OP）、淋巴细胞性间质性肺炎（LIP）、弥漫性肺泡损伤（DAD）等。

✓CTD也可出现其他肺损害，包括肺水肿、血管炎、肺动脉高压、肺出血、胸腔或心包积液、肺结节、支气管扩张、缩窄性细支气管炎和食管扩张等。

✓CT尤其是HRCT可早期发现肺部病变。

- 间质性肺疾病

✓UIP：UIP和NSIP是CTD患者弥漫性肺病及纤维化的最常见类型。

◇ UIP典型表现主要位于胸膜下和肺基底部，包括蜂窝征、牵拉性支气管扩张、不规则网状影。

◇ 磨玻璃影（GGO）相对少见，尤其是细胞亚型。

◇ UIP在类风湿性肺病中最为常见。

✓NSIP

◇ 最常见的表现是分布于肺外周和肺下叶且不累及胸膜下区的GGO，或伴牵拉性支气管扩张的网状影。

◇ NSIP没有蜂窝征，或表现轻微、在无蜂窝征的情况下，纤维化越严重，则NSIP的可能性越大。

◇ 胸膜下不受累强烈提示NSIP而非UIP。虽然GGO更常见于NSIP，但它并不是区分NSIP和UIP的特异性表现。

◇ CTD患者中，NSIP和UIP的典型影像表现可共同存在。NSIP最常见于系统性硬化症、特发性炎性肌病和混合性结缔组织病。

✓LIP

◇ LIP典型表现包括散在的GGO、小叶中心性或淋巴管周围结节、程度较轻的实变。

◇ 在LIP中，肺囊肿可与其他表现伴发或单发。囊肿典型表现为薄壁且数量少，囊壁上可见血管影。

◇ LIP最常见于干燥综合征和轻度类风湿关节炎患者。

✓OP

◇ OP典型表现为边界不规则的局限性实变，常呈结节状或团块状。典型的实变分布在支气管血管周围和/或胸膜下。小叶中心性结节罕见，可伴有肺组织结构扭曲变形和轻度支气管扩张。

◇ OP通常与NSIP等其他肺病类型伴发，治疗后OP可存在轻度瘢痕，形成或类似NSIP的纤维化。

◇ OP与特发性炎性肌病的关系最为密切，尤其常见于抗合成酶综合征。

- 肺水肿、肺出血和DAD

✓为CTD的少见肺部病变类型，最常发生于系统性红斑狼疮患者。

✓可单次或多次急性发作。

✓3种类型有许多共同特征，均表现为弥漫性或对称性GGO，也可见实变。孤立性的小叶间隔增厚提示肺水肿。GGO和小叶间隔增厚并存，即铺石路征，可见于上述任何类型。

- 支气管扩张

✓可以是孤立性异常或伴有支气管壁增厚、马赛克灌注或空气潴留。

✓当存在感染时，通常伴有小叶中心性结节、树芽征和/或实变。

✓无纤维化的支气管扩张常见于类风湿关节炎和干燥综合征。

- 肺动脉高压

✓风湿性疾病中肺血管炎、肺纤维变、肺动脉痉挛和栓塞均可引起肺动脉高压，表现为周围肺血管纹理纤细，而中心肺动脉增粗扩张，呈残根状截断现象，肺动脉段膨隆，右下肺动脉横径超过15mm。

✓最常见于系统性硬化症、系统性红斑狼疮及原发性干燥综合征。

- 浆膜炎

✓胸膜和心包炎症患者，CT表现为胸腔（心包）积液或增厚。积液通常为渗出性，因此可出现胸膜增厚和强化。

✓弥漫性肺病和胸腔病变或心包病变并存，更提示CTD肺损害的可能性。

✓最常见于系统性红斑狼疮和类风湿关节炎。

- 缩窄性细支气管炎

✓HRCT显示，缩窄性细支气管炎伴有马赛克灌注和/或空气潴留，伴或不伴有支气管扩张。

✓缩窄性细支气管炎的严重程度从散在的、小叶性受累至弥漫性肺部受累，没有实变、GGO、结节和树芽征。

✓缩窄性细支气管炎不是CTD的常见表现。

✓最常见于类风湿关节炎、系统性红斑狼疮，系统性硬化症则罕见。

- 多种表型并存：结缔组织病患者的肺部病变常以上述某一种类型为主，但两种或以上类型同时并存也不少见。

2. **常见风湿性疾病肺部CT特点**

- 系统性红斑狼疮

✓系统性红斑狼疮肺损害最常见表现为胸膜炎，可合并胸腔积液，且常与心包炎同时存在。

✓弥漫性肺泡损伤、弥漫性肺泡出血和肺水肿，可并存于狼疮性肺炎，HRCT表现相似，均为广泛性或弥漫性GGO和/或实变，弥漫性出血性肺泡炎罕见，但病死率高。

✓急性狼疮性肺炎可见双侧或单侧的肺部浸润，较难与肺部感染相鉴别。当出现肺水肿时，CT表现为间质性或肺泡性肺水肿，前者表现为肺纹理增粗，边缘模糊，后者为斑片状及大片状病灶，病变分布在两肺中下叶和肺门周围。

✓肺间质损害常见肺纤维化，可见UIP、NSIP和OP等类型。

✓约3.89%的系统性红斑狼疮患者合并肺动脉高压。

✓狼疮性膈肌炎，表现为膈肌抬高、运动减弱，以及肺底呈索条状、盘状肺不张。

✓肺萎缩综合征是系统性红斑狼疮的罕见表现，胸部X线片主要表现为单侧膈肌抬高，HRCT上无肺实质病变表现。

- 系统性硬化症（SSc）

✓肺部受累是SSc常见且严重的内脏损害，主要有两种病变类型：间质性肺疾病和肺动脉高压，两者约占SSc相关死亡原因的60%。约80%的SSc患者可发生ILD，其中25%～30%为进展型ILD，NSIP是SSc-ILD最常见的病理和影像类型，表现为胸膜下和肺基底分布为主的牵拉性支气管扩张、不规则网状影和/或GGO，紧邻胸膜下的肺区不受累并不少见。7.7%～18.8%的SSc患者可合并肺动脉高压。

✓当CT出现明显的蜂窝征时，最可能是UIP，这是SSc的次常见模式。

✓SSc的其他肺部并发症包括吸入性肺炎、胸膜病变、自发性气胸、药物诱发性肺炎、肺尘埃沉着病（又称尘肺）和肿瘤等。

- 类风湿关节炎（RA）

✓弥漫性实质性肺疾病是RA最常见的关节外表现，横断面研究显示，我国RA合并间质性肺疾病的发生率为14.7%。

✓在HRCT上，RA最常见UIP和NSIP表现，滤泡性细支气管炎/LIP和OP少见。

✓支气管扩张也可出现在RA患者。

✓类风湿结节如出现在肺部，可单发或多发，可逐渐增大，并可能形成空洞，甚至并发支气管胸膜瘘。

✓此外，肺内可出现胸腔积液、细支气管炎等表现。

- 特发性炎性肌病（IIM）

✓间质性肺炎、肺纤维化、胸膜炎是皮肌炎（DM）最常见的肺部病变。

✓极少数患者有胸腔积液。

✓NSIP是肌炎最常伴发的弥漫性肺病，OP是另一种常见类型，NSIP和OP并存时，可表现为累及胸膜下和肺基底的实变。

- 干燥综合征（SS）

✓10% ～ 20%的患者可出现SS相关的间质性肺疾病，最常见的肺部病变为NSIP和LIP。

✓NSIP的HRCT表现与SSc相似。LIP以双肺多发囊肿为异常表现，囊肿通常呈圆形、薄壁，可累及任何肺区，通常只有数十个或更少。SS患者可出现毛细支气管炎和支气管扩张，也可出现其他淋巴细胞增生性疾病，可见孤立性肺结节或局限性实变。

✓SS患者的淋巴瘤发病率更高，其表现可类似于局限性淋巴组织增生。

✓OP和UIP也可见于SS，但相对少见。

✓罕见表现包括淀粉样变、肉芽肿性肺疾病、假性淋巴瘤、肺动脉高压与胸膜病变。

- ANCA相关血管炎（AAV）

✓呼吸系统是AAV最常累及的系统之一。

✓肉芽肿性多血管炎的肺部病变见于70% ～ 80%的患者，CT可见中下叶结节和浸润、空洞，结节和空洞通常多发，也可出现胸腔积液。

✓显微镜下多血管炎约有50%患者累及肺部，CT表现为浸润影、间质病变、小结节和气道改变等。

✓嗜酸性肉芽肿性多血管炎表现为多变的肺部浸润影。

- 混合性结缔组织病：约60%的患者出现肺部病变，NSIP和

UIP最常见，其他少见的肺部病变类型包括LIP、OP和肺血管性疾病。

- 具有自身免疫特征的间质性肺炎：特指具有CTD某些特征但又不满足任何特定CTD标准的患者。诊断的先决条件为：患者必须有HRCT或病理证实的间质性肺炎，并且排除引起间质性肺炎的其他已知原因。
- 贝赫切特病
  - ✓易累及肺血管，可表现为肺动脉瘤、肺血栓形成。动脉瘤可单发或多发，肺血栓形成表现在肺动脉壁上，可见半月形低密度影。
  - ✓肺实质受累较少，CT表现为肺内结节、胸膜下薄壁空洞、GGO、胸腔积液等。
- IgG4相关性疾病：肺、胸膜、纵隔均可受累。影像学表现为支气管血管征、小叶间隔增厚、胸膜病变、间质性肺疾病、肺内结节、硬化性纵隔炎、纵隔淋巴结肿大等。胸膜受累主要表现为结节性胸膜增厚，类似于间皮瘤，偶见胸腔积液。
- 复发性多软骨炎：主要累及气道，CT表现为气管、主支气管狭窄，管腔变形，气管软骨增厚、钙化。长期慢性炎症可导致软骨异常钙化，累及喉部时，环状软骨及会厌软骨增厚、钙化。

3. 腹部CT的常见病变

- CT是腹腔疾病最主要的影像检查技术。
- 平扫能发现绝大多数病变，但对疾病定性有一定的限制；多期增强检查能进一步提高病变的检出能力，并且可依据病变的强化方式、程度和动态变化，对大多数疾病作出定性诊断。
- 腹部CT可以发现腹腔内气体、液体多少及所处解剖间隙。对实质脏器的大小、周界和结构异常可准确显示，对空腔脏器，包括肠内、肠外和肠系膜的改变，肠壁增厚、肠黏膜皱襞增粗、肠系膜水肿等可提供准确、丰富的信息。腹内肿块影像，可以显示该肿块的内在结构是实体或液体，有无坏死液化、钙化或脂肪结构等。
- 在腹膜增厚、腹内高密度影、腹壁和下胸部异常等方面，CT平扫也有明显的优势。

4. 常见风湿性疾病腹部CT特点

- IgG4相关性疾病
  - ✓累及胰腺时，典型影像学表现为胰腺弥漫性肿大，动态增强CT显示胰腺实质延迟强化。有时可见胰周低密度的包鞘样改变，也可出现局灶性病变，类似瘤样肿块。

✓累及胆道时，CT显示弥漫性或节段性肝内和/或肝外胆管狭窄、胆管壁增厚。

✓累及腹膜后组织可发生腹膜后纤维化、腹主动脉炎或腹主动脉周围炎。腹膜后纤维化典型表现为腹膜后不规则的软组织病变，包绕腹主动脉、髂动脉、下腔静脉、输尿管及腰大肌等。

- 系统性红斑狼疮

✓累及肠道时表现为肠道水肿，CT典型改变为靶征或梳齿征，伴或不伴肠系膜血管炎表现，少数患者出现肠系膜血栓或梗死。

✓累及胰腺导致胰腺炎发生时，表现为多浆膜腔积液。

- 贝赫切特病：累及肠道时，CT表现为肠壁增厚、息肉形成、肠周浸润影，部分患者可表现为肠系膜血管充血、瘘管形成及周围脂肪组织浑浊。

5. 骶髂关节CT特点

- CT对骨关节病变的评估有很大作用，可了解骨质特别是骨皮质及关节端骨的完整性。对身体中轴深部关节，CT也有其独到之处，如骶髂关节的骨质破坏、骨质硬化、关节间隙狭窄、僵直等，是一种理想的检查手段。
- HRCT可比X线片更清晰地显示骶髂关节的结构性改变，如侵蚀、硬化和强直，在X线检查结果不明确，尤其怀疑结构性改变，或无法进行MRI检查时，可应用CT。

需注意，CT及HRCT可以显示胸片不能显示的病变细节，但一些疾病的非特异性影像学表现，对定性诊断有一定困难，故应结合临床病史及实验室检查进行综合判断。

（刘　丹）

■ MRI检查

1. 概述

- MRI的成像原理完全不同于CT，它是利用一定频率的射频信号对处于静磁场内的人体任意选定层面进行激发从而产生磁共振信号。
- MRI信号强弱与CT密度高低无对应关系，两种检查手段在一定程度上各有千秋，相互补充。
- MRI的软组织对比度更高，能使肌肉、肌腱、韧带、滑膜、关节软骨、纤维软骨得到直接无损伤的良好显示。
- MRI在关节病变中，常用于类风湿关节炎、脊柱关节炎中轴及外周关节的评估，并与其他疾病相鉴别。

2. 常见关节病变MRI表现

- 滑膜病变

  ✓滑膜渗出、增生及血管翳形成为早期类风湿关节炎的特征性改变。

  ✓正常情况下，滑膜一般不为MRI所显示，增强后能反映滑膜增生，增生表面毛糙，沿关节边缘及软骨表面匍匐生长逐渐形成血管翳为类风湿关节炎的特征性改变。

  ✓滑膜炎症和血管翳组织的形成对早期类风湿关节炎的诊断和预后有极其重要的意义。

  ✓MRI是滑膜成像的金标准。一般认为，纤维性血管翳表示疾病处于静止期，炎性和混合性则表示疾病处于活动期。炎性血管翳表现为关节边缘的软组织影，T1WI为稍低信号，T2WI为稍高信号，注入对比剂后T1WI像显著强化，而纤维性血管翳T1WI、T2WI均为低信号，增强无明显强化。

- 骨髓水肿

  ✓在MRI出现前并无骨髓水肿的描述，骨髓水肿发生时其密度可无改变，因此X线、CT均无法显示，可见于类风湿关节炎及脊柱关节炎患者。

  ✓骨髓水肿表现为正常骨髓内出现异常信号，在T1WI呈低信号，STIR呈高信号，增强后T1WI轻微强化；在脂肪抑制序列T2WI上表现为骨信号增加，这是因为骨髓内含水量增加，可能代表骨对来自外部炎性滑膜攻击的一种反应。

- 关节积液：MRI表现为关节间隙增宽，T1WI呈低信号，T2WI呈高信号。
- 骨侵蚀：其MRI征象在T1WI上表现为骨皮质或软骨下骨正常信号的缺失，层次模糊或T1WI上局部的稍高信号，STIR呈高信号，增强扫描T1WI上的强化区提示缺损区内存在炎性滑膜。MRI可以多层面观察，发现骨侵蚀比X线平片有更高的敏感性。
- 腱鞘炎：MRI表现为腱鞘积液，腱鞘增厚，T2WI信号增高，边界不规则部分撕裂。
- 骨髓脂肪沉积：MRI主要表现为T1WI、T2WI呈高信号，T2-fs呈低信号。

（张昊泽）

■ 超声检查

- 概述：风湿性疾病常累及关节及其周围肌肉、肌腱等。相比于X线、CT、MRI等影像学技术，超声成像技术具有无创、便捷、无辐射、价格低廉等优点。随着彩色多普勒、能量多普勒、宽景成像、三维超声等超声成像技术的不断进步，肌骨超声（MSUS）在风湿免疫科领域的应用也日益广泛。

- 肌肉骨骼超声检查方法
  - ✓肌肉骨骼超声多使用线阵探头，探头所用频率可根据所观察关节的大小进行选择，对于外周关节一般应在7～15MHz；频率越高，分辨率越高，但穿透性越低。因此对于位置表浅的小关节（如指/趾关节）可采用较高的频率；髋关节位置较深，通常采用低频凸阵探头才能显示其结构。
  - ✓超声可对关节进行静态检查，也可在关节和肌腱的活动中进行动态扫查。
  - ✓肌肉骨骼超声检查包括灰阶超声和多普勒超声。
    - ◇ 灰阶超声直接显示关节内各结构形态和周围软组织的结构。由于骨组织可产生明显的声影影响对后方结构的观察，因此超声只能显示近探头侧的骨皮质表面的形态，不能显示骨的内部结构。
    - ◇ 多普勒超声中的彩色多普勒及能量多普勒常用于对血流的探查。将灰阶和多普勒相结合，能很好地反映关节及其周围骨、肌腱、滑膜的病变和炎症状态。
- 常见关节病变超声表现
  - ✓关节积液：关节腔内低回声或无回声组织；可移动，可被压缩，不显示多普勒信号。
  - ✓滑膜增生/滑膜炎
    - ◇ 关节腔内不正常的低回声组织；不可移动、难被压缩；炎症时可显示多普勒信号。
    - ◇ 已有多个评分体系对滑膜增生的程度进行半定量分级。
    - ◇ 多普勒技术还可以清楚地观察滑膜的血供，并进行半定量评价，从而间接地反映滑膜的炎症程度。
  - ✓腱鞘炎：两个垂直扫描层面内发现的腱鞘内低回声或无回声的增厚组织，伴或不伴积液，可伴有多普勒信号。
  - ✓腱周炎：肌腱旁异常的低或无回声区，伴或不伴多普勒信号。
  - ✓肌腱端/附着点炎：两个垂直扫描层面内发现肌腱或韧带的附着点增厚或出现异常的低回声，可以出现多普勒信号和/或骨质改变（包括骨赘、骨侵蚀、骨皮质回声不规则），还可以出现肌腱内钙化灶、滑囊炎等表现。
  - ✓慢性肌腱炎：肌腱的退行性病变。超声表现为肌腱肿胀增厚，回声减低，肌腱内纤维走行紊乱，结构部分中断，出现局灶性的低回声或高回声灶（伴钙化）。
  - ✓骨侵蚀：两个垂直平面的关节腔内骨皮质回声不连续。
  - ✓骨赘：骨表面异常的高回声突起。
  - ✓双轨征：关节透明软骨表面异常的高回声带，与声波角度无关，可见于痛风或无症状性高尿酸血症患者。

✓痛风石：环形、不均质的高回声和/或低回声聚积物（伴或不伴后方声影），与位置无关（关节内、关节外或肌腱内），周围可以有小的无回声晕环绕。

- 肌肉骨骼超声在关节病变中的应用

✓关节炎的早期诊断和鉴别诊断：超声可及早发现X线片不能发现的关节内及关节周围软组织病变，如滑膜增生、血管翳形成、肌腱/腱鞘炎、软骨损伤、早期骨侵蚀、钙化、皮下结节、关节积液等。

✓评估关节炎的严重程度及病情活动度：超声通过灰阶显示关节病变的范围，并且可以应用多普勒信号观察血流变化，进而间接反映炎症状态。

✓判断治疗效果：超声具有无创、无辐射、费用低廉等优点，因此能很好地用于治疗前后病情评估。通过对灰阶、多普勒进行半定量评分，来比较治疗前后滑膜增生程度及炎症状态变化，进而评估疗效。

✓超声引导下穿刺：肌肉骨骼超声能较清晰地显示病变形态、分布、边界、与体表的距离、积液量、与邻近组织的关系及局部受压情况等，利用超声引导做诊断或治疗性穿刺，能更精确地到达穿刺部位，同时能避免造成其周围血管及软组织损伤。

- 超声在其他结缔组织病中的应用

✓利用超声对唾液腺进行扫查，若腮腺或颌下腺出现典型囊性病变，常提示需进一步评估是否罹患干燥综合征。

✓血管超声及声学造影有助于大血管炎的诊断。

✓肺超声可用于间质性肺疾病的评估及随访。

✓随着超高频探头的出现，使对皮肤及甲质的探查成为可能，有助于系统性硬化症皮肤病变、银屑病甲病的评估。

（张昊泽）

■ PET/CT检查

1. 概述

- 核医学利用示踪剂原理，给予放射性药物进行闪烁成像，其独特之处在于放射性示踪剂的定位反映身体的分子代谢、生理和/或病理状态。在炎症性疾病的诊断和随访中都发挥作用，现有多种核医学检查可用于评估关节疼痛，包括PET和骨显像。
- 正电子发射体层成像（PET）是一种诊断性检查，通过检测γ光子（正电子）来获取生理图像，用可发射正电子的放射性核素标记代谢活性药物。氟脱氧葡萄糖（FDG）是葡萄糖的一种放射性药物类似物，可被肿瘤细胞等代谢活跃的细胞摄取。FDG-PET/CT可提供形态学信息、定性和定量代谢信息。

2. FDG-PET/CT在炎症性疾病中的应用

可用于检测各种关节或关节外受累的风湿性疾病的炎症，如血管炎、系统性红斑狼疮、结节病、肌炎和关节炎，也有助于不明原因发热的病情检查。

- 大血管炎：由于活动性血管炎中葡萄糖代谢增加，FDG-PET/CT近年来已用于评估巨细胞动脉炎和大动脉炎。大血管炎在FDG-PET/CT中常见的摄取模式是线性和连续的，能非常有效地评估该病的活动性和受累程度，且在监测治疗反应方面也非常有效，有望成为疑似血管炎患者的一线成像技术。
- 系统性红斑狼疮：FDG-PET/CT主要用于评估系统性红斑狼疮中枢神经系统受累。PET可以检测系统性红斑狼疮患者大脑的细微变化，敏感性高于MRI。PET可以评估淋巴结受累及活化淋巴细胞的分布，此外在一些活动性系统性红斑狼疮患者（包括成人）的胸腺中观察到FDG摄取增加，提示胸腺在系统性红斑狼疮活动中起作用。
- 结节病：FDG-PET/CT检测胸部和胸外结节肉芽肿的敏感性很高。PET可以提供全身评估并检测少见的受累部位，亦可对炎症活动部位进行完整的形态功能图谱分析并评估疗效，尤其是对非典型、复杂和多系统受累的患者。因此，FDG-PET/CT是评估结节病的宝贵工具。
- 关节炎：FDG-PET/CT在关节炎方面主要应用于类风湿关节炎。PET检测类风湿关节炎患者关节炎症的敏感性高达90%，全身评估可发现病变活动范围。PET也可以用来评估其他炎症性关节炎，如银屑病关节炎和强直性脊柱炎。
- 病因不明的发热：仅使用FDG-PET/CT有时无法可靠地区分炎症性疾病、感染性疾病或恶性肿瘤，但它可以定位活动性病变，并结合其他影像学检查，识别待活检的组织或器官以明确诊断。
- IgG4相关疾病：FDG-PET/CT能够提示炎症部位和受累器官，帮助指导活检及与癌症的鉴别，并有助于监测治疗反应和疾病随访。

（邵体红）

■ 核素扫描

1. 概述

- 使用锝标记的二膦酸盐进行骨闪烁显像，是一种广泛用于研究骨骼和关节疾病的核医学技术。
- 骨显像对多种骨、关节及关节周围病变（包括骨折、感染、肿瘤、关节炎和代谢性骨疾病）的敏感性都很高，因此，阴性结果能有效排除大多数骨和关节异常。
- 当骨显像发现特征性摄取方式和/或不同病变的典型受累部位时，可提供更高特异性的诊断信息。
- 骨显像还可用于证实有无关节炎，以及评估病变的严重程度和分布。

2. 临床应用
- 骨关节炎：在X线片可显示骨关节炎证据之前，骨显像就能发现异常的摄取区域。
- 类风湿关节炎：骨显像通常不用于类风湿关节炎的常规临床管理。但由于骨显像对炎性关节病的敏感性很高，所以持续多关节痛患者的阴性扫描结果基本可排除活动性类风湿关节炎。
- 骶髂关节炎：骨显像因特异性欠佳尚未广泛用于评估骶髂关节炎，但在平面骨显像中，比较骶髂关节与参考区域（通常是骶骨）的示踪剂摄取可用于评估骶髂关节炎。在脊柱关节炎中使用全身闪烁显像可以同时检测骶髂关节炎和评估外周关节受累的程度。
- 骨质坏死（缺血性坏死）：骨显像不是诊断骨坏死的首选诊断性检查。
  - ✓髋关节骨显像通常显示受累股骨头在骨质坏死早期对示踪剂的摄取减少，而随后在修复期摄取有不同程度增加。
  - ✓膝关节骨质坏死无论处于哪一阶段通常都会导致示踪剂摄取增加。在怀疑膝关节自发性骨质坏死的急性膝关节疼痛的老年女性患者中，如果股骨内侧髁可见大量示踪剂摄取，则高度提示为骨质坏死。
- 疼痛性关节置换：骨显像表现正常可能对疼痛性关节置换患者的评估有用，因为这表明髋关节和膝关节假体周围没有感染或可引起示踪剂摄取增加的其他病变。但传统骨显像评估假体并发症（感染或松动）的总体准确率为50%～70%，因为特异性差，所以最好用作筛查手段。
- MRI和CT禁忌：如果因存在金属假体而不能进行MRI和CT，则可选用放射性核素显像。

（邵体红）

常见风湿性疾病

■ 系统性红斑狼疮

1. 概述

- 系统性红斑狼疮（SLE）是一种系统性自身免疫病，以全身多系统多器官受累、反复的复发与缓解、体内存在大量自身抗体为主要临床特点。
- 我国发病率为（30～70）/10万，男女患病比为1:（10～12）。育龄期女性多见。
- 病因复杂，与遗传、环境（如病毒与细菌感染）、糖皮质激素等多种因素相关。目前认为其基本病理改变是免疫复合物介导的血管炎。
- 多数缓慢起病，临床变化多端，病程迁延反复。

2. 临床表现

- 全身症状：发热、疲乏、体重下降。
- 皮肤、黏膜
  - ✓特异性表现：包括急性皮肤型红斑狼疮（蝶形红斑、泛发性皮疹）、亚急性皮肤型红斑狼疮（丘疹鳞屑型皮疹、环形红斑）、慢性皮肤型红斑狼疮（盘状红斑、肿胀型、冻疮样皮疹、深部红斑狼疮/狼疮性脂膜炎）。
  - ✓非特异性表现：包括甲周红斑、网状青斑、毛细血管扩张、雷诺现象、血管炎、非瘢痕性脱发等。
- 关节、肌肉：90%有关节炎或关节肿痛，易误诊为类风湿关节炎，但SLE很少发生骨质破坏、畸形、关节脱位。部分患者有股骨头及肱骨无菌性坏死。10%有肌痛和肌酶水平增高。
- 浆膜：双侧或单侧性胸膜炎，心包炎、心包积液及腹水等。
- 肾脏：约50%患者出现临床明显的肾脏受累。轻者可有无症状性血尿/蛋白尿，重者出现肾病综合征和急进性肾小球肾炎伴肾功能丧失。除肾小球受累外，也可累及小管间质、血管病变、足细胞病等。推荐行肾活检确定肾脏受累类型、排除肾脏损伤其他原因、确定肾脏组织病理学亚型，并评估疾病活动性及慢性程度。
- 心脏：可侵及心肌、心包及心内膜，发生传导阻滞等各种心律失常和心力衰竭等。
- 肺：包括胸膜炎、肺炎、间质性肺疾病、肺动脉高压、肺减缩综合征及肺泡出血。
- 消化系统：包括食管炎、假性肠梗阻、蛋白丢失性肠病、狼疮性肝炎、急性胰腺炎、肠系膜血管炎或缺血及腹膜炎等。
- 神经系统：包括多种神经系统和精神表现，如脑卒中、癫痫发作、认知功能障碍、谵妄、精神病性症状和/或周围神经病。其他少见表现包括运动障碍、脑神经病变、脊髓炎和脑膜炎。

- 淋巴结：轻度或中度无痛性淋巴结肿大，病理活检呈反应性淋巴结炎或坏死性淋巴结炎。
- 血液系统：慢性病贫血最常见，也可出现溶血性贫血，白细胞、血小板减少等。
- 眼部受累：可出现视网膜血管病变，表现为棉绒斑。

3. 实验室检查

- 抗核抗体谱
  - ✓抗核抗体：99%阳性，其滴度与病情活动程度多不相关。
  - ✓抗双链DNA（抗dsDNA）抗体：具有诊断特异性，其滴度随病情缓解而下降。
  - ✓抗Sm抗体：为SLE标志性抗体，阳性率为20%～30%，该抗体通常与病情活动性无关。
  - ✓其他：抗nRNP（U1RNP）、抗rRNP、抗SSA、抗SSB、抗组蛋白抗体、抗PCNA等也可阳性。抗组蛋白抗体滴度的高低与病情活动性相关。
- 抗磷脂抗体：与SLE的神经系统损害、血小板减少、溶血性贫血、心脏损伤、血管栓塞等并发症相关。主要抗磷脂抗体有抗心磷脂抗体（ACL）、狼疮抗凝物（LA）及抗β_2-糖蛋白1（β_2GP1）抗体等。
- 补体：C3、C4含量降低，并与病情活动有关。
- 其他：肾脏受累时常有蛋白尿、血尿、管型尿等。中枢神经受累时常有脑脊液压力增高、蛋白质和白细胞增多。

4. 诊断

推荐使用2012年系统性红斑狼疮国际合作组织（SLICC）或2019年欧洲抗风湿病联盟（EULAR）/美国风湿病学会（ACR）制定的SLE分类标准（表7、表8）。

表7 SLICC的SLE分类标准（2012）

临床标准	免疫学标准
急性或亚急性皮肤型狼疮	抗核抗体异常
慢性皮肤型狼疮	抗dsDNA抗体阳性
口鼻部溃疡	抗Sm抗体阳性
非瘢痕性脱发	抗磷脂抗体阳性
≥2个关节滑膜炎	低补体血症

续　表

临床标准	免疫学标准
浆膜炎：胸膜炎和心包炎	Coombs试验阳性
肾脏病变：尿蛋白＞0.5g/24h或有红细胞管型	
神经病变：癫痫、精神病、多发性单神经炎、脊髓炎、外周或脑神经病变、急性精神混乱状态	
溶血性贫血	
白细胞或淋巴细胞减少	
血小板减少	

注：分类诊断要求，符合4项诊断标准（至少1项临床标准＋1项免疫学异常）或经肾组织穿刺活检证实为狼疮肾炎伴抗核抗体或抗dsDNA抗体阳性。

表8　EULAR/ACR的SLE分类标准（2019）

临床标准	评分（分）
全身系统	
发热≥38.3℃	2
皮肤黏膜	
非瘢痕性脱发	2
口腔溃疡	2
亚急性皮肤型狼疮或盘状狼疮	4
急性皮肤型狼疮	6
关节炎	
≥2个关节滑膜炎/≥2个压痛关节＋≥30分钟；晨僵	6
神经系统	
谵妄	2
精神症状	3
癫痫	5
浆膜炎	
胸腔积液或心包积液	5
急性心包炎	6
血液系统	
白细胞计数减少（$<4\times10^9$/L）	3
血小板计数减少（$<100\times10^9$/L）	4
自身免疫性溶血性贫血	4
肾脏	
尿蛋白＞0.5g/24h	4

续 表

临床标准	评分（分）
肾脏病理WHO Ⅱ型或Ⅴ型狼疮肾炎	8
肾脏病理WHO Ⅲ型或Ⅳ型狼疮肾炎	10
免疫学指标	
抗磷脂抗体	
抗心磷脂抗体或抗β_2GP1 IgG高滴度阳性，或狼疮抗凝物阳性	2
补体	
C3或C4下降	3
C3和C4下降	4
特异性抗体	
抗dsDNA或抗Sm抗体阳性	6

注：①必须满足抗核抗体阳性（Hep2免疫荧光法≥1∶80）。②每项临床标准和免疫学指标中，只将最高评分计入总分。③每条标准需排除感染、恶性肿瘤、药物等原因。④至少符合一条临床标准。⑤既往症状和现存临床表现均可评分。⑥临床标准和免疫学指标评分相加≥10分可分类诊断为SLE。

5. 鉴别诊断

- 感染：80%的患者活动期有发热，大多为高热，需与感染鉴别。抗生素治疗无效，有关免疫学检查有助于诊断。
- 溶血性贫血：约有2%的患者以溶血性贫血起病，不伴或很少伴SLE其他症状，易误诊。检测抗核抗体谱有助鉴别。
- 免疫性血小板减少症：3%的患者以血小板减少性紫癜起病，不伴或很少伴有SLE的其他症状，很容易误诊为免疫性血小板减少症。骨髓穿刺、抗核抗体检测及其他免疫学指标可助诊断。
- 淋巴结肿大：5%的患者以淋巴结肿大起病，常伴发热，易与霍奇金淋巴瘤及淋巴结核相混淆，但其病理改变常为反应性淋巴结炎或坏死性淋巴结炎，应进一步进行免疫学检查。
- 肾病综合征：9%的患者以慢性肾小球肾炎或肾病综合征起病，有时在起病1～2年才出现SLE的其他症状。免疫学检查及肾穿刺活检有助于诊断。
- 类风湿关节炎：以关节起病，尤其是RF阳性的SLE患者，常误诊为类风湿关节炎，除免疫学检查外，还应密切随诊。
- 荨麻疹样皮疹：以反复发作的荨麻疹起病者约占SLE患者的1%，易误诊为慢性荨麻疹，但典型的实验室检查有助于诊断。

6. SLE活动和复发的判断指标

- SLE临床、病因及发病机制的复杂性造成了对该病监测的困难。许多指标可能提示SLE的活动与复发，但任何单一指标均不能全面反映其活动性，迄今尚无一个判断病情活动与复发的完善标准。
- 有几种常用的指数系统：①SLE疾病活动性指数（SLEDAI-2000），轻度活动为SLEDAI-2000≤6，中度活动为SLEDAI-2000 7～12，重度活动为SLEDAI-2000＞12。②大不列颠群岛狼疮评定组指数（BILAG），内容较复杂，以治疗为目的。③临床医师整体评估（PGA），参照SLE患者的临床表现和其他表现，来提高评估的准确性。

7. 治疗

患者教育十分重要，应使其懂得合理用药和定期随访的重要性。

- 药物治疗
  - ✓应根据疾病活动及受累器官的类型和严重程度制订个体化的糖皮质激素治疗方案，应采用控制疾病所需的最低剂量。
  - ✓一般糖皮质激素治疗分冲击剂量［甲泼尼龙1.0g/d×（3～5天）］、大剂量（泼尼松40～60mg/d）、中等量（泼尼松30～40mg/d）、小剂量（泼尼松＜30mg/d）及维持量（泼尼松＜15mg/d）。
  - ✓糖皮质激素减量方法为大剂量每周减5mg，中等量每月减5mg，小剂量每月减2.5mg，找出最小维持量。
  - ✓若减撤糖皮质激素、病情复发、活动时，可选用免疫抑制剂如环磷酰胺（CTX）、吗替麦考酚酯（MMF）、环孢素（CsA）、他克莫司（TAC）、硫唑嘌呤（AZA）、甲氨蝶呤（MTX）等。免疫抑制剂与糖皮质激素合用有协同作用，但应因人而异，选用合适的免疫抑制剂。
  - ✓皮肤受累：一线治疗包括局部用药（糖皮质激素、钙调磷酸酶抑制剂）、抗疟药（羟氯喹）和/或全身用糖皮质激素，对治疗无反应或需要高剂量糖皮质激素治疗时，可加用免疫抑制剂。
  - ✓骨骼肌肉受累：在糖皮质激素及羟氯喹基础上，可使用非甾体抗炎药（NSAIDs）。对于NSAIDs不耐受或有禁忌、症状持续且难治的患者，可加用MTX等治疗。
  - ✓伴重要脏器损害的SLE的治疗
    - ◇ 有肾、心脏、中枢神经及血液系统的损害：应用大剂量糖皮质激素，待症状控制（4～6周）后逐渐减量。同时选用免疫抑制剂如CTX、MMF、MTX等。CTX 1～2mg/

（kg·d）口服，或1.0g加NS 200ml静脉滴注，3～4周1次，总量6～8g后改为2～3个月1次，一般维持2年左右，甚至更长时间。MMF 1～2g/d。CsA 3～5mg/（kg·d）。应用免疫抑制剂期间应定期复查血常规、肝肾功能。

◇ 暴发性狼疮、急进性狼疮肾炎、大量心包积液、狼疮脑病、血管炎、严重的贫血、白细胞或血小板明显减少等危重患者，可采用甲泼尼龙冲击治疗，然后改用大剂量泼尼松维持，并根据病情逐渐减药，同时应用免疫抑制剂。

◇ 狼疮脑病者，可考虑MTX 5～10mg加地塞米松5～10mg鞘内注射，可获得满意疗效。血小板明显降低者，还可静脉给予大剂量静脉注射免疫球蛋白0.4mg/（kg·d）×（5～7）天。

◇ 难治性（经常规治疗效果不佳）或复发性SLE患者：使用生物制剂（如利妥昔单抗、贝利尤单抗、泰它西普等）能较显著地增加患者的完全和部分缓解率，降低疾病活动度、疾病复发率及减少糖皮质激素用量。病情稳定后可将糖皮质激素减量，最后以小剂量10mg隔日口服或并用免疫抑制剂间断维持。

- 合并症治疗

✓感染：对治疗过程中出现发热的患者，要首先除外各种感染，尤其是结核感染。如感染上升为主要矛盾，应尽量减用糖皮质激素和免疫抑制剂而加强抗感染治疗。

✓无菌性骨坏死：治疗过程中应尽快使糖皮质激素减至最小维持量，避免无菌性骨坏死的发生。早期骨坏死可予减压处理，对已有股骨头坏死的患者可行关节置换术。

✓妊娠：SLE有肾脏等重要脏器受累或疾病活动期应避免妊娠和人工流产。如无重要脏器受累，病情稳定6个月以上，泼尼松用量＜15mg/d，可以考虑妊娠，但应严密观察病情。SLE患者妊娠管理需风湿免疫科和产科多学科协作，患者在计划妊娠前需进行充分的SLE病情评估及正在使用药物的妊娠安全性（妊娠期安全的药物包括小剂量泼尼松、硫唑嘌呤、柳氮磺吡啶、羟氯喹、环孢素）评价，同时进行抗磷脂抗体（LA、抗心磷脂抗体和抗β_2糖蛋白抗体）及抗Ro/SSA抗体、抗La/SSB抗体检测。羟氯喹可减少母婴并发症，如无禁忌，建议在妊娠全程持续使用。

✓抗磷脂综合征：对无血栓或产科并发症的SLE患者合并高风险抗磷脂抗体特征时，建议低剂量阿司匹林（50～100mg/d）预防治疗。对第一次发生血栓的SLE患者，给予华法林治疗，并调整INR至2～3，治疗时间3～6个月；对反复血栓形成的SLE患者，建议长期抗凝治疗。

8. 预后

- 早期诊断和合理有效治疗可延长生存期，近年来SLE 5年及10年生存率已分别超过95%及85%。
- 主要死因是感染、肾衰竭和中枢神经系统病变。

（钱君岩）

■ 类风湿关节炎及特殊类型

1. 概述

- 类风湿关节炎（RA）是一种以对称性、多关节炎为主要临床表现的慢性、系统性自身免疫病。
- 确切病因和发病机制不明，基本病理改变为滑膜炎，关节滑膜异常增生形成绒毛状血管翳突入关节腔，侵蚀关节软骨、软骨下骨、韧带、肌腱等组织，引起关节软骨、骨和关节囊破坏，最终导致关节畸形和功能丧失。
- 中国RA的患病率为0.42%，多见于中年女性，男女比约为1∶4。

2. 临床表现

个体差异很大，从短暂、轻微的少关节炎到急剧、进行性多关节炎及全身的关节外表现都可出现。

- 关节表现
  - ✓以双手近端指间关节、掌指关节、腕关节、膝关节、足关节等关节受累最为多见，活动期常伴关节肿胀、压痛和僵硬，颞下颌关节亦可受累。
  - ✓晚期关节畸形包括掌指关节半脱位和尺侧偏斜、近端指间关节过伸伴远端指间关节屈曲形成的天鹅颈样畸形、近端指间屈曲伴远端指间关节过伸形成的纽扣花样畸形。
  - ✓重症患者关节呈纤维性或骨性强直，关节活动受限直至完全丧失功能，生活不能自理。
- 关节外表现
  - ✓RA还可出现多脏器受累的全身表现，常见皮肤或内脏的类风湿结节。
  - ✓心脏：20%的患者有心包炎，多不严重，心内膜炎和心肌炎罕见。
  - ✓呼吸系统：间质性肺疾病较多见，晚期可出现肺间质纤维化及胸腔积液。

✓肾脏：多继发于应用NSAIDs，表现为肾小球肾炎，偶见淀粉样变。

✓神经系统：可见多发性周围神经病及腕管综合征，一般不累及中枢神经系统。

✓血液系统：16% ～ 65%的患者有中度小细胞低色素性贫血。

3. 实验室检查

- 一般项目：小细胞低色素性贫血，红细胞沉降率（ESR）增快，C反应蛋白（CRP）增高。
- 自身抗体：类风湿因子（RF）和抗环瓜氨酸肽（CCP）抗体是具有较高诊断价值的自身抗体。

✓RF的敏感性和特异性分别为69%和85%。RF阳性并不具有诊断特异性，尤其是低滴度RF阳性。系统性红斑狼疮（SLE）、干燥综合征（SS）等其他自身免疫病也可阳性，正常老年人约有5%阳性；某些感染性疾病，如细菌性心内膜炎、结核等亦可阳性。持续高滴度的RF常提示预后不良。RF阴性不能排除RA诊断。

✓抗CCP抗体的敏感性为50% ～ 80%，但特异性＞90%。抗CCP抗体阴性不能排除RA，但阳性者，尤其是高滴度阳性对RA的诊断具有较高的特异性。

✓高滴度抗CCP抗体或RF阳性的RA患者更容易发生骨破坏及合并心血管疾病、间质性肺疾病等关节外表现，是RA的不良预后因素。

- RA滑液检查：半透明或不透明，根据蛋白质、细胞及碎屑含量不同呈淡黄色、黄色或黄绿色。白细胞（2 ～ 7.5）$\times 10^9$/L，其中中性粒细胞占50% ～ 90%，细菌培养阴性，黏蛋白凝固试验凝块松散。
- 影像学检查

✓X线：早期表现为关节周围软组织肿胀，关节附近轻度骨质疏松，继之出现关节间隙狭窄、关节破坏及关节畸形。根据关节破坏程度将X线改变分为4期。X线是检测关节骨破坏最简便的方法，但对发现早期骨破坏的敏感性差，亦不能显示滑膜炎、骨髓水肿等炎症性病变，因此，对RA的早期诊断和短期疗效判定作用有限。

✓超声：可以发现滑膜增生及炎症、关节积液、肌腱炎、滑囊炎、骨侵蚀等多种RA常见病变。对滑膜炎症有较高的检出率，可以发现非常早期的骨侵蚀，明显提高RA的早期诊断率。另外，超声有助于判定疾病活动性及发现亚临床滑膜炎，引导关节腔穿刺。超声具有操作便捷、价格低及无辐射等优势，在RA的诊疗过程中广泛使用。

✓MRI：在识别滑膜炎、骨侵蚀等典型病变的基础上，还可以发现代表早期炎症的骨髓水肿，为RA的早期诊断、判定疾病活动性和评估预后提供重要依据。但MRI费用高、耗时长、设备复杂等限制了它的使用。

4. 诊断

1987年美国风湿病学会（ACR）诊断标准如下。

- 晨僵：关节及其关节周围晨僵持续至少1小时。
- 3个或3个以上关节区的关节炎：医师所观察到的14个关节区（双侧近端指间关节、掌指关节、腕关节、肘关节、肩关节及膝关节）中，至少3个关节区有软组织肿胀或积液（并非骨性肥厚或增生）。
- 手关节炎：腕关节、掌指关节及近端指间关节中至少有1个区域肿胀。
- 对称性关节炎：同时累及左右两侧相同的关节区（但近端指间关节及掌指关节受累并不要求绝对对称）。
- 类风湿结节：位于骨突起部位、伸肌表面或关节旁的皮下结节。
- 血清RF阳性：无论何种检测方法都应有对照，并要求在正常对照组中阳性率<5%。
- X线改变：前后位手和腕X线片有典型的RA改变，必须包括骨侵蚀或肯定的关节局限性脱钙或受累关节邻近有明显脱钙（仅有关节炎改变不够）。

上述7条中满足4条或4条以上可诊断RA，其中第1～4条至少持续6周。

上述RA的分类标准对早期RA的诊断价值有限。2010年ACR/欧洲抗风湿病联盟（EULAR）联合提出以下RA新的分类标准。

- 目标人群
  - ✓至少一个关节表现为临床滑膜炎。
  - ✓滑膜炎不能用其他疾病解释。
  - ✓X线没有见到典型的骨侵蚀改变。

如果患者满足以上3个条件，则进一步从以下4个方面进行评分，最高分为10分，当患者的总得分≥6分时可诊断RA。

- 受累关节
  - ✓1个大关节（0分）。
  - ✓2～10个大关节（1分）。
  - ✓1～3个小关节（伴或不伴有大关节受累）（2分）。
  - ✓4～10个小关节（伴或不伴有大关节受累）（3分）。
  - ✓>10个关节（至少一个小关节）（5分）。

- 自身抗体
  ✓RF及抗CCP抗体均阴性（0分）。
  ✓RF或抗CCP抗体至少一项低滴度阳性（>正常值上限）（2分）。
  ✓RF或抗CCP抗体至少一项高滴度阳性（>正常值上限3倍）（3分）。
- 急性期反应物
  ✓CRP和ESR正常（0分）。
  ✓CRP或ESR升高（1分）。
- 滑膜炎持续时间
  ✓<6周（0分）。
  ✓≥6周（1分）。

注：关节炎定义为关节肿胀或压痛；远端指间关节、第一腕掌关节和第一跖趾关节除外；大关节包括肩关节、肘关节、髋关节、膝关节、踝关节；小关节包括第二至第五掌指关节、近端指间关节、拇指指间关节和腕关节。

5. 疾病活动性评估

- RA活动性指标包括疲劳程度、晨僵持续时间、关节疼痛和肿胀数目和程度及炎症指标（如ESR、CRP）等。
- 采用复合评分的方法进行评估，最常用的是基于28关节计数的疾病活动度评分（DAS28）、临床疾病活动指数（CDAI）、简化的疾病活动指数（SDAI）（表9）。这些复合评分的计算主要基于压痛关节数（TJC）、肿胀关节数（SJC）、患者对疾病的总体评分（PGA）、医师对疾病的总体评分（EGA）、ESR及CRP等。

表9 RA活动度评分（分）

疾病活动度	DAS28	CDAI	SDAI
高	>5.1	>22	>26
中	3.2<DAS28≤5.1	10<CDAI≤22	11<SDAI≤26
低	2.6≤DAS28≤3.2	2.8<CDAI≤10	3.3<SDAI≤11
临床缓解	<2.6	≤2.8	≤3.3

注：常用2010年ACR/EULAR提出的Boolean缓解标准，当患者同时满足以下条件时定义为临床缓解：TJC≤1，SJC≤1，CRP≤1.0mg/L，PGA≤1（0～10）。

- 为了解患者的关节功能及其生活质量，目前采用如下关节功能分级方法。

✓ Ⅰ级：能完成日常工作而无障碍。
✓ Ⅱ级：能从事正常活动，但有一个或多个关节活动受限或不适。
✓ Ⅲ级：能胜任部分日常活动或生活部分自理。
✓ Ⅳ级：大部分或完全失去活动能力，患者长期卧床或依靠轮椅，生活不能自理。

6. 鉴别诊断

- 骨关节炎：为非炎症性、退行性骨关节疾病，发病年龄多在45岁以上，随年龄增长发病率升高，常累及双手远端指间关节及承重关节（如膝、脊柱等）。X线示关节边缘唇样增生或骨刺形成，关节软骨下骨质沉着硬化，偶有低滴度RF阳性。查体可见近端指间关节Bouchard结节和远端指间关节Heberden结节。
- 脊柱关节炎：包括强直性脊柱炎、银屑病关节炎、反应性关节炎等。多为青年发病，常有家族史，90%的患者HLA-B27阳性，而RF阴性。可有四肢关节不对称关节炎，骶髂关节炎常见。
- 风湿热：大多发生于青少年，发病前多有咽痛史，关节痛为游走性，多累及四肢大关节，极少出现骨侵蚀及畸形。常伴有皮肤环形红斑和皮下结节，有心脏炎及心电图改变，ASO滴度高，RF阴性。足量水杨酸制剂疗效迅速而显著。
- 系统性红斑狼疮：部分患者以对称性指间关节炎为突出表现，RF阳性，酷似RA。鉴别时应查ANA、抗Sm抗体、抗dsDNA抗体、补体等，综合判断及密切随访甚为重要。
- 其他自身免疫病：系统性硬化症、炎性肌病、原发性干燥综合征、血管炎等虽可有关节痛或关节炎，但具有各自的临床特点及相关的免疫学检查。
- 痛风性关节炎：由尿酸盐结晶沉积于关节所致，多见于中老年男性。典型表现为夜间突发关节红肿热痛，服用秋水仙碱疗效明显。该病有自然缓解及反复发作的特点。
- 感染性关节炎：关节细菌感染多见于儿童和年老体弱者，易累及髋关节、膝关节，多为单关节受累。关节局部红、肿、热、痛、活动受限，并伴有畏寒、发热等全身中毒症状，常有原发感染性疾病的症状和体征，如肺炎球菌或葡萄球菌引起的肺炎、咽炎、前列腺炎等。关节液检查白细胞计数＞10×10^9/L，且90%以上为中性粒细胞，关节液培养可见致病菌。

7. 类风湿关节炎的特殊类型

- 缓解型血清阴性对称性滑膜炎伴凹陷性水肿综合征（RS3PE）：

临床表现为对称性腕关节、屈肌腱鞘及手关节的急性炎症，伴手背部凹陷性水肿，双侧肘关节、肩关节、髋关节、膝关节、踝关节及足关节均可受累，RF阴性，且对多种NSAIDs反应差，小剂量糖皮质激素（泼尼松10mg/d）有效。RS3PE是老年RA的一种少见类型，还是另一种独立疾病尚有争议。

- 回纹型风湿症：表现为急性关节炎的反复发作，数小时内迅速波及多个关节，好发于手指关节、腕关节、肩关节及膝关节，出现红肿征象，所有症状在数小时或数天内完全消退。发作间期关节完全正常，故称为复发性起病，其间实验室检查和X线均属正常，滑膜液及滑膜组织也无RA急性期的特征性改变。这类患者在静止期易被误诊为精神症状，发作期由于关节明显红肿而被误诊为痛风。有50%的患者在初次发作的多年之后发展为持续性滑膜炎，并出现RA的其他特征性表现。
- Felty综合征：典型的三联征是关节炎、脾大及中性粒细胞减少，多伴有淋巴结肿大、贫血、血小板减少、发热及体重减轻。大部分患者RF高滴度阳性。该病发病机制不清，白细胞减少的原因可能是脾功能亢进，或抗中性粒细胞抗体。口服泼尼松30mg/d，至体温、白细胞恢复正常及症状缓解后开始减量，如症状反复发作则需加用免疫抑制剂。

8. 治疗

- RA治疗的目的是缓解关节症状，控制病情发展，提高生活质量。应积极早期、联合治疗、达标治疗，尽量减少致残。早期联合治疗和达标治疗（treat-to-target）是RA最重要的治疗策略，能显著改善患者预后。
- 达标治疗是指通过严密监控和及时调整治疗方案，以期尽快达到并维持治疗目标的临床实践过程。RA治疗的首要目标是临床缓解，对于长病程RA患者可以选择低疾病活动度作为替代目标。对于初治或中高疾病活动度的RA患者应每个月监测疾病活动度；治疗后达到临床缓解或低疾病活动度的患者，可以每3～6个月监测1次。如果治疗3个月疾病活动度改善＜50%或6个月未达标，应及时调整治疗方案。
- NSAIDs：通过抑制环加氧酶（COX）活性、减少前列腺素合成起到抗炎、镇痛、退热、消肿作用。常用药物有吲哚美辛、布洛芬、萘普生、舒林酸、双氯芬酸、尼美舒利、美洛昔康、萘丁美酮等。新型COX-2选择性NSAIDs的胃肠道副作用较小，但存在潜在的心血管安全性问题，目前主要有塞来昔布和依托考昔。要个体化用药，足量及足疗程无效才换用其他药物。联合用药不增加疗效，而副作用明显增加。主要不良反应为胃肠道和肾损伤。NSAIDs主要用于缓解症状而不能控制疾病进展，应与改善病情抗风湿药（DMARDs）合用。

- 改善病情抗风湿药
  - ✓甲氨蝶呤：每周5～20mg，口服、静脉或肌内注射均可。4～6周起效，6个月左右疗效最明显，起效后可减少剂量维持用药。主要不良反应为胃肠道、白细胞及血小板减少、口腔炎、肝功能损害、皮疹等。
  - ✓来氟米特：口服10～20mg/d。与MTX有协同作用，常联合使用。主要不良反应有腹泻、瘙痒、高血压、肝酶增高、皮疹、脱发和一过性白细胞下降等，服药初期应定期检查肝功能和白细胞。因有致畸作用，故孕妇禁服。
  - ✓柳氮磺吡啶：口服0.25g bid，如无不良反应，每5天增加0.25g，1～2个月增至1～2g/d。主要不良反应为白细胞或血小板减少。
  - ✓雷公藤多苷：一般剂量为20mg tid，服用6个月后或根据病情减半量维持。常见不良反应为白细胞及血小板减少、腹泻、皮疹、女性月经不调或停经、男性精子减少等。
  - ✓抗疟药：羟氯喹200～400mg/d。起效较慢，3～6个月完全起效。可能在视网膜蓄积，注意视力及视野改变，其他不良反应有心律失常、头晕、头痛、皮疹、皮肤瘙痒和耳鸣等。
  - ✓艾拉莫德：25mg bid。作用机制复杂，具有调节免疫平衡、减少炎症因子、抑制B细胞成熟、减少免疫球蛋白分泌等作用。主要在中国和日本使用。安全性较好，常见不良反应如胃肠道反应、转氨酶升高、白细胞减少、皮肤瘙痒等，多数轻微，减停药物后可缓解。
- 糖皮质激素：能迅速缓解关节疼痛、肿胀，对于关节炎急性发作或伴有心、肺、眼和神经系统等器官受累的重症患者，可给予短效糖皮质激素，其剂量依病情严重程度而调整。小剂量糖皮质激素（泼尼松10mg/d或等效其他糖皮质激素）可缓解多数患者的症状，并在DMARDs起效前发挥“桥梁”作用，近年来认为小剂量糖皮质激素也有DMARDs作用。治疗原则是：不需用大剂量时则用小剂量；能短期使用者，不长期使用；在治疗过程中，注意补充钙剂和维生素D以防止骨质疏松和骨折。
- 生物制剂（bsDMARDs）和靶向小分子药物（tsDMARDs）
  - ✓肿瘤坏死因子-α（TNF-α）抑制剂：通过拮抗TNF-α的生物学效应起作用，具有快速抗炎、降低RA疾病活动度、阻止骨质破坏的作用。主要有以下两大类。
    - ◇ 可溶性TNF受体-IgG1 Fc段融合蛋白：以依那西普/注射用重组人Ⅱ型肿瘤坏死因子受体－抗体融合蛋白为代表。

◇ TNF-α单克隆抗体：包括英夫利昔单抗、阿达木单抗、戈利木单抗及赛妥珠单抗。赛妥珠单抗因为其特殊的（无Fc段）结构，经过CRIB研究和CRADLE研究证实几乎不会通过胎盘转移（＜0.1%），也很少进入母乳，女性患者可以在妊娠期和哺乳期安全使用。

在中国RA患者中使用TNF-α抑制剂需高度警惕乙肝病毒复制及结核复燃的风险。此外，充血性心力衰竭的患者避免使用。

✓ IL-6受体拮抗剂：托珠单抗是人源化抗IL-6受体的单克隆抗体，通过与可溶性和膜结合IL-6受体的特异性结合阻断IL-6的生物学效应起作用。常用剂量为8mg/kg，每4周静脉滴注1次。不良反应包括感染、血脂异常等。

✓ T细胞共刺激信号调节剂：阿巴西普是由CTLA-4胞外结构域与人IgG1的Fc段组成的融合蛋白，通过阻断T细胞活化所需第二信号抑制T细胞活化。常用剂量为125mg/w，皮下注射。严重感染风险可能少于其他bsDMARDs，但轻微增加肿瘤的风险。

✓ 抗CD20单抗：利妥昔单抗是针对CD20的人鼠嵌合单克隆抗体，通过清除B细胞而抑制自身免疫炎症。推荐剂量为每次1000mg，第1天和第15天各静脉滴注1次；使用前应予甲泼尼龙和抗组胺药预防过敏反应。此外，需要注意感染的风险，不建议用于低丙种球蛋白血症的RA患者。

✓ JAK抑制剂

◇ 属于tsDMARDs。JAK激酶是非受体酪氨酸蛋白激酶，介导多种炎症因子的胞内信号转导。

◇ 与生物制剂抑制单个炎症因子不同，JAK抑制剂可同时抑制依赖JAK通路的多种炎症因子。

◇ 获批用于治疗RA的JAK抑制剂有托法替布、巴瑞替尼和乌帕替尼。托法替布为JAK1和JAK3抑制剂，常用剂量为5mg bid；巴瑞替尼为JAK1和JAK2抑制剂，常用剂量为2～4mg qd；乌帕替尼为JAK1抑制剂，常用剂量为15mg qd。

◇ tsDMARDs为口服制剂，使用方便。肿瘤与感染发生率与TNF-α抑制剂相当，应特别注意带状疱疹、静脉血栓等不良事件。

- 矫正外科治疗：滑膜切除术剥离血管翳，不仅能减轻关节疼痛、肿胀，而且能防止软骨破坏，但有的患者术后滑膜可再生，因此应联合药物积极治疗。晚期病例可行关节成形术或人工关节置换，以减少疼痛，矫正畸形，改善关节功能。

9. 预后

积极、正确的综合治疗可使大部分RA患者病情缓解，只有少数患者最终致残。RA患者预后不佳的危险因素包括：关节肿胀数目多、急性炎症反应物持续高水平、RF/抗CCP抗体阳性尤其是高滴度阳性、早期出现骨破坏、未实现达标治疗，尤其是两种或多种csDMARDs联合治疗仍处于持续中高疾病活动度等。随着新药研发、靶向治疗的飞速进展、达标治疗理念的逐步实现，越来越多RA患者的病情得到控制，甚至完全缓解，预后较前已有明显改善。过度的关节运动或长期关节失用及不良刺激均可加重病情。RA的病死率与普通人群相当，其死因主要是感染、血管炎、肺间质纤维化等严重并发症。

（赵　云）

■ 成人斯蒂尔病

1. 概述

斯蒂尔病本是指系统性起病的幼年型特发性关节炎，但相似的疾病也可发生于成年人，称为成人斯蒂尔病（AOSD），是一种以发热、皮疹、关节炎或关节痛、咽痛、肝脾淋巴结肿大、外周血白细胞总数及中性粒细胞比例增高等为主要表现的全身性自身炎症性疾病。

2. 临床表现

- 发热：体温多高于39℃，特点是弛张热，每日至少一次体温可达正常。
- 皮疹：呈多形性，多见于躯干和四肢，但也可出现于面部。特点是皮疹随体温的升降而出现或隐退。在四肢、下腹按压或热敷可诱发淡红色皮疹或使皮疹颜色加深，称为Koebrer现象。
- 关节症状：大多有关节痛，有时有关节炎，多累及大关节（膝关节、腕关节、踝关节、肘关节），也可累及小关节。
- 其他：还可有咽痛、淋巴结和/或肝脾大、胸膜炎或心包炎等。

3. 实验室检查

- 类风湿因子及抗核抗体阴性。
- 血白细胞增多，75%的患者可≥15×10^9/L，有时呈类白血病反应。

4. 诊断标准

最常用的诊断标准是Yamaguchi标准（表10），但诊断时应首先除外其他疾病，如结核病、慢性活动性肝炎、淋巴瘤、感染等。

表10 AOSD诊断的Yamaguchi标准

主要标准	次要标准	排除标准
发热≥39℃并持续1周以上	咽炎或咽痛	感染性疾病（尤其是败血症和EB病毒感染）
关节痛持续2周以上	淋巴结和/或脾大	恶性肿瘤（尤其是淋巴瘤）
典型皮疹	肝功能异常	其他风湿性疾病（尤其是系统性血管炎）
白细胞≥10×10^9/L且中性粒细胞比例>80%	类风湿因子和抗核抗体阴性	

注：否定排除标准后，符合5条标准或以上（其中至少2条主要标准）即可诊断为AOSD。

5. 鉴别诊断

AOSD是发热待查的常见疾病之一，需与感染、肿瘤（尤其是淋巴瘤）及其他自身免疫病鉴别。

6. 治疗

- 非甾体抗炎药（NSAIDs）主要作为诊断过程中使用糖皮质激素之前的一种支持性治疗，起控制体温、抗炎及缓解关节疼痛的作用。20%的患者单用NSAIDs即可控制发热及关节症状。
- 糖皮质激素是治疗AOSD的一线用药。
  ✓推荐糖皮质激素起始剂量为泼尼松0.5～1mg/（kg·d）。对常规剂量糖皮质激素应答不佳或合并严重并发症者，可给予甲泼尼龙冲击治疗。对每日单次治疗应答不佳的患者，可以每日分次给药，或改为地塞米松，常可以达到临床缓解。
  ✓应用糖皮质激素需注意高血压、高血糖、高血脂、水钠潴留、感染、胃肠道风险、骨质疏松等不良反应。
- 糖皮质激素仍无法控制病情，或糖皮质激素减量后病情即复发，应加用免疫抑制剂。首选甲氨蝶呤7.5～15mg每周1次。对多关节炎表现明显者也应早期使用甲氨蝶呤。
- 对于某些难治性患者可考虑应用生物制剂如TNF-α抑制剂、IL-6受体拮抗剂、IL-1受体拮抗剂及小分子靶向药物如JAK抑制剂。
- 对于难治性尤其是糖皮质激素依赖性患者，也可静脉注射免疫球蛋白（IVIg）。

7. 预后

多数患者预后良好，部分呈自限性，部分间歇发作，虽然发热反复多年但关节损伤不重。随时间推移有些患者出现典型RA表现或合并出现其他疾病，应定期随访。

（赵 云）

■ 干燥综合征

1. 概述

- 干燥综合征（SS）是一种以唾液腺、泪腺等外分泌腺病变为主要表现的慢性系统性自身免疫病，常见口干、眼干等外分泌腺表现，部分出现腺体外内脏病变。
- SS常见于50～60岁中年女性，男性、青少年较少见。
- SS分为原发性SS和继发性SS，后者可合并类风湿关节炎、系统性红斑狼疮、系统性硬化症等其他风湿性疾病。
- SS病因和发病机制未明，目前认为遗传易感个体因病毒感染等环境因素，刺激固有免疫活化，继而激活获得性免疫，导致外分泌腺体慢性炎症，并刺激自身反应性B细胞产生自身抗体，形成免疫复合物血管炎、慢性淋巴细胞增生和淋巴瘤。

2. 临床表现

- 外分泌腺表现
  - ✓口干燥症：最常见，进食饼干等干食物时需饮水送服，吞咽困难，味觉改变，难以长时间说话，频繁饮水甚至夜间睡眠期间；舌面干裂疼痛、舌乳头萎缩；多发龋齿。常并发口腔念珠菌病，表现为口腔疼痛，有烧灼感，对刺激性食物敏感。50%患者出现单侧或双侧唾液腺或颌下腺无痛性肿大、质硬，数周缓解，阵发性或慢性发作。
  - ✓干燥性角结膜炎：常隐匿出现，眼沙砾样感，眼干涩、瘙痒、疼痛、畏光、视物模糊、眼疲乏、无泪，少数出现无痛性泪腺肿大。
  - ✓其他外分泌腺表现：皮肤干燥、瘙痒、鳞屑、表皮萎缩。鼻腔干燥、充血、结痂、鼻出血和嗅觉下降。咽干、干咳、声音嘶哑。外阴和阴道黏膜干涩、瘙痒、刺痛、萎缩、性交痛、外阴溃疡和阴道念珠菌感染。
- 腺体外表现
  - ✓皮肤：紫癜最常见，多见于下肢，其次是皮肤血管炎、环形红斑和雷诺现象，偶见中动脉坏死性血管炎。
  - ✓关节：对称性、间断性、非侵蚀性关节痛常见，多见于手、腕和膝关节，关节炎较少，应与骨关节炎和类风湿关节炎鉴别。

✓肌肉：乏力最常见，部分肌无力、肌痛，偶见轻度炎性肌病，部分合并纤维肌痛。

✓呼吸系统：持续性和刺激性干咳，无症状性肺大疱，干咳和呼吸困难是间质性肺疾病的常见表现，少数出现肺动脉高压。

✓心血管系统：偶见心包积液、心肌病变和传导阻滞。

✓消化系统：吞咽困难、恶心、食欲减退、消化不良、萎缩性胃炎、腹痛。肝功能异常包括肝细胞损伤和胆汁淤积表现，即原发性胆汁性胆管炎或自身免疫性肝炎表现，严重时出现黄疸、肝硬化。胰腺病变多为亚临床性轻度胰腺功能下降，偶可出现自身免疫性硬化性胰腺炎。

✓肾脏：常见间质性肾炎和肾小管性酸中毒，严重时出现肾结石、肾钙化、软骨病、肾性尿崩症。偶见肾小球肾炎，主要是膜性肾病。

✓神经系统：周围神经病变常见，感觉神经病变较多，表现为对称性周围神经病和多发性单神经炎，偶见中枢神经系统病变和自主神经病变。

✓内分泌系统：常合并自身免疫性甲状腺炎，可出现甲状腺功能减退或亢进。

✓血液系统：可见全血细胞异常，贫血多为轻度正细胞正色素性贫血，偶见自身免疫性溶血性贫血。白细胞减少常见，多为轻度白细胞减少，偶见顽固严重白细胞减少。轻度血小板减少常见，偶见重度血小板减少。高丙种球蛋白血症常见，多克隆性为主，如出现单克隆丙种球蛋白病或低丙种球蛋白血症需警惕淋巴瘤和骨髓瘤，Ⅱ型混合型冷球蛋白血症较常见，表现为遇冷紫癜。偶可并发MALT淋巴瘤、弥漫大B细胞淋巴瘤、多发性骨髓瘤和巨球蛋白血症等血液系统肿瘤。

3. 实验室检查

- ESR升高多见，与高球蛋白血症有关。CRP多正常。
- 高球蛋白：多克隆高球蛋白血症多见，偶见巨球蛋白血症或冷球蛋白血症。
- 类风湿因子（RF）：多数阳性，以IgM或IgA型为主，多合并高球蛋白血症，抗CCP抗体通常阴性。
- 抗核抗体（ANA）：多阳性，常见斑点型和着丝粒型，后者抗着丝粒抗体阳性。多数抗SSA抗体和/或抗SSB抗体阳性，前者包括两种蛋白Ro52和Ro60的抗体，多阳性。
- 其他自身抗体：抗甲状腺球蛋白抗体，与自身免疫性甲状腺炎相关；抗线粒体抗体，与PBC相关。

4. 诊断

主要基于2016年ACR/EULAR SS分类标准（表11），符合入选标准且不符合排除标准，总评分≥4分可诊断为原发性SS。

- 入选标准：眼干或口干症状，①每日持续明显眼干3个月以上。②反复眼揉沙感。③每日人工泪液3次以上。④每日口干3个月以上。⑤进干食需频繁饮水；或一个以上EULAR SS活动指数（ESSDAI）系统病变的可疑SS。
- 排除标准：头颈部放疗史、活动性丙型肝炎病毒感染、获得性免疫缺陷综合征、结节病、淀粉样变、移植物抗宿主病、IgG4相关性疾病。

表11 ACR/EULAR原发性SS分类标准（2016）

标准	计分
唇腺灶性淋巴细胞性涎腺炎，且灶性指数≥1灶/4mm²	3
抗SSA抗体阳性	3
角膜染色评分（OSS）≥5（或van Bijsterveld评分≥4分）	1
Schirmer试验≤5mm/5min	1
非刺激全唾液流率≤0.1ml/min	1

5. 鉴别诊断

包括干燥症状、唾液腺、泪腺肿大的疾病，以及上述诊断标准的排除标准。

- IgG4相关性疾病：可有泪腺和唾液腺肿大、轻度眼干口干，伴发热、乏力、消瘦、淋巴结和脏器肿大、硬化，如Mikulicz病，血清IgG4浓度≥正常值上限2倍，组织病理学IgG4阳性细胞浸润伴纤维化或硬化。
- 结节病：可有泪腺和腮腺肿大、关节炎、间质性肾炎和间质性肺炎，病理特征改变为非干酪性肉芽肿。
- 淋巴瘤和其他血液系统恶性肿瘤：腮腺淋巴瘤常为单侧腮腺肿大，白血病可出现双侧腮腺泪腺浸润肿大。

6. 治疗

治疗前由风湿免疫科、眼科和口腔科多学科团队全面评估，确诊SS，判断疾病活动度和严重程度，使用ESSPRI和ESSDAI分别评估患者报告的症状和医师报告的疾病严重程度。

- 轻度病变主要是局部干燥症状治疗和监测病情，中重度腺体外病变多需糖皮质激素、甲氨蝶呤、硫唑嘌呤、环磷酰胺等免疫抑制剂甚至利妥昔单抗等生物制剂治疗。

- 口干症使用含氟牙膏或含氟漱口水预防口腔卫生，咀嚼无糖口香糖或锭剂或干果片，少量多次饮水，避免酸性饮料或抗胆碱能药物，口服毛果芸香碱或西维美林，加湿器湿化环境。制霉菌素治疗口腔念珠菌病。无唾液腺功能者可尝试人工唾液，以及溴己新、环戊硫酮或口腔电刺激补救治疗。
- 眼干症使用人工泪液或眼膏治疗，必要时短期局部糖皮质激素治疗，可使用环孢素滴眼液、血清滴眼液，以及口服毛果芸香碱或西维美林或泪道栓补救治疗。
- 急性唾液腺肿大予对症治疗，必要时应用抗生素。疗效不佳者可短程使用中等量糖皮质激素。慢性唾液腺肿大需评估恶性肿瘤。
- 环形红斑用外用糖皮质激素或他克莫司，严重皮肤病变或皮肤血管炎可用中等量糖皮质激素、羟氯喹和甲氨蝶呤。
- 轻度关节肌肉痛予NSAIDs治疗，如疗效不佳或中重度疼痛，可用DMARDs如羟氯喹、甲氨蝶呤。乏力可用有氧运动或羟氯喹治疗。
- 支气管病变予吸入糖皮质激素和支气管扩张剂治疗，中度间质性肺疾病予中等量糖皮质激素治疗，重度间质性肺疾病、肺动脉高压、心包炎予大剂量糖皮质激素联合免疫抑制剂或利妥昔单抗治疗。
- 轻度间质性肾炎和肾小管性酸中毒可予枸橼酸钾、碳酸氢钠等补钾、纠酸对症治疗；中度间质性肾炎可予中等量糖皮质激素治疗；重度间质性肾炎和肾小球肾炎需大剂量糖皮质激素联合免疫抑制剂或利妥昔单抗等生物制剂治疗。
- 原发性胆汁性胆管炎予熊去氧胆酸治疗，自身免疫性肝炎予中等量糖皮质激素治疗。
- 轻度周围神经病变予对症治疗，中重度周围神经病变和中枢神经系统病变用大剂量糖皮质激素联合免疫抑制剂或利妥昔单抗治疗。
- 粒细胞缺乏予G-CSF治疗，严重血小板减少予中等量糖皮质激素治疗，疗效不佳或重度溶血性贫血予大剂量糖皮质激素联合免疫抑制剂、IVIg或利妥昔单抗治疗。
- 合并淋巴瘤按病理类型治疗，部分患者可密切观察。

7. 预后

- SS多数症状轻微，预后良好，生活质量和生存期接近一般人群。
- 腺体外病变者的生活质量明显受损，病情复发常见。
- 严重器官病变和淋巴瘤患者预后不良，病死率高。血管炎、低补体血症和冷球蛋白血症与预后不良相关。

（陈　华）

■ 特发性炎性肌病

1. 概述

- 特发性炎性肌病（IIM）是一组以累及皮肤和肌肉为主的自身免疫病，常有多系统受累。
- IIM临床表现多样，异质性较强，包括皮肌炎（DM）、多发性肌炎（PM）、抗合成酶综合征（ASS）、免疫介导性坏死性肌病（IMNM）、包涵体肌炎（IBM）及重叠综合征。

2. 临床亚型

- DM：是IIM最常见的一类亚型，经典型DM通常表现为对称性肌无力、肌酶升高和特征性皮疹。临床无肌病性皮肌炎（CADM）患者有皮肤表现，但缺乏肌肉受累的临床证据。部分DM患者无任何客观或主观肌无力，出现肌酶轻度升高或肌肉检查显示轻度异常，可归为轻肌病性皮肌炎。这部分患者可合并肺部疾病或恶性肿瘤，因此需要进行相应诊断性检查。
- PM：患者有肌无力及肌酶升高，但缺乏DM特征性皮肤表现。需与其他因素所致无皮疹型肌病/肌炎进行鉴别，包括甲状腺功能减退性肌病、各种肌营养不良和代谢性肌病。IMNM和IBM也可表现为无皮疹型肌病，需注意鉴别，避免错归为PM。
- ASS：临床除肌肉受累以外，肺部受累常见，其他表现有关节炎、发热、皮疹（技工手是其特征性的皮肤病变，亦可出现DM相关皮疹）和雷诺现象，并伴抗合成酶抗体阳性。在这组疾病中，发生恶性肿瘤的风险较低，但仍比普通人群发生率高。
- IMNM：该组疾病的临床表现与PM相似，但肌肉活检常提示以肌细胞坏死为主要特征，无或少炎症细胞浸润。抗HMGCR抗体和抗SRP抗体是IMNM的标志性抗体，并且可能参与其发病，部分患者有他汀类药物服用史。恶性肿瘤和心肌受累是IMNM患者常见的死亡原因。
- IBM：常累及年龄较大的人群，男性更常见。IBM一般起病隐匿、进展较缓慢。肌无力往往分布于上肢远端且常不对称。肌肉活检提示肌内膜显著炎症细胞浸润，且肌纤维有镶边空泡和包涵体。糖皮质激素和免疫抑制剂疗效不佳。
- 重叠综合征：IIM可与其他结缔组织病共存，如系统性红斑狼疮、干燥综合征、系统性硬化症、混合性结缔组织病等。肌肉受累程度通常为亚临床型或轻度。某些自身抗体与重叠综合征相关，如抗PM-Scl抗体阳性的患者可出现不同程度的肌肉受累及系统性硬化症相关表现。

3. 临床表现

- 全身表现：包括发热、体重减轻、乏力等。
- 皮肤表现：DM特征性皮肤表现包括上眼睑或眶周水肿性紫红色斑疹（向阳疹）；指间关节、膝关节、肘关节等伸面紫红色斑疹（Gottron征）；关节伸面可触及的紫红色斑丘疹（Gottron疹），可伴瘙痒，阳光暴露后皮疹可能加重；前胸V区和肩背部红斑（V领征和披肩征）；臀部和大腿外侧红斑（枪套征）。其他皮肤表现包括甲襞毛细血管扩张、技工手（手指外侧和手掌区域粗糙裂纹，角质化明显）、皮下钙质沉积（部分可出现慢性难以愈合的溃疡）。
- 肌肉表现：常见表现为肌无力、肌痛。肌无力主要影响肩胛带肌和骨盆带肌，对称发病，缓慢进展，持续数周至数月。患者常描述梳头、举重物、爬楼、蹲起困难等。累及颈伸肌、咽部/食管上部或膈肌时分别出现抬头、吞咽困难和呼吸困难，通常不累及眼肌。依赖远端肌肉力量的精细动作如抓握或操纵物体，DM和PM较晚期才可能受到影响，但IBM会较早出现，特别是影响腕部和指屈肌时。
- 肺部表现：最常见的形式为间质性肺疾病（ILD），部分可先于皮肤肌肉表现发生，常与ASS相关，可表现为胸闷、呼吸困难、咳嗽或活动耐量下降，高分辨率CT有助于早期发现ILD。需要警惕的是少数可表现为快速进展型，如MDA5阳性ILD，病死率极高。其他表现包括肺动脉高压、气胸和纵隔气肿等。
- 心血管表现：常见亚临床心肌炎，少数患者有临床表现，最常见为充血性心力衰竭。冠状动脉血管炎和心肌小血管炎也有报道，心包受累相对少见。心电图和超声心动图或心肌MRI可观察到心肌受累改变，心肌MRI和/或心肌活检证实心肌组织中有炎症细胞浸润。
- 关节表现：15%～30%的患者表现为非侵蚀性关节炎，累及手关节、腕关节、肩关节、踝关节和膝关节等，常见于ASS和重叠综合征。
- 消化道表现：常见表现为吞咽困难，其与肌炎活动严重程度相关。近端吞咽困难是咽部或食管近端横纹肌肌炎引起，远端吞咽困难是由于平滑肌受累，多见于与系统性硬化症重叠患者。其他消化道症状包括食管反流和运动障碍、胃排空延迟、肠道运动减弱和大便失禁。

4. 实验室检查

- 一般实验室检查：患者可有轻度贫血，白细胞正常或减少；ESR、CRP、血清免疫球蛋白水平可以正常或升高；补体正常或减少；急性肌炎患者血肌红蛋白含量增加，当有急性广泛的肌肉损伤时，可出现肌红蛋白尿；合并ILD患者可出现涎液化糖链抗原（KL-6）升高。

- 肌酶谱：患者可出现血清肌酶升高，如肌酸激酶（CK）、乳酸脱氢酶（LDH）、醛缩酶、谷草转氨酶（AST）和谷丙转氨酶（ALT），其中以CK升高最为常见。在未经治疗的病例中，CK可高出正常值上限10倍以上；20%的DM患者CK水平可能正常；IBM患者中CK通常正常，或仅轻度升高。
- 自身抗体：详见“肌炎抗体谱”。
- 肌电图（EMG）：IIM患者EMG常提示肌源性损害。EMG有助于区分肌病与神经病理性因素所致运动无力，如运动神经元病、多发性周围神经病或重症肌无力。
- 肌肉MRI：MRI可显示肌肉炎症（水肿）、纤维化（脂肪浸润）和钙化的分布和程度，协助指导活检部位。
- 肌肉活检：所有IIM均具有不同程度的组织学特征，如肌纤维坏死、变性、再生和炎症细胞浸润。但某些特征性发现有助于区分不同疾病，并反映其独特的病理生理途径。
  - ✓DM肌肉病理：束周萎缩，由肌纤维损伤和坏死累及部分肌束或束周所致。血管周围或束间隔及其周围炎症细胞浸润，以B细胞和$CD4^+$ T细胞为主。
  - ✓PM肌肉病理：PM的细胞浸润主要发生在肌束内，炎症细胞侵犯各肌纤维。肌纤维膜有MHC-Ⅰ异常表达，$CD8^+$ T细胞围绕在形态正常的表达MHC-Ⅰ的肌纤维周围，或侵入和破坏肌纤维。
  - ✓IMNM肌肉病理：肌束内散在分布的坏死肌细胞，可见坏死、吞噬、再生等各阶段的肌细胞；吞噬细胞为主的炎症或少炎症；未坏死或未变性的肌细胞膜上MHC-Ⅰ类分子上调；肌细胞膜上MAC沉积；可伴有肌内膜的纤维化和毛细血管扩张。
  - ✓IBM肌肉病理：特征性表现为存在镶边空泡，电镜可见刚果红或$p62^+$包涵体或管状细丝包涵体。
- 皮肤活检：对IIM患者皮损行皮肤活检常可见表皮萎缩、界面皮炎、基底细胞液化变性及色素失禁；真皮基质中有黏蛋白沉积，血管及附属器周围可见少量淋巴细胞浸润。但需注意皮肤活检对于DM诊断不具有特异性，但有助于鉴别诊断。

5. 诊断

- 1975年Bohan/Peter DM/PM诊断标准。
  - ✓诊断标准：①对称性近端肌无力。②典型的DM皮疹（区分DM与PM的唯一特征）。③血清肌酶升高。④肌电图示肌病性改变。⑤特征性肌肉活检异常且无其他肌病的组织病理学征象。

✓排除标准：中枢或周围神经系统肌病、肌营养不良症、重症肌无力、感染性肌病、药物性肌病、代谢性肌病、内分泌性肌病等。

有皮疹和其他4项标准中至少3项的患者符合确诊DM的要求。满足全部4项标准但无皮肤特征的患者符合确诊PM的要求。不符合这些标准但缺乏排除依据的患者可能被诊断为疑诊DM或PM。

- 2017年EULAR/ACR发布关于成人IIM的分类标准（表12）。

表12　EULAR/ACR关于成人IIM的分类标准（2017）

	评分（分）	
	无肌肉活检	有肌肉活检
疾病相关症状初发年龄		
18～＜40岁	1.3	1.5
≥40岁	2.1	2.2
肌无力		
客观的上肢近端对称性肌无力，常为进展性	0.7	0.7
客观的下肢近端对称性肌无力，常为进展性	0.8	0.5
颈屈肌无力较颈伸肌明显	1.9	1.6
下肢近端肌无力较远端明显	0.9	1.2
皮肤表现		
Heliotrope征（向阳疹）	3.1	3.2
Gottron丘疹	2.1	2.7
Gottron征	3.3	3.7
其他临床表现		
吞咽困难或食管运动功能障碍	0.7	0.6
实验室检查		
抗Jo-1（抗组胺酰tRNA合成酶）抗体阳性	3.9	3.8
≥1种血清肌酶水平升高（CK、LDH、AST、ALT）	1.3	1.4
肌肉活检特征		
单个核细胞浸润肌内膜，但局限于肌纤维周围，不侵入肌纤维		1.7
单个核细胞浸润肌束膜和/或血管周围		1.2
束周萎缩		1.9

常见风湿性疾病

	评分（分）	
	无肌肉活检	有肌肉活检
镶边空泡		3.1
判定标准（评分总和）		
排除IIM（概率＜50%）	＜5.3	＜6.5
可疑IIM（50%≤概率＜55%）	5.3～＜5.5	6.5～＜6.7
拟诊IIM（55%≤概率＜90%）	5.3～＜7.5	6.7～＜8.7
确诊IIM（概率≥90%）	≥7.5	≥8.7

- 2020年欧洲神经肌肉病中心（ENMC）发布DM分类诊断标准（表13）。

表13 ENMC-DM分类诊断标准（2020）

DM分类标准需满足下列皮肤表现及皮肤活检特点：
临床检查发现（至少2条）：Gottron征、Gottron疹、向阳疹
皮肤活检：界面性皮炎
或
DM分类标准需满足下列皮肤表现及DM肌肉特点/DM特异性抗体阳性：
临床检查发现（至少2条）：Gottron征、Gottron疹、向阳疹
DM肌肉特点：a＋b，或a＋c，或b＋c，或d
a.四肢近端肌无力
b.肌酶升高
c.肌肉活检提示DM：淋巴细胞浸润（常在血管周围）；束周病变依据（束周肌纤维COX染色淡染和/或NCAM染色阳性）
d.肌肉活检确诊DM：束周萎缩和/或束周黏病毒抗性蛋白A（MxA）过表达，少或无束周坏死
DM特异性抗体：抗TIF1-γ抗体，抗NXP2抗体，抗Mi-2抗体，抗MDA5抗体或抗SAE抗体中任何一种抗体阳性

注：如果患者无DM皮肤病变表现则不能诊断为DM；抗合成酶抗体阳性的患者应诊断为ASS，而不是DM；ASS患者伴有DM样皮疹应诊断为ASS伴DM样皮疹；抗HMGCR抗体或抗SRP抗体阳性的患者应诊断为IMNM而不是DM；如伴有DM样皮疹，应诊断为抗HMGCR肌病伴DM样皮疹，抗SRP肌病伴DM样皮疹；DM特异性抗体阳性患者应根据其抗体类型进一步分型（如抗TIF1-γ型DM）；DM特异性抗体阴性患者应诊断为自身抗体阴性DM；掌指关节、近端和/或远端指间关节伸面皮肤溃疡（如抗MDA5型DM中所见）应认为与Gottron疹一样的临床意义。

- IMNM诊断标准。
  - ✓诊断标准最早于2004年由ENMC提出，包括临床标准和病理标准，临床表现为四肢近端对称性肌无力、CK升高和肌电图呈肌源性损害；病理特征为大量的肌细胞坏死，极少的炎症浸润或无炎症浸润。符合所有上述临床和病理特征可诊断IMNM。
  - ✓2017年ENMC对IMNM的诊断标准进行了修订，该标准包括临床、血清和病理标准。临床标准与2004年ENMC标准相同；血清标准包括抗SRP抗体和抗HMGCR抗体阳性。病理标准：①肌束内散在分布的坏死肌细胞。②可见坏死、吞噬、再生等各阶段的肌细胞。③以吞噬细胞为主的炎症或者少炎症。④未坏死或未变性的肌细胞膜上表达MHC-I类分子上调。⑤肌细胞膜上MAC沉积。⑥可能伴有肌内膜的纤维化和毛细血管扩张，其中①～③是IMNM的主要特征，④～⑥是IMNM的次要特征。需注意，对抗SRP或抗HMGCR抗体阳性的患者不一定需要肌活检来诊断IMNM，但对血清阴性的IMNM患者则必需肌活检来确诊。
- 临床对ASS的诊断有两种分类诊断标准（表14）。

表14　ASS分类诊断标准

Solomon's ASS分类诊断标准	Connor's ASS分类诊断标准
抗合成酶抗体（ARS）	ARS
主要标准：	
ILD	ILD
PM/DM（符合1975年Bohan/Peter诊断标准）	PM/DM（符合1975年Bohan/Peter诊断标准）
次要标准：	
关节炎	关节炎
雷诺现象	雷诺现象
技工手	技工手
	持续不明原因发热
分类诊断标准：	分类诊断标准：
ARS＋2条主要标准；或ARS＋≥1条主要标准＋2条次要标准	ARS＋≥1条临床标准

6. 鉴别诊断

- 与其他导致肌无力的疾病鉴别：感染性肌病（如化脓性肌炎、流感后肌痛等）、药源性肌病（如他汀类降脂药、糖皮质激素等）、淀粉样变、甲状腺功能减退/亢进相关肌病、肌营养不良、遗传性代谢性肌病、运动神经元病、重症肌无力、移植物抗宿主病、结节病性肌病等所致肌炎/肌病。

- 与其他所致肌痛的疾病鉴别：风湿性多肌痛和纤维肌痛，主要症状是肌肉疼痛而不是真性肌无力和肌肉损伤，可通过相关化验及检查进行鉴别。
- 与其他所致皮疹类疾病鉴别：DM的不典型皮肤表现有时很难与系统性红斑狼疮、银屑病、特应性皮炎和脂溢性皮炎等区分。皮肤活检可鉴别DM皮疹与除系统性红斑狼疮外的上述疾病。

7. 治疗

IIM的治疗部分取决于具体亚组，需根据肌肉损伤的严重程度、病程、肌肉外表现、是否合并恶性肿瘤及其他共存疾病等综合评估后进行个体化治疗。

- 糖皮质激素：是治疗IIM的基础药物，但用法尚无统一标准，一般初始剂量为泼尼松0.5～1mg/（kg·d）或等效剂量的其他糖皮质激素。患者常在用药1～2个月症状改善后开始逐渐减量。糖皮质激素的减量应遵循个体化原则，减药过快容易出现病情复发。对于重症患者可加用甲泼尼龙冲击治疗（500～1000mg/d，静脉滴注，连用3天）。对糖皮质激素治疗反应不佳者应及时加用免疫抑制剂治疗。应用糖皮质激素期间应注意药物不良反应的防治及警惕机会性感染的发生。
- 抗疟药及免疫抑制剂：常用的药物包括羟氯喹（HCQ）、甲氨蝶呤（MTX）、硫唑嘌呤（AZA）、环孢素（CsA）、他克莫司（TAC）、吗替麦考酚酯（MMF）及环磷酰胺（CTX）等。HCQ、MTX和AZA一般用于轻症患者，对于改善患者的皮疹及肌无力有帮助。CsA、TAC、MMF及CTX主要用于中重度及难治性或合并肺等重要脏器受累的IIM患者的治疗。
- 静脉注射免疫球蛋白（IVIg）：对于复发性和难治性患者，可考虑加用IVIg。常规的治疗剂量是0.4g/(kg·d)，每月用5天，连续3～6个月以维持疗效。
- 生物制剂：抗B细胞抗体（如利妥昔单抗）或JAK抑制剂（如托法替布）等用于治疗常规糖皮质激素联合传统免疫抑制治疗效果不佳患者的研究逐渐增多，但确切疗效尚待大样本研究验证。针对IMNM，抗SRP或抗HMGCR抗体在IMNM中致病作用的基础研究提示肌细胞坏死与经典补体途径的激活有关，因此推测未来靶向浆细胞的治疗策略如抗CD38单克隆抗体或补体系统（抗C5抗体）可能是治疗IMNM的新方法。

- 防晒措施及外用药物治疗
  - ✓防晒：应穿戴宽檐帽和防晒服，严格注意光防护，缩短日晒时间。外出时若日晒明显，应选择高防晒系数的广谱防晒剂。
  - ✓外用治疗：外用糖皮质激素对于皮损有一定疗效。钙调磷酸酶抑制剂（常用0.03%或0.1%他克莫司软膏，也用1%吡美莫司乳膏）可用于外用糖皮质激素治疗无效的患者，或用于易发生皮肤萎缩部位的长期维持治疗。
- 物理康复：在药物控制原发病的同时，可适度进行康复训练逐步恢复肌力，促进肌肉功能的恢复。
- 合并恶性肿瘤的IIM患者药物选择：因大剂量糖皮质激素和/或免疫抑制剂可能与肿瘤手术或化疗相矛盾，需与相关科室共同协商确定手术、放化疗等时机。此外，不建议将免疫检查点抑制剂用于治疗活动性IIM患者的肿瘤治疗。
- 降脂类药物的选择：他汀类药物介导的IMNM患者，再次使用可能使疾病复发。对需要降脂治疗的患者，建议使用其他类型的降脂药物。

8. 预后

IIM病情多为进行性，很少自行缓解，但早期诊断和及时治疗有助于疾病控制，避免不可逆损伤。不同类型的IIM患者转归不同，同时取决于肌肉受损程度、是否合并重要脏器受累、是否合并恶性肿瘤及重症感染等。

（张昊泽）

■ 混合性结缔组织病

1. 概述

- 混合性结缔组织病（MCTD）是一种以具有多种结缔组织病（系统性红斑狼疮、系统性硬化症、炎性肌病和类风湿关节炎）混合临床表现为特征的自身免疫病，血清中常有高滴度的斑点型ANA及抗U1-RNP抗体，但抗Sm抗体阴性。
- 患者出现手肿胀、滑膜炎、肌炎、雷诺现象、肢端硬化等一种或多种临床表现。
- 发病率高于特发性炎性肌病，低于系统性红斑狼疮。女性多发，约占80%，我国尚无MCTD确切流行病学资料。
- 确切病因和发病机制不清，抗U1-RNP抗体具有重要的致病作用，其可与内皮细胞结合引起内皮细胞活化和破坏，从而导致雷诺现象等血管性疾病；还可以形成免疫复合物，激活补体诱发肌炎、关节炎等。

- 中小血管内膜轻度增生和中层肥厚是特征性的血管病理病变。

2. 临床表现

典型临床特征包括雷诺现象、多关节炎、手指腊肠样肿胀或指/趾端硬化、食管功能障碍、肺部病变和炎性肌病，心脏和肾脏病变较为少见。

- 发热：不明原因发热可能是MCTD最显著的临床表现和首发症状。
- 关节受累：60%患者最终发展成典型的关节炎。常伴有与类风湿关节炎相似的关节畸形，如尺侧偏斜、天鹅颈样和纽扣花样畸形。
- 皮肤黏膜受累：雷诺现象是MCTD最常见和最早期的表现之一，常伴手指肿胀或全手肿胀。有些患者表现出狼疮样皮疹，尤其是面颊红斑和盘状红斑。黏膜损害包括颊黏膜溃疡、青斑血管炎、皮下结节等。
- 肌肉病变：肌痛是MCTD常见的症状，可出现肌酶升高。
- 心脏受累：心脏全层均可受累。心包炎是最常见的临床表现，心脏压塞少见。部分患者的心肌受累继发于肺动脉高压（PAH）。
- 肺受累：间质性肺疾病（ILD）和PAH常见，部分患者可出现胸膜炎。PAH发生与甲周毛细血管扩张、抗内皮细胞抗体、抗心磷脂抗体和抗U1-RNP抗体相关。
- 肾脏受累：弥漫性增殖性肾小球肾炎或肾实质、肾间质病变罕见。部分患者可发生类似系统性硬化症肾危象的肾脏损害。
- 消化系统受累：主要表现为上消化道运动异常、上食管括约肌和下食管括约肌压力降低，出现进食后发噎和吞咽困难。可出现腹腔出血、胆道出血、十二指肠出血、巨结肠、胰腺炎、腹水、蛋白丢失性肠病、原发性胆汁性胆管炎、自身免疫性肝炎、吸收不良综合征等。
- 神经系统受累：中枢神经系统病变不是MCTD显著的临床特征。最常见的是三叉神经病变。常有头痛，多为血管源性，与典型的偏头痛类似。
- 血液系统受累：贫血、以淋巴细胞为主的白细胞减少常见，并与疾病活动有关。血小板减少、血栓性血小板减少性紫癜、红细胞发育不全相对少见。

3. 实验室及影像学检查

- 高滴度的斑点型抗核抗体（滴度常＞1∶1000）及高滴度的抗U1-RNP抗体。一般无抗dsDNA抗体及抗Sm抗体。半数以上患者有高滴度RF。高丙种球蛋白血症多见。部分患者出现补体水平降低。肌酶可明显升高。可有白细胞减少、血小板减少、贫血。抗内皮细胞抗体和抗心磷脂抗体可阳性。
- 食管造影可发现食管运动功能减低。
- 胸部影像学可见肺间质病变。
- 定期监测超声心动图评估肺动脉压力。

4. 诊断

暂无ACR诊断标准，较为常用的是Alarcon-Segovia标准和Kahn标准。

- Alarcon-Segovia标准

✓血清学标准：抗U1-RNP抗体滴度≥1∶1600。

✓临床标准：手肿胀，滑膜炎，肌炎，雷诺现象，肢端硬化。

若血清学标准伴有3条或3条以上的临床标准，其中必须包括滑膜炎或肌炎，则可诊断为MCTD。

- Kahn标准

✓血清学标准：高滴度抗U1-RNP抗体，相应斑点型ANA滴度≥1∶1200。

✓临床标准：手肿胀，滑膜炎，肌炎，雷诺现象。

若血清学标准伴有雷诺现象和3条临床标准中的至少2条，则可诊断为MCTD。

5. 鉴别诊断

- 系统性红斑狼疮（SLE）：常有特异性皮损（蝶形红斑）、光过敏、口腔溃疡、肾损害、抗Sm抗体和抗dsDNA抗体阳性及补体下降等。
- 系统性硬化症（SSc）：常有指端皮肤变硬或溃疡、指腹变薄、指腹瘢痕凹陷及双侧肺底纤维化。多有抗Scl-70抗体及ACA阳性等。
- 特发性炎性肌病（IIM）：对称性的近端肢体肌无力、疼痛，辅助检查可见肌酶谱、肌电图、肌活检异常，可有肌炎特异性抗体、抗合成酶抗体等阳性。
- 类风湿关节炎（RA）：对称性、多发性的小关节肿痛，多RF或抗CCP抗体阳性，可出现骨质的侵蚀性破坏及关节畸形。

6. 治疗

- MCTD的治疗推荐主要基于SLE、RA、IIM和SSc的传统治疗方法，根据临床表现、脏器受累情况采取相应的治疗措施。
- 轻症患者可使用NSAIDs、抗疟药、中小剂量糖皮质激素治疗。
- 重症患者可大剂量糖皮质激素联合免疫抑制剂治疗。

- 对糖皮质激素治疗无效的血小板减少、难治性肌炎或溶血性贫血患者，可考虑静脉注射免疫球蛋白（IVIg）和/或利妥昔单抗治疗。难治性患者亦可考虑血浆置换。

7. 预后

高滴度抗U1-RNP抗体的患者较少发生严重肾脏疾病和危及生命的神经系统损害，故MCTD的预后优于SLE。抗内皮细胞抗体和抗心磷脂抗体与死亡率增加有关。ILD亦与MCTD的预后密切相关。进展型PAH、心脏并发症和合并感染是MCTD患者死亡的主要原因。

（师天燕）

■ 系统性硬化症

1. 概述

- 系统性硬化症（SSc）是一类以皮肤增厚变硬为突出表现的系统性自身免疫病。除皮肤受累外，也可影响内脏（如肺、心脏、肾脏、消化道等）。
- SSc的发病高峰在45～65岁，儿童发病相对少见，女性好发，男女比例1∶4～1∶6，而男性患者往往病情较重，更容易表现出弥漫性皮肤病变、指端溃疡和肺动脉高压，预后相对较差。

2. 分类

根据皮肤累及范围及临床特征可将SSc分为以下4型。

- 局限皮肤型SSc（lcSSc）：皮肤增厚变硬通常由肢体末端向近心端发展，局限在肘、膝以远，伴或不伴颜面受累。CREST综合征为lcSSc的亚型之一，表现为钙质沉着（Calcinosis，C）、雷诺现象（Raynaud phenomenon，R）、食管运动功能障碍（Esophageal dysmotility，E）、指硬化（Sclerodactyly，S）和毛细血管扩张（Telangiectasia，T）。这些特征也可见于其他类型，治疗策略无特殊，近年来国际上越来越少将其作为独立的疾病提出。
- 弥漫皮肤型SSc（dcSSc）：皮肤增厚变硬超过肘、膝并达到其近端，甚至累及躯干，伴或不伴颜面受累。
- 重叠综合征：弥漫或局限皮肤型SSc与其他明确诊断的结缔组织病共存，如类风湿关节炎、炎性肌病或系统性红斑狼疮等。
- 无皮肤硬化型SSc：小部分（＜5%）的SSc患者缺乏典型皮肤病变，但有雷诺现象、SSc特征性的内脏表现和血清学异常。

3. 临床表现

- 雷诺现象：90%的患者以雷诺现象为首发症状，患者常在寒冷或情绪激动时出现，可伴有双手麻木，对称性手指肿胀或僵硬，指腹变薄或凹陷，甚至引起溃疡。
- 皮肤病变
  - ✓SSc最突出的临床表现是皮肤增厚、变硬，常从指端开始，起初手指发亮、紧绷，手指褶皱消失，汗毛稀疏，逐渐向近端发展，患者可有紧绷感。面部受累出现面具样面容、口周沟纹、口唇变薄、鼻端变尖等。
  - ✓临床上将皮肤病变进展分为3个阶段。①肿胀期：通常持续6～12个月，受累部位非可凹性肿胀，还可伴有皮肤发红及皮温升高、瘙痒和疼痛等。②硬化期：通常持续1～4年甚至更长，皮肤呈蜡样光泽，紧贴于皮下组织不易捏起。③萎缩期：皮肤纤维化延伸至更深的组织，皮下脂肪组织消失，皮肤萎缩、变薄。
  - ✓不同发展阶段可相互重叠，皮肤受损进展与临床分型和抗体类型相关，dcSSc皮损进展较lcSSc迅速，抗Scl-70抗体或抗RNA聚合酶Ⅲ抗体阳性患者的皮损进展较快。广泛或快速进展的皮肤纤维化提示预后不佳。
  - ✓受累皮肤可有色素脱失和色素沉着交替，称为椒盐征。部分患者出现皮肤溃疡、坏死，常累及指尖、关节伸面及易摩擦部位。凹陷性瘢痕是特征性皮肤改变。部分患者可出现毛细血管扩张。钙质沉着常见于易创伤区域的皮下组织，如前臂、肘或髌骨伸侧。
- 消化系统受累：消化道的任何部位均可受累，食管受累最为常见，表现为食管下2/3段的平滑肌萎缩、纤维化和扩张，出现吞咽困难、胃食管反流（GERD）、恶心、呕吐、进食困难，伴消瘦。可因胃窦血管扩张表现出“西瓜胃”。小肠受累可出现慢性小肠假性肠梗阻、小肠宽口憩室炎症、小肠细菌过度生长、小肠血管扩张和较为少见的小肠气囊肿。
- 肺受累：主要表现为间质性肺疾病（ILD）和肺动脉高压（PAH）。
  - ✓约80%的SSc患者发生ILD，其中25%～30%为进展型ILD。非特异性间质性肺炎（NSIP）是SSc-ILD最常见的病理学和影像学类型。吸烟史、男性、抗Scl-70抗体阳性、dcSSc是ILD的危险因素；ACA阳性时ILD的风险下降。
  - ✓约15%的SSc患者出现PAH，多由原发病引起，其危险因素包括病程长、ACA阳性、毛细血管扩张。
- 心脏受累：心脏各个部位均可受累，出现心肌缺血、循环障碍、心律失常、心包积液及瓣膜异常，典型的表现为心肌纤维化和心肌炎。大多数隐匿进展，一旦出现明显的临床症状则提示预后不良。

- 肾脏受累：部分患者肾损害发展急剧，突然出现恶性高血压、血肌酐进行性升高、少尿、微血管病性溶血性贫血，通常伴随头痛、乏力、高血压性视网膜病变、脑病、肺水肿和心功能不全等，称系统性硬化症肾危象（SRC），常见于dcSSc，是SSc死亡的主要原因之一。危险因素包括抗RNA聚合酶Ⅲ抗体阳性、肌腱摩擦、滑膜炎、糖皮质激素（泼尼松等效剂量＞7.5mg/d）应用等。
- 神经系统受累：少见，可出现三叉神经痛、腕管综合征等。
- 骨骼及肌肉受累：SSc患者的关节症状较多见。早期多为对称性关节痛，无畸形；晚期发生挛缩使关节固定在畸形位置，并可出现骨溶解吸收。肌肉受累可出现肌痛、肌无力、肌酶升高等，晚期可出现肌肉萎缩。5%～10%的患者可重叠特发性炎性肌病。
- 其他：可合并干燥综合征、自身免疫性甲状腺炎、原发性胆汁性胆管炎等。

4. **辅助检查**

- ANA：高滴度阳性，多为斑点型或核仁型，后者更具诊断意义。
- 抗Scl-70抗体：SSc的特异性抗体，尤其与dcSSc密切相关，提示不良预后，与病死率增高、ILD、心肌受累、指端溃疡、手指挛缩畸形等相关。
- ACA：与lcSSc（尤其是CREST综合征）、PAH密切相关。严重ILD和SRC少见。该抗体阳性也需警惕合并原发性胆汁性胆管炎、原发性干燥综合征等。
- 抗RNA聚合酶Ⅲ抗体：阳性率约20%，与SRC、dcSSc、胃窦血管扩张、皮肤病变快速进展、伴发肿瘤等相关。
- 抗U3RNP抗体：阳性率约8%，多见于男性患者，与弥漫性皮肤受累相关。
- 抗纤维蛋白Th/T0抗体：阳性率约5%，与局限性皮肤受累及PAH相关。
- 抗PM/Scl抗体：阳性率约1%，见于lcSSc和重叠综合征患者。
- 其他：高球蛋白血症及RF阳性，合并肌炎时肌酶谱异常，SRC时肾功能异常。
- 甲襞微循环检测：可用于早期诊断。
- X线检查：可见双手远端指节骨吸收、软组织钙质沉积等。
- 肺部HRCT、超声心动图、关节超声/MRI、肌电图或肌肉MRI、钡餐检查或胃肠镜检查：可了解相应系统损害情况。

5. 诊断

- 现常用的诊断标准由ACR/EULAR于2013年提出（表15）。

表15 2013年ACR/EULAR制定的SSC诊断标准

项目	子项目	权重
双手手指皮肤增厚并延伸至掌指关节近端（充分条件）		9
手指皮肤增厚（按高分值的项目计算）	手指肿胀	2
	手指硬化（掌指关节和近端指间关节之间的部分）	4
指尖病变（按高分值的项目计算）	指尖溃疡	2
	指尖凹陷性瘢痕	3
毛细血管扩张		2
甲襞毛细血管异常		2
PAH和/或ILD（最高2分）	PAH	2
	ILD	2
雷诺现象		3
SSc相关抗体（最高3分）	ACA	3
	抗Scl-70抗体	
	抗RNA聚合酶Ⅲ抗体	

诊断要求：

✓1个充分条件：即双手手指皮肤增厚并延伸至邻近的掌指关节近端。满足此充分条件即可直接分类为SSc。

✓2个排他标准：皮肤增厚但不累及手指，或临床表现能被SSc样疾病解释，如肾源性系统性纤维化、泛发性硬斑病、嗜酸性筋膜炎、糖尿病性硬肿病、硬化性黏液水肿、红斑性肢痛症、卟啉病、硬化性苔藓、移植物抗宿主病、糖尿病相关的手关节病变。

✓同一条目下选取最高分值，故总分值最高为19分，≥9分即可归类为SSc。

- 极早期系统性硬化症（VEDOESS）：2011年欧洲系统性硬化症试验和研究联盟提出VEDOESS分类标准。当患者出现雷诺现象、手指肿胀及ANA阳性三联征时，建议到风湿免疫科就诊，完善甲襞微循环、SSc相关抗体检测及内脏病变的筛查。

6. 鉴别诊断

- 硬肿病：常出现于四肢、面、颈、肩、躯干，极少侵犯双手和双足。表皮与真皮明显增厚，常在咽部细菌感染后出现皮肤发硬增厚肿胀，无凹陷性水肿，皮肤损害无明显界限，无雷诺现象，不侵犯内脏，预后良好。
- 局灶性系统性硬化症：特征为界限清晰、线状或斑状的系统性硬化症，无SSc的典型血清学和内脏表现。该病多见于儿童、青年和女性。
- 嗜酸性筋膜炎：多在剧烈活动后发病，尤多见于青年男性，特征为上下肢突然出现肿胀、压痛，肌肉样硬结。面部、手足一般不受累。无雷诺现象和内脏受累。自身抗体阴性，血嗜酸性粒细胞显著增多。
- 混合性结缔组织病（MCTD）：MCTD指具有两种或两种以上结缔组织病的临床症状的重叠，且血清中有高滴度的ANA和抗U1RNP抗体。雷诺现象、手指肿胀是本病常见的症状，有逐渐转化为SSc或其他结缔组织病的可能。
- 其他：化学物、毒物所致硬皮样综合征，有食用或接触化学物、毒物的病史，因为毒性反应常不涉及免疫机制紊乱，故其临床症状不像典型的SSc，且无自身抗体。

7. 治疗

尚无特效药物，治疗措施与系统受累有关，涉及抗纤维化、扩血管、免疫调节和免疫抑制等多个方面。

- 综合治疗
  - ✓戒烟，注意保暖，避免情绪紧张。
  - ✓充分保湿，使用抗组胺药等治疗瘙痒，指端溃疡或皮下钙化发生破溃时需注意创面保护，避免继发皮肤软组织感染。严重的毛细血管扩张可进行激光治疗。
  - ✓合并PAH的女性需严格避孕，低氧血症的患者需行氧疗。
  - ✓适度运动并康复锻炼对关节挛缩和指骨溶解缩短的患者尤为重要。
- 皮肤改变治疗
  - ✓甲氨蝶呤用于治疗早期dcSSc的皮肤病变，常用剂量10～20mg/w；吗替麦考酚酯可用于严重的皮肤受累患者，推荐剂量2～3g/d，亚洲人使用剂量偏小，一般不超过2g/d，根据患者的耐受性调整剂量；环磷酰胺对SSc的皮肤损害有一定疗效，但较少用于治疗单纯皮肤受累的SSc患者。
  - ✓糖皮质激素对延缓皮肤纤维化效果不显著，皮肤病变的早期可能有效。合并关节炎、腱鞘炎、肌炎的患者可选择小到中剂量的糖皮质激素，如泼尼松10～30mg/d，好转后减停。已发展到皮肤硬化萎缩期的患者，不推荐应用。
  - ✓其他治疗：对于严重且难治的钙质沉着，可考虑外科手术。

临床上也常采用积雪苷、雷公藤多苷、丹参等中医药制剂。

- ILD治疗
  - ✓糖皮质激素无明确效果，对伴有炎症浸润者可能有一定作用，但不推荐单独使用。吗替麦考酚酯和环磷酰胺是治疗SSc-ILD的优选方法，常用剂量：吗替麦考酚酯2～3g/d；环磷酰胺多采用静脉冲击，0.5～1.0g/m^2，每月1次，缓解后改为吗替麦考酚酯（1～2g/d）或硫唑嘌呤（50～100mg/d）维持。对于严重的、快速进展的、难治的ILD患者可考虑IL-6抑制剂、抗CD20单抗治疗。
  - ✓抗纤维化药物：可加用尼达尼布、吡非尼酮靶向抗纤维化药物。
  - ✓终末期患者可考虑肺移植。
- 心脏受累治疗：可吗替麦考酚酯、环磷酰胺治疗，并对症支持治疗。
- 消化系统治疗：可使用质子泵抑制剂和H_2受体拮抗剂治疗GERD；可使用促胃动力药物改善胃肠动力不足；可使用止泻药（如洛哌丁胺）或泻药分别对症治疗患者的腹泻或便秘。
- 血管病变治疗
  - ✓雷诺现象：注意保暖，避免情绪波动，戒烟。当雷诺现象较严重或反复发作影响患者生活时，可使用钙通道阻滞剂，也可使用血管紧张素Ⅱ受体阻断剂。效果不佳者可采用5型磷酸二酯酶（PDE-5）抑制剂（西地那非、他达那非）。静脉注射前列环素类似物可用于严重的雷诺现象患者。氟西汀适用于不能耐受血管活性药物的患者，起始剂量为每次20mg，每日1次。
  - ✓指端溃疡：局部对症处理并系统性治疗。一线用药包括PDE-5抑制剂、前列腺素类和内皮素受体拮抗剂（ERA）。必要时予以镇痛治疗。对于病情严重、顽固的病例，可考虑行手指（手掌）交感神经切除术。
  - ✓PAH：ERA（波生坦、安利生坦和马昔腾坦）、PDE-5抑制剂（西地那非、他达那非）及可溶性鸟苷酸环化酶刺激剂（利奥西呱）均可用于治疗SSc-PAH。前列环素类似物（依前列醇、伊洛前列素、曲前列素）和前列环素IP受体激动剂司来帕格可考虑用于治疗严重的SSc-PAH。重症患者可考虑联合治疗方案，如ERA联合PDE-5抑制剂或利奥西呱，司来帕格联合PDE-5抑制剂或ERA，但利奥西呱不得与PDE-5抑制剂联用。同时给予利尿、氧疗等对症支持治疗。华法林等抗凝药物仅用于有明确的血栓患者，不推荐常规使用。
  - ✓SRC：早期识别后及时给予血管紧张素转换酶抑制剂治疗。通常使用半衰期较短的卡托普利以便剂量调整，起始剂量为每次12.5～25mg，每8小时1次，逐渐增加至最大可耐受剂量，目标是在24小时内将收缩压降低20mmHg，舒张压降低10mmHg，72小时内降至正常，密切监测血压，避免低血压发生，后期可改为半衰期较长的依那普利等长期维持。顽固性高血压可联合其他降压药如钙通道阻滞剂及利尿剂，避免使用β受体阻滞剂。对于血栓性微血管病相关性SRC可考虑血浆置换。糖皮质激素与SRC风险增加相关，血管紧张素转换酶抑制剂无预防肾危象的作用。诊断存疑时可肾穿刺活检以排除合并血管炎等少见情况。

8. 预后

SSc的预后与其临床分型、内脏受损及病程有关。dcSSc的致残率和病死率高，重要脏器受累者预后不佳。目前SSc死亡的主要原因是ILD和PAH。

（师天燕）

■ 系统性血管炎的分类

1. 概述

- 系统性血管炎是以血管壁的炎症反应为主要病理改变的一类炎症性疾病。血管完整性丧失及管壁塌陷均可能导致下游组织缺血、坏死。临床上可因受累血管大小、类型、部位及病理特点不同而表现各异，可局限于某一个脏器，也可累及全身多个系统。
- 血管炎可为原发性病程，也可继发于其他基础疾病。血管炎往往很严重，有时可致命，需要迅速识别和治疗。

2. 命名

国际Chapel Hill共识会议（CHCC）制定了应用最为广泛的命名系统之一，该系统对多数血管炎类型的命名与定义做了详细规定。CHCC命名系统在过去数十年间已发生变更，2012年修订了1994年提出的疾病定义（表16）。

表16 Chapel Hill共识制定血管炎分类（2012）

大血管炎（LVV）
大动脉炎（TAK）
巨细胞动脉炎（GCA）
中血管炎（MVV）
结节性多动脉炎（PAN）

续 表

川崎病（KD）
小血管炎（SVV）
ANCA相关血管炎（AAV）
显微镜下多血管炎（MPA）
肉芽肿性多血管炎（EGPA）
免疫复合物性小血管炎（SVV）
抗肾小球基底膜（anit-GBM）病
冷球蛋白血症性血管炎（CV）
IgA血管炎（IgAV）
低补体血症性荨麻疹性血管炎（HUV）
变异性血管炎（VVV）
贝赫切特病（BD）
科根综合征（CS）
单器官血管炎（SOV）
皮肤白细胞破碎性血管炎
皮肤动脉炎
原发性中枢神经系统血管炎
孤立性主动脉炎
其他
与系统性疾病相关的血管炎
红斑狼疮相关血管炎
类风湿关节炎相关血管炎
结节病相关血管炎
其他
与可能的病因相关的血管炎
丙型肝炎病毒相关冷球蛋白血症性血管炎
乙型肝炎病毒相关血管炎
梅毒相关主动脉炎
药物相关免疫复合物血管炎
药物相关ANCA相关血管炎
肿瘤相关血管炎
其他

2012年CHCC做出的明显改变是对几种疾病名称的优先使用以及对几种疾病采用新的名称，部分用疾病名称取代人名命名。命名改变包括：用嗜酸性肉芽肿性多血管炎（EGPA）取代Churg-Strauss综合征；用肉芽肿性多血管炎（GPA）取代Wegener肉芽肿；用IgA血管炎（IgAV）取代过敏性紫癜

（HSP）；低补体血症性荨麻疹性血管炎（HUV）又称抗C1q血管炎；用冷球蛋白血症性血管炎取代原发性冷球蛋白血症性血管炎。此外，2012年CHCC正式采用抗中性粒细胞胞质抗体（ANCA）相关血管炎（AAV）来描述一组血管炎，包括3种，即显微镜下多血管炎（MPA）、GPA和EGPA。还增加了其他类别，以命名累及不同血管大小的血管炎及继发性血管炎类型。这一命名系统并非要取代分类标准，后者包括为研究目的而将特定患者归类的临床观察结果。

3. 分类

非感染性血管炎的分类主要基于受累血管的大小，尽管这些疾病累及的动脉在大小方面存在一定重叠。因此大血管炎主要累及大动脉。中血管炎和小血管炎也遵循同样的原则：中血管炎主要累及中型动脉，而小血管炎主要累及小型动脉和毛细血管。CHCC还认识到，某些类型血管炎可累及不同血管大小的血管炎。

- 大血管炎
  - ✓多发性大动脉炎（TA）：主要累及主动脉及其主要分支。青年女性多见。
  - ✓巨细胞动脉炎（GCA）：又称颞动脉炎，主要累及主动脉和/或其主要分支，好发于颈动脉分支，包括颞浅动脉。通常在50岁之后发病，其中70～90岁个体的发病率显著增加。
- 中血管炎
  - ✓结节性多动脉炎：一种系统性坏死性血管炎，通常累及中型和小型动脉。
  - ✓川崎病：一种主要累及中型和小型动脉的动脉炎，但也可能累及主动脉和大型动脉。该病常见于儿童，常引起皮肤黏膜淋巴结综合征。还可能累及冠状动脉。
- 小血管炎
  - ✓AAV
    - ◇ 一类坏死性血管炎，无明显免疫复合物沉积。主要累及小血管，具有髓过氧化物酶特异性ANCA（MPO-ANCA）或蛋白酶3特异性ANCA（PR3-ANCA）。ANCA阴性的AAV病例也可能发生，尤其是在EGPA中，GPA一定程度上也会出现这种情况。ANCA阴性的AAV指其他方面满足AAV的定义，但ANCA血清学检测结果为阴性。
    - ◇ AAV的主要临床病理类型包括MPA、GPA和EGPA。此外，AAV可仅累及单一器官，尤其是在局限于肾脏的AAV中。
    - ◇ ACR和欧洲抗风湿病联盟（EULAR）于2022年发布了一套经过验证的新分类标准，涉及3种AAV（GPA、MPA、EGPA）及2种大血管炎（GCA和TA）。这是MPA首次获得标准。2022年的ACR/EULAR分类标准使用更精密的分析方法并结合1990年尚未问世或并未常规使用的检查方法，如ANCA或MRI/CT血管造影术。2022年的标准均使用临床、实验室、影像学和活检加权参数，以得出最终评分。该分类近用于已诊断AAV的分类。

✓免疫复合物性小血管炎：指伴有中至重度免疫球蛋白和/或补体血管壁沉积的血管炎，主要累及小血管。患者通常存在肾小球肾炎。相比AAV，免疫复合物性血管炎中的中型动脉受累要少见得多。

✓抗肾小球基底膜（GBM）病：一种累及肾小球毛细血管和/或肺毛细血管的血管炎，伴抗基底膜自身抗体沉积于基底膜。肺部受累通常引发肺出血，而肾脏受累会导致伴坏死和新月体性肾小球肾炎。

✓冷球蛋白血症性血管炎：曾称原发性冷球蛋白血症性血管炎，其特征是存在冷球蛋白。冷球蛋白是一类血清蛋白，可在冷环境下沉淀，复温时溶解。该病最常由丙型肝炎病毒感染所致，冷球蛋白免疫复合物沉积于毛细血管、微静脉或微动脉的血管壁，从而导致小血管炎症。皮肤、肾小球和周围神经常会受累。

✓IgA血管炎：一种系统性血管炎，特征为以IgA1为主的免疫复合物的组织沉积，最常累及小血管。IgA血管炎通常累及皮肤和消化道，并且常引发关节炎、肾小球肾炎。

✓低补体血症性荨麻疹性血管炎（抗C1q血管炎）：一种伴荨麻疹和低补体血症的血管炎，主要累及小血管。可出现肾小球肾炎、关节炎、阻塞性肺疾病和眼部炎症。该病最具特征性的表现之一是存在抗C1q抗体。

- 累及不同血管大小的血管炎

  ✓白塞综合征：患者的血管炎可累及各种大小的动脉或静脉。特征为反复发生的口腔和/或生殖器阿弗他溃疡，以及皮肤、眼部、关节、胃肠道和/或中枢神经系统受累。还可能出现血栓形成和动脉性动脉瘤。

  ✓Cogan综合征：血管炎以眼部炎症性病变为特征，包括角膜基质炎、葡萄膜炎和表层巩膜炎，以及感音神经性聋和前庭功能障碍等内耳病变。血管炎的表现可能包括主动脉炎、主动脉瘤，以及任意大小动脉的动脉炎。

- 单器官血管炎：指单器官内任意大小的动脉或静脉的血管炎，并且没有特征提示其是系统性血管炎的局限性表现。血管炎的名称应涵盖受累的器官和血管类型，如原发性中枢神经系统血管炎（CNSV）、皮肤小血管炎、孤立性主动脉炎。原发性CNSV或称原发性CNS血管炎（PACNS）指累及中型和小型脑血管、脊髓血管和脑膜血管的血管炎，且无系统性（非脑部）受累。

- 全身性疾病相关的血管炎：一些系统性红斑狼疮、类风湿关节炎、复发性多软骨炎及其他全身性风湿性疾病患者可能会出现相关的血管炎。
- 有潜在病因的血管炎：有些血管炎有具体的病因，如丙型肝炎病毒相关的冷球蛋白血症性血管炎、乙型肝炎病毒相关的结节性多动脉炎、肼屈嗪相关的ANCA相关血管炎。血液系统和实体器官肿瘤及克隆B细胞增生性疾病也可伴有血管炎。

（杨云娇）

■ 大动脉炎

1. 概述

- 大动脉炎（TA）是累及主动脉及其主要分支的慢性、进行性、非特异性大血管炎，又称高安病或无脉症。
- 病因和发病机制不明，疾病早期主动脉外膜可有大量炎症细胞浸润和纤维化，并逐渐累及全层，导致血管壁显著增厚、僵硬、顺应性下降，出现不同部位的血管狭窄甚至闭塞或扩张，并可形成动脉瘤，进而出现相应脏器的缺血表现。
- 最常见于青年女性，男女之比为1∶9，10～30岁起病多见。

2. 临床表现

TA常隐匿起病，少数患者起病前数周可有全身不适、发热、乏力、食欲减退、出汗、体重下降、肌痛和关节痛等非特异性症状。最常见的临床表现为局部动脉狭窄或闭塞所致的缺血表现，包括头晕、颈部疼痛、肢体跛行、脉搏减弱或消失等。按受累血管部位不同分为5种类型。

- 头臂动脉型（主动脉弓综合征）
  - ✓主要累及升主动脉、主动脉弓以及弓上分支。
  - ✓颈动脉或椎动脉狭窄和闭塞可引起脑和头面部不同程度的缺血症状。轻者表现颈痛、头痛、头晕、记忆力下降、视力减退、视野缩小甚至失明。严重者反复黑矇、晕厥、抽搐、失语、偏瘫或昏迷。查体颈动脉狭窄处可有局部压痛，可闻及动脉杂音，但杂音强度和狭窄程度并不完全一致。
  - ✓锁骨下动脉缺血可表现肢体麻木无力、酸痛、发凉甚至肌肉萎缩，脉搏减弱或无脉，单侧或双侧上肢血压下降，甚至测不到；双上肢血压收缩压差≥10mmHg。听诊病变部位锁骨下区可闻及收缩期血管杂音。少数出现锁骨下动脉盗血综合征表现。

✓升主动脉受累可出现心悸、胸闷、胸痛、活动耐量下降，严重时可有急性左心衰竭表现。升主动脉瘤样扩张或动脉瘤，可间接导致主动脉瓣关闭不全，查体表现相应体征如心界扩大、主动脉瓣听诊区闻及舒张期吹风样杂音等。

- 胸－腹主动脉型
  ✓主要累及胸主动脉和腹主动脉及其分支。
  ✓胸主动脉受累表现相对隐匿，多无症状，少数可有高血压、胸痛或背痛，剧烈胸痛时应警惕胸主动脉夹层。
  ✓腹主动脉受累可有腹痛、腹泻、便血、肠道功能紊乱，甚至肠梗阻、节段性肠坏死等肠系膜动脉缺血表现，严重狭窄或闭塞时可表现下肢跛行和高血压，腹主动脉听诊区可闻及收缩期血管杂音。
  ✓髂动脉受累则出现乏力、疼痛、皮温下降等下肢缺血表现，查体下肢动脉搏动减弱或消失、下肢血压下降。
- 主－肾动脉型
  ✓主要累及腹主动脉和肾动脉。肾动脉炎可导致肾动脉狭窄、肾血管性高血压、肾萎缩、肾功能减退。
  ✓继发高血压患者常有头痛、头晕、心悸，甚至出现难治性高血压或高血压危象。
- 混合型（广泛型）：具有上述3种类型中2种以上的临床表现，多数患者病变广泛，病情较严重。
- 肺动脉型：可有心悸、气促、咯血等临床表现，甚至出现肺动脉高压，肺动脉瓣听诊区可闻及收缩期杂音和肺动脉瓣第二心音亢进。

3. 实验室和辅助检查

- 实验室检查
  ✓活动期ESR、CRP、血清淀粉样蛋白A等炎症指标常升高，但非特异性。IL-6、TNF-α等细胞因子在TA活动期也明显升高。
  ✓尚无特异性自身抗体，少数患者抗核抗体、抗内皮细胞抗体或抗心磷脂抗体等阳性。
  ✓TA与结核、病毒等感染有一定相关性，需注意筛查相关病原体。
- 影像学检查
  ✓数字减影血管造影（DSA）：是诊断TA的金标准，但因其局限性目前主要用于血管评估和血流动力学测定。
  ✓彩色多普勒超声：能发现血管壁增厚、水肿等病变，对大血管狭窄的诊断有较高价值，但易受操作者因素和患者体型影响。“通心粉征”是大血管炎特征性表现。超声造影技术提升了血管彩超对血管壁炎症的评估效能，可适用于血管壁厚度及炎症变化的动态随访。

✓EULAR大血管炎诊治指南推荐磁共振血管成像（MRA）作为首选的影像学检查方法用于大动脉炎血管管腔和血管壁的评估。若存在MRA检查禁忌，可选择电子计算机体层血管成像（CTA），但不推荐CTA用于肾功能减退、碘剂过敏患者。正电子发射计算机体层成像（PET/CT）主要用于判断血管局部炎症活动状态，评估血管壁炎症范围。

4. 诊断

目前国际上诊断TA的分类标准采用1990年美国风湿病学会（ACR）的分类标准和2022年ACR/EULAR制定的TA分类标准。

- 1990年TA分类标准包括：①发病年龄≤40岁。②肢体间歇性跛行。③一侧或双侧肱动脉搏动减弱。④双侧上肢收缩压差＞10mmHg。⑤一侧或双侧锁骨下动脉或腹主动脉闻及杂音。⑥血管造影异常，发现主动脉一级分支或上下肢近端的大动脉狭窄或闭塞，病变常为局灶或节段性，且除外由动脉硬化、纤维肌发育不良等原因引起。近年血管造影常由MRA、CTA等替代，以上6条中须满足3条及以上可诊断。
- 2022年TA分类标准采用评分制。

  ✓准入条件：①诊断年龄≤60岁。②影像学存在血管炎证据。

  ✓分类标准：包括以下3部分。

  ◇ 临床表现：①女性（1分）。②血管炎引起的心绞痛或缺血性心脏疼痛（2分）。③上肢或/和下肢跛行（2分）。

  ◇ 血管体检：①动脉杂音（2分）。②上肢动脉搏动减弱（2分）。③颈动脉搏动减弱或触痛（2分）。④双侧上肢收缩压差＞20mmHg（1分）。

  ◇ 血管影像学受累血管数量（取最高分）：1支（1分）；2支（2分）；3支或以上（3分）；对称动脉成对受累（1分）；腹主动脉伴肾动脉或肠系膜动脉受累（3分）。满足准入条件且分类标准评分总分≥5分，可诊断。

5. 鉴别诊断

TA主要与血栓闭塞性脉管炎、动脉粥样硬化、贝赫切特病或结节性多动脉炎等其他免疫病伴发主动脉炎、肾动脉纤维肌发育不良等先天性动脉疾病，以及梅毒、结核分枝杆菌等导致感染性主动脉炎鉴别。

6. 治疗

疾病活动期建议休息、避免感染。高度怀疑有结核病者，应同时进行抗结核治疗。伴有高血压的患者，应积极控制血压。抗血小板、抗凝治疗不作为常规治疗措施。

- 糖皮质激素：初诊或治疗后复发的活动期患者需应用0.8～1.0mg/（kg·d）的泼尼松或其等效物治疗，病情缓解后可逐渐减量至最低有效维持剂量。
- 对于疾病持续进展或糖皮质激素减药期间病情反复者应加用免疫抑制剂，包括环磷酰胺（CTX）、甲氨蝶呤、来氟米特、吗替麦考酚酯、硫唑嘌呤（AZA）等，炎症活动期可口服CTX 100mg/d，或者静脉滴注CTX 200mg隔日1次或每次0.5g～0.75g/m^2（体表面积）每月1次。维持期可选用MTX或AZA等，羟氯喹可能对减少复发有利。
- 生物制剂：重型或难治性患者或存在传统缓解病情抗风湿药禁忌时，可考虑生物制剂如IL-6受体拮抗剂托珠单抗静脉滴注或单抗类TNF抑制剂，连续应用至少6个月，但生物制剂的疗程尚无循证学证据。部分重型患者可以考虑给予小分子JAK抑制剂治疗。
- 外科治疗：危及生命的极危重症患者如急性Stanford A型主动脉夹层、主动脉瘤濒临破裂、急性冠脉综合征或急性心肌梗死等，可紧急进行外科手术以挽救患者生命。单侧或双侧肾动脉狭窄、重度颈动脉狭窄等在积极而充分的内科治疗控制疾病活动后，仍需通过外科干预进一步保护脏器功能、改善预后的情况，应考虑择期外科手术。

7. 预后

预后主要取决于高血压程度及心脑肾等重要脏器功能的保有程度，糖皮质激素联合免疫抑制剂治疗能明显改善预后。多数预后较好，主要死亡原因为脑梗死或脑出血、心力衰竭和肾衰竭等。

（高丽霞）

■ 风湿性多肌痛

1. 概述

- 风湿性多肌痛（PMR）是一种累及近端关节周围结构的慢性炎症性风湿性疾病，几乎只发生在50岁以上的人群中。
- 主要临床特征为颈部、肩部及骨盆带肌肉疼痛和僵硬，伴有全身症状和急性期反应物升高，小剂量糖皮质激素能迅速改善症状。
- PMR可能是一种孤立的疾病，也可能与巨细胞动脉炎有关。
- 一些疾病包括风湿性炎症、自身免疫病、感染及恶性肿瘤可以模拟PMR。

2. 临床表现

- 肌痛：近期出现肩部、骨盆带、颈部及躯干的对称性疼痛和僵硬，晨起时最严重，双侧上臂疼痛伴肩关节主动外展受限尤其常见。
- 晨僵与"胶滞"现象：四肢近端僵硬伴功能受限导致活动困难。
- 关节痛：多为非对称性非侵蚀性远端关节炎，最常发生于腕关节、掌指关节。
- 其他表现：如缓解型血清阴性对称性滑膜炎伴凹陷性水肿（RS3PE）综合征，以及远端肌腱滑膜炎和腕管综合征等。
- 全身症状：如低热、抑郁、乏力、食欲减退和体重减轻等。

3. 体格检查

关节肌肉检查显示颈椎、肩部和髋部活动度可能受限。肩关节活动受限常见，典型表现是肩关节不能主动外展超过90°。肌力正常，肌肉触痛是非特异性体征。

4. 实验室和影像学检查

- 常规血液学检查：结果非特异性，但提示PMR的炎症性质，ESR、CRP和IL-6升高，正色素正细胞性贫血，血小板增多，低白蛋白血症，纤维蛋白原水平升高，α_2球蛋白升高。自身抗体包括ANA、抗CCP抗体和RF通常阴性。
- 影像学表现：超声、MRI和PET可见关节周围结构的特征性表现（滑囊炎和腱鞘炎）。

5. 诊断

PMR目前尚无确诊性检查和明确的诊断标准。如果患者满足以下所有经验性标准且没有其他疾病可以解释的临床表现，则可临床诊断为PMR。

- 发病时患者为50岁或以上。
- 双侧肩和/或骨盆带疼痛（持续超过45分钟）至少2周。僵硬应至少累及以下3个区域中的2个：颈部或躯干、肩部或上肢近端区域、髋部或大腿近侧。
- 急性期反应物（如ESR和/或CRP）升高。
- 采用低剂量糖皮质激素（如泼尼松15～25mg/d或其他等效剂量的药物）能迅速缓解症状。初始治疗无效强烈提示其他诊断。

6. 鉴别诊断

- 感染：病毒感染、感染性心内膜炎、结核、莱姆病等有类似于PMR的临床表现，需进行感染筛查。

- 恶性肿瘤：包括实体肿瘤及血液系统肿瘤。应用其他免疫检测点抑制剂时有患者发生PMR。
- 其他风湿性疾病
  ✓类风湿关节炎（RA）：临床上与血清阴性RA鉴别困难，PMR相关外周关节炎为非侵蚀性、血清阴性，且小剂量糖皮质激素疗效显著。
  ✓RS3PE综合征：临床表现为手背肿胀，类似拳击手套，手和腕关节的活动度受限，RF和抗CCP抗体阴性。
  ✓脊柱关节炎：偶有晚发型脊柱关节炎患者出现类似于PMR的近端症状，伴ESR升高。结合骶髂关节炎的影像学表现及HLA-B27阳性，可将其与PMR鉴别。
  ✓炎性肌病：皮肌炎或多发性肌炎患者表现为对称性肢体近端肌无力，其肩部或髋部疼痛不如PMR显著。实验室检查多提示肌酶升高、肌电图异常、MRI异常及肌肉活检发现肌炎证据。
  ✓系统性血管炎：ANCA相关血管炎有类似于PMR的临床表现，结合多系统受累及ANCA阳性、相关病理学检查结果可鉴别。
  ✓其他风湿性疾病：如干燥综合征、系统性红斑狼疮、骨关节炎。
- 其他：药物诱导的肌痛或肌炎——他汀类药物可以引起多种肌病综合征；纤维肌痛——患者有广泛的肌肉骨骼疼痛、僵硬和乏力。ESR、CRP及血细胞比容均正常。

7. 治疗

- 全身性糖皮质激素（GC）：建议口服起始剂量为15mg/d的泼尼松或等效剂量的其他药物，根据患者的具体情况（可根据患者体重、症状严重程度和共存疾病，如糖尿病、重度高血压或心力衰竭）调整泼尼松的起始剂量，泼尼松剂量范围为7.5～25mg/d，通常在开始治疗后的1周内PMR症状显著缓解。若缓解不明显，泼尼松剂量可加大至25mg/d，使用该剂量治疗后4～6周评估患者病情，若PMR症状仍持续存在，需重新评估诊断。
- GC减量：在PMR症状缓解后应维持能抑制症状的GC剂量2～4周，然后根据患者的耐受情况每2～4周进行小幅减量，直至维持抑制症状所需的最低剂量。在接受剂量＞10mg/d泼尼松治疗时，可每2～4周减量2.5mg；在剂量＜10mg/d时，若无复发可每月减量1mg。大约半数患者可在1～2年停止治疗。
- GC助减治疗：患者已有共存疾病（如骨质疏松、糖尿病）或出现GC治疗相关的严重副作用或PMR症状多次复发，这些情况下可使用甲氨蝶呤7.5～10mg/w治疗。
- 其他治疗：IL-6受体拮抗剂沙立芦单抗已获美国FDA批准用于治疗不能耐受GC减量的PMR患者。

8. 预后

PMR经合理治疗，病情可迅速缓解或痊愈，大多预后良好。

（邵体红）

■ 巨细胞动脉炎

1. 概述

- 巨细胞动脉炎（GCA）又称颅动脉炎或颞动脉炎，是主要累及大、中血管的系统性血管炎。
- 该病的许多临床特征由颈动脉的颅外小分支的血管炎症引起，包括头痛、视觉症状和间歇性下颌运动障碍。
- 风湿性多肌痛（PMR）与GCA密切相关，有40%～50%的GCA患者存在PMR，反之约有10%的PMR患者存在GCA。

2. 临床表现

- 全身症状：较常见，包括发热、乏力和体重减轻等。
- 颅脑症状：突出特征为新发头痛，通常位于颞部，但也可以是额部、枕部、单侧或广泛性疼痛；近一半的GCA患者出现下颌跛行，症状包括咀嚼时出现下颌疼痛或肌肉疲劳，停止咀嚼后症状缓解。
- 眼部症状：一过性或永久性视力丧失和复视。
- 肌肉骨骼症状：最常见的肌肉骨骼表现是PMR，约40%的患者会受到影响，约25%的患者会出现远端症状，如RS3PE。
- 大血管受累：大血管GCA指主动脉及其主要近端分支受累，包括主动脉瘤和主动脉夹层（尤其是胸主动脉），以及大动脉狭窄、闭塞和扩张。

3. 体格检查

- 颞动脉异常：颞浅动脉的额支和顶支可能增厚、出现结节、压痛，偶尔可见红斑。
- 心血管异常：可出现脉搏减弱、双臂血压不同及血管和心脏杂音。
- 眼部表现：眼底镜检查可见视网膜中存在棉絮状斑点、视盘苍白，提示局部视网膜缺血、缺血性视神经病变。
- 肌肉骨骼检查：对于伴随PMR的患者，肩部、颈部和髋部关节的主动活动度可受限。

4. 实验室和影像学检查

- 常规血液学检查：常见正色素性贫血和血小板升高，白细胞计数正常或轻度升高。约1/3病例碱性磷酸酶升高，肌酶通常正常。ESR和CRP通常都升高，IL-6可能是疾病活动最敏感的指标。高纤维蛋白原、低白蛋白、α_2球蛋白、结合珠蛋白升高，血小板增多，补体水平升高，高血清淀粉样蛋白A和慢性炎症性贫血也可能是全身炎症反应的一部分。自身免疫血清学指标如ANA、RF、抗CCP抗体和ANCA通常为阴性。
- 影像学表现：GCA最早的动脉变化是动脉透壁性炎性水肿，随后管腔可能发生狭窄、闭塞、扩张和动脉瘤。超声、CT、MRI可检测动脉壁，有助于早期诊断；PET可以检测炎性动脉对FDG摄取的增加；超声、计算机体层血管成像（CTA）、磁共振血管造影（MRA）和数字减影血管造影（DSA）有助于监测血管管腔的变化。超声最特异的表现是同心低回声壁增厚，称为晕征。CT特征性表现为血管壁增厚，注射造影剂后血管壁增厚往往增强。

5. 诊断

采用2022年ACR/EULAR分类标准（表17）。

表17　ACR/EULAR分类标准（2022）

必要条件：年龄≥50岁	
临床标准	分值
肩部/颈部晨僵	2
突然失明	3
下颌或舌头活动不利	2
新发颞部头痛	2
头皮触痛	2
颞动脉检查异常	2
实验室、影像学和活检标准	分值
最大ESR≥50mm/h或最大CRP≥10mg/L	2
颞动脉活检阳性或颞动脉超声上的晕征	5
双侧腋动脉受累	2
FDG-PET显示弥漫性主动脉活动性炎	2
确诊标准：需确诊为大血管炎，且排除其他疾病后，年龄≥50岁，上述10项条目，得分≥6分可诊断GCA。	

常见风湿性疾病

6. 鉴别诊断

- 其他系统性血管炎：大动脉炎、中小血管炎（结节性多动脉炎、ANCA相关血管炎）、孤立性中枢神经系统血管炎、特发性主动脉炎。
- VEXAS综合征：即空泡、E1酶、X连锁、自身炎症和躯体综合征，可见于老年男性，症状与GCA相似，尤其是难治性疾病。
- 非动脉炎性前部缺血性视神经病变（NAAION）：表现为突发性单眼视力丧失，发生于中老年人时应考虑GCA。NAAION患者通常不存在GCA的其他临床表现和炎症标志物的升高。
- 感染：心内膜炎和其他感染性疾病可伴有肌痛、关节痛、头痛及ESR和CRP升高，需鉴别。

7. 治疗

糖皮质激素（GC）是治疗的一线药物，为进一步控制血管炎症、减少GC用量及降低疾病复发风险，应联合免疫抑制剂治疗。

- 诱导治疗
  - ✓GC：诊断时无缺血性器官损害的症状或体征，首选泼尼松40～60mg/d作为初始剂量。诊断时存在视力丧失先兆或已出现视力丧失者应用甲泼尼龙500～1000mg/d静脉给药3天，序贯泼尼松40～60mg/d口服。
  - ✓免疫抑制剂：使用GC有禁忌、疗效不佳、存在不良反应者应尽早联用免疫抑制剂和/或生物制剂治疗，一般选用甲氨蝶呤（10～20mg），每周1次。
  - ✓生物制剂：推荐托珠单抗8mg/kg，每4周1次，持续治疗12～18个月。
- 维持治疗：待病情基本控制后，逐渐减停GC，大部分患者1～2年可停用。

8. 预后

GCA总体预后良好，影响预后的主要因素来自眼、大脑低灌注损伤及大血管受累。

（邵体红）

■ 结节性多动脉炎

1. 概述

- 结节性多动脉炎（PAN）是一种主要累及中小动脉的罕见的全身性、坏死性血管炎，可导致微动脉瘤、血栓形成、动脉瘤破裂出血及器官的梗死。PAN可累及全身各组织器官，以皮肤、关节、周围神经最常见。

- 发病机制尚不清楚，可能与感染、环境及药物等相关，约1/3患者与乙型肝炎病毒（HBV）感染相关。
- 病理改变：急性期为血管壁纤维素样坏死、炎症细胞浸润和管腔内血栓形成，慢性期为血管壁纤维性增生。

2. 临床表现

- 常急性起病，约90%的患者出现发热、疲劳、体重减轻、关节痛和肌痛等全身前驱症状。
- PAN的系统受累包括皮肤、神经系统、消化系统、肾脏、心血管系统、骨骼、肌肉、生殖系统、耳廓、眼部等，肺部受累少见。
  - ✓皮肤损害：多发于手指、踝关节及胫前区，可出现皮肤紫癜、梗死、溃疡、网状青斑及指端缺血和发绀等症状，也可见沿血管分布的大小不等的皮肤结节。部分丙型肝炎病毒感染患者可出现局限皮肤型PAN。
  - ✓关节和肌肉受累：关节炎和关节痛较常见，多为下肢大关节受累，为非对称非侵蚀性的关节炎。骨骼肌中小动脉受累可表现肌痛和间歇性跛行。
  - ✓神经系统受累：多在疾病早期出现，以周围神经系统受累多见，主要是多发性单神经炎和/或多神经炎，表现感觉异常，麻木疼痛，四肢末端呈手套袜套样改变，手腕或足下垂。晚期部分患者出现中枢神经受累，依受累部位和病变范围可表现抽搐、意识障碍、脑血管意外等。
  - ✓肾脏受累：包括组织梗死或血肿，常由肾微动脉瘤破裂引起，肾小球几乎不受累。临床表现为血尿、肾性高血压及急进性肾衰竭等。输尿管周围组织血管炎及继发的纤维化可引起双侧或单侧的输尿管受累。
  - ✓消化系统受累：腹痛最常见，常为持续性钝痛，进食后加重，其次为消化道出血，而脾梗死、肠梗阻、胃肠道溃疡相对少。弥漫性腹痛以肠系膜动脉炎最多见，可引起肠系膜动脉栓塞，出现黑便、便血、不完全性肠梗阻等，肝动脉受累导致黄疸及肝功能异常，其他表现有胰腺炎、阑尾炎及胆囊炎等。
  - ✓心血管系统受累：心脏受累以青壮年男性多见。主要表现为心肌肥厚、心脏扩大、收缩功能不全，以及二尖瓣反流、心包炎和心律失常等。冠状动脉受累造成的心肌缺血常见，可致心绞痛甚至心肌梗死。
  - ✓其他
    - ◇ 睾丸、卵巢等生殖系统也可受累，多表现为睾丸疼痛、肿胀及硬结，部分患者表现为前列腺肥大、前列腺炎。

◇ 常出现感觉神经性聋，双侧对称性听力丧失，起病突然或病情进展迅速，极少数听力丧失持续存在。
◇ 眼部表现包括葡萄膜炎、脉络膜病变及视网膜病变，视网膜病变可出现视网膜血管炎、视网膜动脉狭窄或闭塞、视网膜分支动脉肿胀或结节，形成梭形动脉瘤。

3. 辅助检查

- 实验室检查：ESR和CRP等炎症标志物升高，常与病情活动相关。HBV相关的PAN患者HBsAg可阳性，出现肝功能异常、冷球蛋白、C3和C4下降。部分患者可出现低滴度的抗核抗体、类风湿因子和核周型抗中性粒细胞胞质抗体阳性。
- 血管造影：对诊断帮助很大，典型表现为多发性动脉瘤，也可出现内脏动脉的节段性狭窄、扩张、闭塞或动脉瘤等。
- CT和MRI：显示受累血管呈灶性、节段性分布，血管壁水肿等。中等血管受累时超声可见微动脉瘤、管腔不规则、狭窄或闭塞。
- 病理活检：应选择在皮肤、肌肉或腓肠神经等有症状的部位进行取材，中小型动脉血管炎症的组织病理学证据对于PAN的诊断至关重要。其病理特点如下：①个体血管病变呈多样化，节段性分布。②急性坏死性病损和增生修复性改变常共存。

4. 诊断

目前均采用1990年ACR的分类标准作为PAN诊断标准：①体重下降≥4kg（无节食或其他原因所致）。②网状青斑（四肢或躯干）。③睾丸痛和/或压痛（非感染、外伤或其他原因引起）。④肌痛、乏力或下肢触压痛。⑤多发性单神经炎或多神经炎。⑥舒张压≥90mmHg。⑦血尿素氮＞14.28mmol/L或肌酐＞132.6μmol/L（非肾前因素）。⑧血清HBV标志物（乙型肝炎病毒表面抗原或抗体）阳性。⑨动脉造影见动脉瘤或血管闭塞（除外动脉硬化，纤维肌性发育不良或其他非炎症性病变）。⑩中小动脉壁活检可见中性粒细胞和单核细胞浸润。上述10条中至少有3条阳性者可诊断为PAN。

5. 鉴别诊断

典型的PAN应注意与显微镜下多血管炎、嗜酸性肉芽肿性多血管炎和冷球蛋白血症等鉴别。另外，PAN临床表现复杂，需与各种感染性疾病、恶性肿瘤及结缔组织病继发的血管炎鉴别。

6. 治疗

糖皮质激素联合免疫抑制剂是治疗PAN的主要药物，而HBV相关PAN患者应接受抗病毒治疗和血浆置换。治疗方案的选择根据病情严重程度及合并症而决定。

- 糖皮质激素：为治疗的首选药物，其使用原则通常与其他弥漫性结缔组织病类似，应根据急性期、巩固阶段、糖皮质激素减量和维持阶段个体化使用。急性期可考虑甲泼尼龙冲击治疗1000mg/d静脉滴注3～5天或泼尼松1mg/（kg·d），根据病情糖皮质激素逐渐减至维持剂量，一般维持1年左右。
- 免疫抑制剂：诱导缓解的免疫抑制剂一般首选环磷酰胺（CTX），口服剂量为2～3mg/（kg·d）或200mg隔日静脉给药，重症患者按0.5～1.0g/m^2（体表面积）静脉给药，每3～4周1次，6个月左右根据病情调整。除CTX外，根据病情患者可使用甲氨蝶呤、硫唑嘌呤、吗替麦考酚酯、环孢素、来氟米特等。
- 其他
  - ✓PAN如出现血管闭塞性病变，可选择阿司匹林、双嘧达莫或低分子量肝素等扩血管、抗凝治疗。
  - ✓合并感染、体弱、病情危重患者，使用糖皮质激素和免疫抑制剂有风险的PAN患者，可考虑静脉注射免疫球蛋白治疗。重症患者可考虑血浆置换。
  - ✓肿瘤坏死因子抑制剂、托珠单抗和利妥昔单抗等生物制剂的应用仍有待研究。
- HBV相关PAN：HBV感染继发PAN患者的治疗总体目标是获得HBV血清转化（HBV的e抗原转化为抗体），中至重度PAN伴有HBV感染的患者可给予短期糖皮质激素治疗，如泼尼松1mg/（kg·d），1周后逐渐减量，同时给予干扰素α-2b、拉米夫定等抗病毒治疗，并考虑血浆置换术。免疫抑制剂一般不用CTX，必要时可考虑加用吗替麦考酚酯口服。

7. 预后

一般未经治疗的PAN预后极差，5年生存率＜15％，且HBV相关PAN生存率低于非HBV相关PAN患者。常见死亡原因包括心、肾或其他重要器官的衰竭，以及胃肠道并发症或动脉瘤破裂等。

（高丽霞）

■ ANCA相关血管炎

1. 概述

- 抗中性粒细胞胞质抗体（ANCA）相关血管炎（AAV）是一

组主要累及小血管（小动脉、微小动脉、微小静脉和毛细血管）的系统性血管炎，可有中等大小动脉受累，以血清中ANCA阳性为突出特征。经典AAV包括肉芽肿性多血管炎（GPA）、显微镜下多血管炎（MPA）和嗜酸性肉芽肿性多血管炎（EGPA）。

- GPA年发病率为0.4/10万，任何年龄均可发病，30～50岁多见，男女比为1.6∶1。
- MPA平均发病年龄为50岁，男女比为1.8∶1。
- EGPA较少见，可发生于任何年龄，平均发病年龄为44岁，男女比为1.3∶1。

2. 临床表现

3种AAV在临床表现和发病机制上存在一定差异，其中GPA和MPA在发病机制、临床表现和治疗的相似度较高，与EGPA不同（表18）。

3. ANCA的价值

- ANCA是AAV患者血清中最常见的自身抗体，是诊断AAV的重要依据。
- ANCA按其荧光图谱分为C-ANCA、P-ANCA和非典型ANCA（X-ANCA）。
  - ✓C-ANCA的主要抗原为中性粒细胞的PR3，是GPA相对特异性的诊断抗体，其诊断GPA的特异性达95%，阳性率为85%。除GPA外，一些MPA或EGPA患者亦可出现C-ANCA阳性。
  - ✓P-ANCA的主要抗原为MPO、乳铁蛋白、溶菌酶、β-葡萄糖苷酸酶等，针对MPO抗原产生的ANCA对MPA特异性较高，亦可见于少数GPA和EGPA患者。
  - ✓X-ANCA的抗原成分尚不清楚，在间接免疫荧光上与P-ANCA难以区分，主要见于非AAV疾病，如溃疡性结肠炎、克罗恩病和原发性硬化性胆管炎等。
- 一些感染、自身免疫病及血管炎的患者中也偶尔会发现ANCA。

4. 病情评估

目前采用伯明翰血管炎疾病活动度评分（BVAS）和血管炎损伤指数（VDI）量表进行AAV疾病活动性、脏器损伤的评估。

表18　3种AAV临床特点的共性和特性

临床特点	共同特征	GPA	MPA	EGPA
病理特征	小血管壁多种炎症细胞浸润，纤维素样坏死；血管壁胶原沉积和纤维化，可继发管壁增厚、管腔狭窄、血栓形成；管壁弹力纤维和平滑肌受损，造成血管扩张、动脉瘤 多种病理改变可共存，节段性分布	淋巴细胞性肉芽肿		血管壁嗜酸性粒细胞浸润，嗜酸性粒细胞性肉芽肿
全身症状	发热、乏力、食欲减退、消瘦 关节肿痛、肌痛			
皮肤黏膜	口腔溃疡、皮疹、紫癜、网状青斑、皮肤梗死、溃疡和坏疽，指端溃疡	30%～60%	40%～70%	51%～67%紫癜、皮下结节、肢端溃疡和梗死
眼	结膜炎、眼睑炎、角膜炎、巩膜炎、虹膜炎；突眼 视网膜渗出、出血、血管炎表现和血栓形成 少数患者复视、视力下降	30%～60%	10%～30%	＜10%
耳鼻喉	耳：中耳炎、感音神经性或传导性聋 耳软骨：耳廓红、肿、热、痛 鼻和鼻旁窦：鼻塞、脓血涕、脓血鼻痂、嗅觉减退或丧失 鼻软骨：鞍鼻 喉软骨和气管软骨：声嘶、喘鸣、呼吸困难	80%～90% 70%以上呼吸道症状起病 鼻咽溃疡、鼻中隔或软腭穿孔，鞍鼻畸形	20%～30%	53%～70%变应性鼻炎、鼻息肉、鼻塞、鼻窦炎 听力下降、耳聋

续 表

临床特点	共同特征	GPA	MPA	EGPA
呼吸系统	咳嗽、咳痰、喘鸣、咯血、呼吸困难 影像学：肺浸润影、多发结节、空洞形成和间质病变	70%～80%结节、浸润、空洞、胸腔积液、气管狭窄	50%浸润、间质病变、小结节、气道病变	突出、常见支气管哮喘，多变的肺浸润影
神经系统	周围神经病变多见：常见多发单神经炎，表现为手足麻木、垂腕、垂足；少数周围感觉神经病变，表现为感觉异常 中枢神经系统：意识障碍，抽搐，卒中，脑脊髓炎	10%～50%	20%～57%周围神经病变为主	42%～84%多发单神经炎
肾脏	预后相关 常见肾受累，表现血尿、蛋白尿、水肿、高血压，以血尿最为突出 肾功能不全，急进性肾衰竭	50%～80%	几乎见于所有患者，部分以RPGN起病	相对较少，程度较轻
心脏	预后相关 心包炎、心包积液、心肌病变、心脏瓣膜关闭不全 冠状动脉受累，表现为心绞痛、心肌梗死	5%～15%	10%～20%	22%～49%，冠状动脉受累占死因50%以上
消化系统	10%～30%，预后相关 腹痛、腹泻、便血、肠穿孔、肠梗阻、腹膜炎，少数急性胰腺炎			

续 表

临床特点	共同特征	GPA	MPA	EGPA
特殊类型		5%～10%为局限性GPA：眼、耳鼻喉、上呼吸道受累		三阶段：支气管哮喘→嗜酸性粒细胞组织浸润→肉芽肿性血管炎，可同时出现
ANCA	C-ANCA的主要抗原为中性粒细胞的PR3，P-ANCA的主要抗原为MPO、乳铁蛋白、溶菌酶、β-葡萄糖苷酸酶等。多种抗原成分均可产生ANCA，不能单纯根据ANCA检测结果诊断AAV或否定AAV的诊断	＞70%阳性，其中70%～90% PR3-ANCA阳性	＞80%阳性，大部分P-ANCA、MPO-ANCA阳性	1/3患者ANCA阳性，多为P-ANCA
一般检查	全身炎症反应：白细胞、血小板增多，贫血 炎症指标：ESR、CRP、Ig升高 肾脏受累：血尿、红细胞管型、蛋白尿，血肌酐升高			外周血嗜酸性粒细胞增多，部分IgE升高，少数IgG4升高

5. 诊断

2022年，ACR/EULAR更新了AAV的分类标准。3个分类标准均要求，在使用该标准前，应首先诊断为小或中等血管炎，且排除模拟血管炎的其他疾病。

- GPA分类标准
  - ✓临床标准
    - ◇ 鼻出血，溃疡，结痂，充血或阻塞，或鼻中隔缺损/穿孔（+3分）。
    - ◇ 软骨受累：耳鼻软骨炎，声音嘶哑或喘鸣，支气管内受累或鞍鼻（+2分）。
    - ◇ 传导性或感音性听力减退（+1分）。
  - ✓实验室、影像学、病理学标准
    - ◇ C-ANCA或抗PR3-ANCA阳性（+5分）。
    - ◇ 肺结节、肿块或空洞（+2分）。
    - ◇ 活检示肉芽肿、血管外肉芽肿性炎或巨细胞（+2分）。
    - ◇ 影像学示鼻窦/鼻旁窦炎，实变，渗出或乳突炎（+1分）。
    - ◇ 寡免疫复合物肾小球肾炎（+1分）。
    - ◇ P-ANCA阳性或抗MPO-ANCA阳性（−1分）。
    - ◇ 血嗜酸性粒细胞计数≥1×10^9/L（−4分）。

  总和≥5分可分类为GPA。
- MPA分类标准
  - ✓临床标准：鼻出血，溃疡，结痂，充血或阻塞，或鼻中隔缺损/穿孔（−3分）。
  - ✓实验室、影像学、病理学标准
    - ◇ P-ANCA或抗MPO-ANCA阳性（+6分）。
    - ◇ 影像学肺纤维化或肺间质病变（+3分）。
    - ◇ 寡免疫复合物肾小球肾炎（+3分）。
    - ◇ C-ANCA或抗PR3-ANCA阳性（−1分）。
    - ◇ 血嗜酸性粒细胞计数≥1×10^9/L（−4分）。

  总和≥5分可分类为MPA。
- EGPA分类标准
  - ✓临床标准
    - ◇ 阻塞性气道疾病（+3分）。
    - ◇ 鼻息肉（+3分）。
    - ◇ 多发性单神经炎（+1分）。
  - ✓实验室、影像学、病理学标准
    - ◇ 血嗜酸性粒细胞计数≥1×10^9/L（+5分）。
    - ◇ 活检血管外有嗜酸粒细胞为主的炎症浸润（+2分）。
    - ◇ C-ANCA或抗PR3-ANCA阳性（−3分）。
    - ◇ 血尿（−1分）。

总和≥6分可分类为EGPA。

6. 鉴别诊断

AAV需与感染、血栓栓塞性疾病、结缔组织病、恶性肿瘤模拟血管炎等疾病鉴别。

7. 治疗

AAV的治疗原则为快速明确诊断、快速开始诱导治疗、早期诱导缓解以防止造成器官的不可逆损害。治疗分为诱导缓解与维持缓解两个阶段，最终治疗目标是停药缓解。在整个治疗过程中要防止药物的毒性。

- 诱导缓解的治疗：糖皮质激素是AAV诱导缓解治疗的基石。
  - ✓常用起始剂量为泼尼松1mg/（kg·d）或等效剂量；重症患者需甲泼尼龙500～1000mg静脉输液，每日1次，连续3天。2022年EULAR关于AAV的指南建议糖皮质激素减量方案，以减少不良事件特别是感染的发生，即起始剂量泼尼松50～75mg/d，具体取决于体重，4～5个月逐步减量至5mg/d。
  - ✓对新发或复发的GPA/MPA，如疾病危及器官或生命，诱导缓解治疗建议使用糖皮质激素联合利妥昔单抗或环磷酰胺。
    - ◇ 利妥昔单抗剂量为每周375mg/m^2（体表面积），连续4周，或1000mg，每2周1次，共2次。环磷酰胺常用方法为1000mg静脉输液，每2周1次，3次后改为每3～4周1次，持续3～6个月；亦可采用口服环磷酰胺2mg/（kg·d），最大剂量为200mg/d。
    - ◇ 2022年EULAR关于AAV的治疗指南认为，avacopan（口服选择性C5a受体抑制剂）可与利妥昔单抗或环磷酰胺联合用于诱导缓解，有利于大幅减少糖皮质激素用量，降低感染和复发风险。血浆置换可作为急进性肾小球肾炎（血肌酐＞300μmol/L）诱导缓解治疗的一部分，不建议常规应用血浆置换治疗肺泡出血。
  - ✓如GPA/MPA未危及器官或生命，如不伴有骨破坏的鼻和鼻旁窦疾病、鼻软骨塌陷或嗅觉丧失或耳聋、骨骼肌受累，不伴有溃疡的皮肤病变，以及不伴有空洞的肺部结节、肺部浸润影但不伴有咯血者，建议糖皮质激素联合利妥昔单抗进行诱导缓解，可使用糖皮质激素联合甲氨蝶呤或吗替麦考酚酯作为替代。
  - ✓对诱导缓解无效的难治性GPA/MPA，应彻底重新评估疾病状态和共病，考虑不同的治疗选择。
- 维持缓解的治疗：利妥昔单抗已成为GPA/MPA维持缓解治疗

的首选，这一阶段利妥昔单抗治疗剂量为500mg，每6个月1次，或根据疾病活动度、外周血B细胞计数和免疫球蛋白水平等进行个体化调整。亦可采用小剂量糖皮质激素联合一种免疫抑制剂治疗，如硫唑嘌呤、甲氨蝶呤、吗替麦考酚酯、钙调蛋白酶抑制剂等。硫唑嘌呤为维持治疗的首选免疫抑制剂，常用剂量为2mg/（kg·d）。难治性病例可以使用环磷酰胺维持缓解。基于有限的研究证据，来氟米特（20～30mg/d）亦可作为二线维持缓解的治疗药物。

- 复发的治疗：AAV极易复发，对出现重要脏器损害的重症复发，需按照新发疾病进行诱导缓解治疗。对复发的AAV，利妥昔单抗的诱导缓解率高于环磷酰胺。对复发频繁的轻症复发患者，需加强或调整免疫抑制剂的使用。
- 难治性AAV的治疗：对不能达到诱导缓解的难治性AAV患者，如环磷酰胺治疗不能达到诱导缓解的患者可更换为利妥昔单抗进行诱导缓解治疗；对利妥昔单抗治疗不能达到诱导缓解的患者，可更换为环磷酰胺进行诱导缓解治疗。
- EGPA的治疗
  - ✓治疗原则大体同GPA和MPA，但EGPA的大规模临床研究较少，因此支持相关治疗的证据较少。
  - ✓对新发或复发EGPA的诱导缓解，若疾病危及器官或生命，建议使用大剂量糖皮质激素联合环磷酰胺，糖皮质激素联合利妥昔单抗可作为替代方案；若未危及器官或生命，建议糖皮质激素诱导缓解。
  - ✓人源化IL-5单克隆抗体——美泊利珠单抗可有效治疗EGPA，降低EGPA复发率，减少糖皮质激素用量，可用于复发性、无活动性危及器官或生命表现的EGPA。对疾病危及器官或生命的患者，在维持缓解期，可选用甲氨蝶呤、硫唑嘌呤、美泊利珠单抗或利妥昔单抗。
- 疾病监测与随诊：如果疾病持续处于缓解状态，则可考虑减停药物。
  - ✓首先减停糖皮质激素或使用最小有效剂量的糖皮质激素维持病情稳定，或逐渐减停免疫抑制剂，最终达到停用糖皮质激素和免疫抑制剂的目标。
  - ✓AAV非常容易复发，PR3-ANCA阳性AAV患者的复发率明显高于MPO-ANCA阳性患者。AAV患者在病情稳定后至少需要维持治疗24～48个月，复发或复发风险高的患者（如PR3-ANCA阳性的AAV患者），需更长时间维持治疗。
  - ✓对减停药物的患者，亦应密切监测，以防疾病复发。
- 其他：对接受利妥昔单抗治疗的患者，建议在每次利妥昔疗程前监测血清免疫球蛋白水平，以评价免疫抑制风险。对应用利妥昔单抗、环磷酰胺或大剂量糖皮质激素的患者，建议使用复方磺胺甲基异噁唑（复方新诺明）预防卡氏肺孢子菌感染。

8. 预后

AAV患者的预后取决于受累脏器与严重程度，尤其是基线肾功能和肺病变的严重程度。目前采用更新的5因子评分，即年龄＞65岁、心功能不全、肾功能不全（血肌酐≥150μmol/L）、严重的胃肠道受累（肠穿孔、消化道出血、胰腺炎）和缺乏耳鼻喉受累，每出现一个危险因子，患者的生存率即明显下降。

（刘金晶）

■ 贝赫切特病

1. 概述

- 贝赫切特病（BD）又称白塞病，是一种以血管炎为基本病理改变的慢性、复发性自身免疫/炎症性疾病。
- 临床表现为反复发作的口腔溃疡、生殖器溃疡、葡萄膜炎、皮肤损害，可累及心血管、神经系统、消化道、关节、肺、肾等。
- 基本病理改变是血管炎，全身血管均可累及，以小血管和静脉为主，也可发生大静脉血栓和大动脉炎。
- BD的地域差异较大，中东、远东、地中海地区发病率较高。我国患病率为14/10万，北方可高达110/10万。发病年龄多为15～50岁，中位发病年龄34岁，男女发病率相似。
- BD病因未明，有一定遗传易感性，与HLA-B5及其B51亚型有一定相关性。

2. 临床表现

BD起病隐匿，病程呈复发、缓解交替的特征。常见皮肤黏膜损害，多个重要脏器受累者预后差。

- 口腔溃疡
  - ✓复发性口腔阿弗他溃疡是多数患者的初发症状，发生率＞95%，可发生在口腔任何部位。溃疡单发或多发，呈圆形或卵圆形，大小多变，覆有黄白色假膜，周围有一边缘较清晰的红晕，疼痛剧烈，以致进食困难。溃疡常于1～2周自行愈合，很少遗留瘢痕。少见疱疹样溃疡。
  - ✓咽部溃疡反复发作可导致局部狭窄，出现吞咽困难和呼吸困难，甚至局部形成瘘管。
- 生殖器溃疡：很少为首发表现，发生率51.7%～93%。男性多见于阴囊，也可出现于阴茎、龟头和肛周。女性常见于大阴唇，也可出现在小阴唇、阴道、宫颈。出现频率和数目少于口腔溃疡，但更为深大，疼痛剧烈，容易遗留瘢痕。

- 皮肤损害
  - ✓发生率39.4%～87.1%，皮损表现多样，痛性结节红斑、假性毛囊炎和痤疮样皮疹最常见。
  - ✓血栓性浅静脉炎分布于四肢浅表静脉部位，可见于静脉穿刺后。针刺试验具有诊断价值。
- 眼损害
  - ✓见于26.8%～93%的BD患者，约15%的患者以眼病为首发表现，是该病致残最主要的原因。眼BD好发于青壮年，男性多见，可由单侧发展为双侧受累，眼各组织均可受累。
  - ✓常见急性、复发性后/全葡萄膜炎，主要表现为突发视力下降、眼前漂浮物。如合并前葡萄膜炎可有眼红、眼痛、畏光、流泪等刺激症状。最严重的眼BD表现为静脉性视网膜血管炎，包括视网膜静脉迂曲扩张、血管鞘、视网膜出血、视网膜浸润灶、视盘水肿、黄斑水肿等。
  - ✓眼底荧光素血管造影可见弥漫毛细血管荧光素渗漏，表现为特征性的蕨树叶样强荧光。葡萄膜炎反复发作可引起瞳孔膜闭、黄斑萎缩、白内障、视神经萎缩和青光眼等严重并发症，导致可逆或不可逆的视力丧失。
- 关节受累：关节症状发生率5.3%～93%，通常表现为下肢大关节为主的非对称性、非侵蚀性单关节或寡关节炎，大多预后良好，少见畸形。部分患者可出现骶髂关节受累。
- 大血管受累：血管BD是BD主要死因之一，多发生于BD起病后5年内，发生率2.2%～50%，易复发。各种不同直径的动、静脉均可受累，静脉受累更常见。
  - ✓下肢深静脉血栓是最常见的类型，占所有血管病变的60%～80%，常多发，双侧受累多见，治疗反应差，易导致血栓后综合征。
  - ✓深静脉血栓与炎症活动的血管壁紧密黏附，不易脱落。肺血管炎内膜损伤可导致肺动静脉多发血栓形成或动脉瘤，严重者因大咯血危及生命。
  - ✓腔静脉受累可表现为上腔静脉综合征、Budd-Chiari综合征。
  - ✓动脉受累主要表现为动脉瘤、动脉狭窄和闭塞，以动脉瘤多见，可合并附壁血栓，常发生在主动脉、肺动脉、股动脉等，严重者出现瘤体破裂，病死率极高。
- 心脏受累：可表现为心包炎、瓣膜病变、冠状动脉病变、心内膜炎、心内血栓、心肌炎、传导异常等。
  - ✓瓣膜病变起病隐匿，主要表现为中至重度主动脉瓣关闭不全，可合并升主动脉扩张，少数累及二尖瓣和三尖瓣，病理为主动脉瓣及瓣周组织广泛炎症。易因漏诊导致瓣膜置换术后瓣周漏、瓣膜脱落等严重并发症。

✓冠状动脉受累相对少见，表现为冠状动脉狭窄、动脉瘤和闭塞病变，常伴发外周血管病变，而心血管疾病危险因素少见。

- 神经系统受累：神经BD是BD严重并发症之一，发生率2.3%～44%，多发生于30～40岁，平均出现在皮肤、黏膜、眼受累之后5年，男性多见。分为脑实质、非实质和周围神经系统受累。

✓脑实质受累最常见，累及端脑-间脑交界处、脑干和脊髓，表现为亚急性头痛、脑神经麻痹、构音障碍、共济失调、偏瘫，是BD主要致残致死原因。多数患者脑脊液异常，表现为中性粒细胞和/或淋巴细胞为主的细胞数增多，蛋白质水平轻中度升高，无寡克隆区带。脑脊液IL-6水平可作为脑实质受累病情活动指标。头颅MRI示病灶常位于中线结构附近，自脑干延伸至丘脑和基底节。脑干萎缩而无皮质萎缩，对诊断具有很高的特异性。

✓非实质受累主要指颅内静脉窦血栓形成（CVST），或称血管性神经BD，多呈亚急性或慢性病程，表现为剧烈头痛、视盘水肿、恶心、呕吐，颅内压明显增高，脑脊液检查正常。血栓多见于横窦和上矢状窦。磁共振静脉造影（MRV）对CVST具有诊断意义。

✓周围神经系统病变表现为感觉运动性多发性神经病、吉兰-巴雷综合征、多发性单神经炎和自主神经病。

- 消化道受累：称为肠BD，发生率4%～38%，全消化道均可受累，单一或多部位受累，以回肠末段、回盲部、升结肠最多见。

✓表现为腹痛、腹部包块、腹泻、腹胀、吞咽困难、嗳气、呕吐、便血、便秘等，累及食管表现为胸骨后痛。严重者出现消化道溃疡、出血、肠穿孔、肠梗阻和肠瘘。

✓内镜下典型表现为好发部位单发或局灶多发（≤5个）类圆形溃疡，边界清晰，宽大，易穿孔和出血；亦可出现穿凿样、地图样、环形溃疡。

✓CT肠道重建表现为肠壁增厚、强化、息肉形成、瘘管，部分表现肠系膜血管充血及周围脂肪组织间隙模糊。

✓手术病理多为肠黏膜急慢性炎症、坏死、溃疡形成等非特异性表现，可见肠管及系膜内小血管纤维素样坏死、炎症细胞浸润。

✓需与炎症性肠病、肠结核等感染性肠炎、药物相关及缺血性病变等鉴别。

- 肺受累：肺实质受累少见，胸部CT可出现结节、空洞、磨玻璃影、胸腔积液等非特异表现。

- 泌尿生殖系统受累
  - ✓肾受累可有血尿、蛋白尿等肾小球肾炎表现，可伴有肾淀粉样变AA型。
  - ✓肾血管受累可出现各种内径血管的血管炎，以及缺血导致肾功能损伤。
  - ✓单侧或双侧附睾炎具有诊断特异性。

3. 辅助检查

- BD无特异性生物标志物或病理特征。ESR、CRP与BD病情活动相关，外周血中性粒细胞/淋巴细胞比例升高。
- 针刺试验阳性（用20号无菌针头在前臂屈面中部斜行刺入约0.5cm，沿纵向稍做捻转后退出，24～48小时局部出现直径＞2mm的毛囊炎样小红点或脓疱疹样改变为阳性。静脉穿刺或皮肤创伤后出现的类似皮损有同等价值，亦提示病情活动。
- 影像学检查对于发现早期病变、疾病诊断和鉴别诊断有重要意义。

4. 诊断

依据临床表现进行诊断。目前常用1990年国际BD研究组BD诊断/分类标准（ISGBD）和2014年BD国际研究小组修订标准（ICBD）。2014年新标准未强调口腔溃疡作为必备条件，在主要评分系统中补充了血管病变、神经系统表现为诊断条件，将针刺反应作为可选项，总分≥4分即提示BD（表19）。该标准的敏感性为94.8%，特异性为90.5%，有利于BD的早期识别。

表19　BD国际研究小组BD评分系统（2014）

症状/体征	评分
眼部病变（前葡萄膜炎、后葡萄膜炎、视网膜血管炎）	2
生殖器阿弗他溃疡	2
口腔阿弗他溃疡	2
皮肤病变（结节红斑、假性毛囊炎）	1
神经系统表现	1
血管受累（动静脉血栓、静脉炎或浅静脉炎）	1
针刺试验阳性①	1

注：①针刺试验是可选项，主要评分系统不包括针刺试验。如果进行了针刺试验，且结果为阳性，则额外加1分，评分≥4分提示BD。

5. 鉴别诊断

一些结缔组织病、自身炎症性疾病、活动性感染和肿瘤模拟血管炎可出现类似BD的表现，在疾病诊断阶段需要谨慎排查。

6. 病情评估

采用2006年BD国际研究协会制定的BD近期活动度量表（BDCAF）评估BD活动度。根据患者在过去4周是否存在BD导致的相应脏器损伤进行评分，内容包括头痛及皮肤黏膜、关节、消化道、眼、神经系统和大血管受累。满分为12分，转化区间指数后计分最高20分。BD眼病及血管、神经系统和胃肠道受累与预后不良相关。

7. 治疗

BD治疗目标为迅速控制炎症，延缓进展，防止复发和不可逆的脏器损伤，需要多学科协作，个体化治疗。

- 一般治疗：保持口腔卫生，黏膜溃疡阶段建议伤口护理，避免继发感染。
- 局部治疗：局部应用糖皮质激素有助于减轻黏膜溃疡症状和促进愈合。眼表散瞳药物和糖皮质激素滴眼液用于孤立前葡萄膜炎。玻璃体内注射曲安奈德、糖皮质激素缓释剂有助于注射眼的炎症控制。
- 全身药物治疗
  - ✓皮肤黏膜和关节受累：非甾体抗炎药对痛性溃疡、结节红斑和急性关节炎有一定疗效。沙利度胺和硫唑嘌呤多用于黏膜溃疡、假性毛囊炎。秋水仙碱有助于改善结节红斑和口腔溃疡。阿普斯特（新型口服磷酸二酯酶-4抑制剂）可有效改善口腔溃疡和外阴溃疡。全身性糖皮质激素用于秋水仙碱无效的结节红斑。慢性关节炎可使用甲氨蝶呤等慢作用抗风湿药物。如上述治疗效果不佳，可考虑TNF-α抑制剂或干扰素-α。
  - ✓累及眼后段的BD眼病：全身糖皮质激素联合硫唑嘌呤、环孢素、单抗类TNF-α抑制剂、干扰素-α等。
  - ✓消化道受累：沙利度胺多用于食管溃疡。5-氨基水杨酸和柳氮磺吡啶可用于轻中度肠BD一线治疗及维持缓解。中重度肠BD常用全身性糖皮质激素、环磷酰胺、硫唑嘌呤、沙利度胺、单抗类TNF-α抑制剂等。难治性肠BD和伴严重并发症者需联合肠外、肠内营养治疗。肠穿孔、出血、梗阻、脓肿等并发症需考虑外科干预。
  - ✓心脏大血管受累：多需要全身糖皮质激素和免疫抑制剂，如环磷酰胺、环孢素、硫唑嘌呤等，难治性病例建议使用生物制剂。难治性静脉血栓患者在排除动脉瘤（包括肺动脉瘤）后，可联合抗凝治疗。动脉瘤、严重血管闭塞、主动脉瓣关闭不全患者，必要时需行介入或手术干预。外科操作应尽可能在BD稳定期进行，并维持免疫抑制治疗，以减少术后并发症风险。

✓神经系统受累：常用糖皮质激素、免疫抑制剂如环磷酰胺、硫唑嘌呤和吗替麦考酚酯，避免使用钙调磷酸酶抑制剂。单抗类TNF-α抑制剂用于初发严重病例和难治性复发进展者。

8. 预后

眼、胃肠道、心血管、神经系统受累者预后不佳，严重并发症导致致残、致死率高。早发男性BD患者通常病情较严重，脏器受累多发生于病程早期。建议患者长期随访，随访频率取决于脏器损伤类型及严重程度。对重要脏器受累者，可在疾病缓解2～5年逐步减少免疫抑制剂剂量。

（刘金晶）

■ 脂膜炎

1. 概述

- 脂膜炎指原发于皮下脂肪的炎症性疾病。
- 临床上，各种类型脂膜炎都表现为皮下结节，不易鉴别。
- 组织病理学上，皮下脂肪层由脂肪细胞所构成的脂肪小叶和小叶间的结缔组织即小叶间隔共同构成，因此脂膜炎可分为主要侵犯脂肪小叶间隔的间隔性脂膜炎和主要侵犯脂肪小叶的小叶性脂膜炎。
- 系统性红斑狼疮、特发性炎性肌病、系统性硬化症、系统性血管炎（如贝赫切特病、结节性多动脉炎等）、各种感染等也可引起脂膜炎。本节主要介绍常见的原发性脂膜炎。

2. 结节红斑（EN）

- 概述

✓EN是最常见的炎症性脂膜炎，是经典的间隔性脂膜炎。可见于两性任何年龄，但大部分为中青年女性，男女比为1：（3～6）。

✓EN常与感染相关，特别是溶血性链球菌，其他可能的病原体有病毒、肠杆菌科细菌、结核分枝杆菌、真菌等；药物如溴化物、碘化物、磺胺类及口服避孕药也可能与该病有关；某些系统性疾病如贝赫切特病、炎症性肠病、结节病等或恶性肿瘤亦可伴发EN。

- 临床表现
  - ✓皮疹多发生于双小腿伸侧，亦可出现于大腿与上肢伸侧，罕见于头面部。皮损为深在结节，直径1～5cm，数个至数十个，对称性散在分布。
  - ✓常伴有乏力、腿部水肿和关节炎或关节痛（常见于踝关节、膝关节），可有中低度发热。皮损病初表面皮肤呈红色，略突起，局部皮温升高，有疼痛和压痛，数天后皮损变平，呈青色，一般3～6周消退，不留痕迹，可再发。
- 实验室检查
  - ✓一般性检查可出现白细胞计数、ESR、CRP升高。如为感染诱发，则相关病原学检查可阳性，如抗链球菌溶血素O（ASO）。
  - ✓组织病理学检查见间隔性脂膜炎为其特征。脂肪小叶间隔内水肿，红细胞外渗，血管周围中性粒细胞（早期）、淋巴细胞浸润；晚期还可见到由噬脂细胞和异物巨细胞构成的肉芽肿。
- 诊断：根据典型临床表现、发病前有感染史或服药史，多数病例无须活检即可诊断。如果病例不典型，则需结合组织病理学检查确诊。
- 鉴别诊断：需考虑其他类型的脂膜炎，如硬红斑。硬红斑好发于小腿屈侧，呈更慢性过程，可出现溃疡及瘢痕，本病与结核分枝杆菌感染有关，组织病理学表现为小叶性脂膜炎。
- 治疗：包括明确诱因、患肢的休息与抬高、抗炎药物治疗3部分。
  - ✓寻找并去除病因是治疗与防止复发的关键。
  - ✓急性期建议卧床休息、减少剧烈活动。
  - ✓疼痛明显者加用非甾体抗炎药。还可选用秋水仙碱、羟氯喹、沙利度胺等药物。重症者可给予糖皮质激素，可使皮损迅速消退。

3. 结节性血管炎（NV）和硬红斑（EI）

- NV和EI是经典的小叶性脂膜炎，两者在临床和组织学上表现相同，不同点仅在于结核感染是EI明确的诱因，因此EI被视为一种结核疹。
- NV好发于中青年女性，皮损出现在小腿屈侧，表现为触痛性皮下结节，直径初为1cm左右，数周内逐渐增大，皮肤略高起，呈暗红色。与EI相比，NV皮损的红色较暗淡，疼痛较轻，但常发生软化破溃，形成深在溃疡，流出油状液体，愈后遗留萎缩性瘢痕及色素沉着。结节亦可自行消退。患者多无明显全身症状，病程缓慢，反复发作持续多年。

- NV组织病理学表现为大量小叶性脂肪细胞坏死和炎症细胞浸润。脂肪小叶坏死导致脂肪细胞膜丧失，脂肪积液形成圆形聚集体。脂肪坏死加剧，形成微囊肿，最终穿透表皮形成溃疡。脂肪坏死区周围出现肉芽肿性炎症。血管炎的存在不是诊断NV的必要条件。
- NV需与EI鉴别。若患者存在结核分枝杆菌感染证据，则诊断为EI。EI病变组织的聚合酶链反应（PCR）可以在50%～70%的EI病例中发现结核分枝杆菌DNA。
- NV的治疗与EI相似，药物治疗包括非甾体抗炎药、秋水仙碱、羟氯喹、沙利度胺、糖皮质激素。EI需进行抗结核治疗。

4. **硬化性脂膜炎**

- 概述：硬化性脂膜炎又称脂肪皮肤硬化症，下肢静脉回流功能障碍是其主要病因。该病多发生于40岁以上、超重或肥胖女性的小腿中下1/3，患者无全身症状。
- 临床表现：皮损多为双侧受累。病程早期，局部出现红紫色、边界不清的痛性硬块。慢性期皮下脂肪纤维化导致皮肤增厚、紧缩及色素沉着，典型表现为小腿硬结呈“袜状”分布，小腿呈倒置的香槟酒瓶样。病变从踝部向近端逐渐发展是硬化性脂膜炎的特征性表现。
- 组织病理学为小叶性脂膜炎，伴脂肪坏死，无血管炎表现，随病程进展可出现小叶间隔增厚和纤维化，还可见静脉血流淤滞表现，有时伴大量红细胞外渗。
- 该病多可根据临床表现作出诊断，由于活检后愈合困难，可导致慢性溃疡，因此应尽量避免活检。可采用MRI、超声等影像学检查排除其他疾病。
- 硬化性脂膜炎治疗困难，纤维化区为不可逆病变。弹力袜套、抬高腿部是针对静脉回流功能障碍的标准疗法。对于上述治疗无效者，可试用口服己酮可可碱，羟氯喹联合己酮可可碱或可提高疗效。

5. **结节性脂膜炎**

- 概述：结节性脂膜炎又称特发性小叶性脂膜炎、回归性发热性非化脓性脂膜炎（Weber-Christian综合征）。好发于女性，约占75%，任何年龄均可发病，但以30～50岁最为多见。
- 临床表现：急性或亚急性起病，以反复全身不适、关节痛、发热、皮下结节为特征。根据受累部位，可分为皮肤型和系统型。

  ✓皮肤型：病变只侵犯皮下脂肪组织，而不累及内脏。表现为痛性皮下结节，直径1～2cm，亦可达10cm以上，轻度隆起，肤色正常，触痛明显，好发于臀部和下肢，前臂、躯干和面部也可出现，呈复发性，成批发生，对称分布。伴发热、乏力、肌肉和关节痛。消退处局部皮肤凹陷伴色素沉着，少数结节可破溃，有黄棕色液体流出，称为液化性脂膜炎。本型多数患者在3～5年内逐渐缓解，预后良好。

✓系统型：除具有上述皮肤型表现外，还有内脏受累。脏器损害可在皮损同时、之前或之后出现。各脏器均可受累，包括肝、小肠、肠系膜、大网膜、腹膜后脂肪组织、骨髓、肺、胸膜、心肌、心包、脾、肾、肾上腺等。系统型患者发热常与皮疹出现相平行，多为弛张热，持续1～2周后逐渐下降。本型预后与脏器受累的范围和程度有关，广泛受累者预后差。

- 细胞吞噬性组织细胞性脂膜炎：可能为结节性脂膜炎的一种变型，病情危重，进行性加剧，有发热、肝脾大、肝功能异常和全血细胞减少，最终往往死于弥散性血管内凝血（DIC）和肝衰竭导致的出血。组织病理学可见吞噬各种血细胞及其碎片的所谓“豆袋状”组织细胞。
- 辅助检查

✓实验室检查：白细胞增多、ESR明显增快、免疫球蛋白增高。肝肾受累者可有肝肾功能异常、血尿和蛋白尿。骨髓受累者可出现贫血、白细胞和血小板减少。

✓组织病理学检查：示脂肪细胞的坏死和变性，分为以下3期。

◇ 急性炎症期：小叶内脂肪细胞变性、坏死伴炎症细胞浸润，部分伴血管炎改变。

◇ 吞噬期：变性坏死的脂肪组织中出现大量吞噬脂质的泡沫细胞和噬脂性巨细胞。

◇ 纤维化期：泡沫细胞减少或消失，炎症反应消失，成纤维细胞增多，纤维组织形成。

- 诊断：该病特征为成批反复发生的痛性皮下结节，大多数发作时伴发热，可侵犯内脏脂肪组织，结合第二期（吞噬期）组织病理学表现即可诊断。
- 鉴别诊断：需考虑其他类型的脂膜炎，如结节红斑、结节性血管炎、硬红斑及胰源性脂膜炎，但尚需排除以下类似疾病。

✓结节性多动脉炎：常伴发热，常见的皮肤损害亦有皮下结节，可坏死形成溃疡。皮肤还可出现紫癜、网状青斑、肢端坏疽等表现。内脏损害以肾脏、胃肠道多见，但多发单神经病变亦常见，可有心脏、睾丸受累。乙肝病毒感染史对诊断有提示意义。影像学可见内脏动脉多发狭窄或动脉瘤，病理证实有中小动脉坏死性血管炎。

✓皮下脂膜炎样T细胞淋巴瘤：表现为高热、肝脾大、全血细胞减少及出血倾向，与系统型结节性脂膜炎极其相似。但脂肪组织中有克隆性增殖的肿瘤细胞浸润，均为中小多形T细胞，细胞核畸形，具有重要诊断价值，常有反应性吞噬性组织细胞出现。免疫组化染色CD45RO和CD4阳性，而CD20阴性。

✓皮下脂肪肉芽肿病：又称Rothmann-Makai综合征，好发于儿童及肥胖女性，皮肤损害为结节或斑块，直径0.5～3cm，大者可超过10cm，质较硬，表面皮肤呈淡红色或正常，轻压痛，分布于面部、躯干和四肢，以大腿内侧常见，可持续数月至1年后逐渐消退，不留萎缩和凹陷。无发热等全身症状。

- 治疗：尚无特效治疗。

✓在急性期或高热时，一般使用糖皮质激素，如泼尼松40～60mg/d。

✓对于系统型，特别是重症患者，可加用免疫抑制剂，如硫唑嘌呤、环孢素、环磷酰胺、吗替麦考酚酯等，同时加强支持治疗。非甾体抗炎药、羟氯喹、沙利度胺等亦有一定疗效。

- 预后：个体差异较大。仅皮肤受累者，虽易反复发作，但总体预后较好，数年后可完全缓解；有脏器受累者，预后较差，病死率高。

6. 类固醇后脂膜炎

- 类固醇后脂膜炎是少见的脂膜炎类型，主要见于短期内使用大剂量糖皮质激素治疗并突然迅速撤药的儿童。
- 糖皮质激素治疗期间，体重通常有明显增加。在糖皮质激素减量或停用的1个月内，出现坚硬的皮下结节，结节直径0.5～4cm，表面皮肤正常或充血，好发于皮下脂肪丰富部位，如面颊、上臂、臀部等处。数周至数月内自行缓解，如糖皮质激素加量可促使结节消退。患者一般无全身症状。
- 组织病理学检查可见小叶性脂膜炎，伴脂肪细胞坏死及泡沫样组织细胞，脂肪细胞内可见针样裂隙。
- 该病无特殊治疗，皮损可自行消退且无瘢痕。

7. 胰源性脂膜炎

- 胰源性脂膜炎为胰酶损伤脂肪后形成的脂膜炎，最常见与急性及慢性胰腺炎或胰腺癌相关。

- 40%的病例以皮损作为胰腺病变的首发症状，部分患者可无明确腹部症状。皮肤病变为痛性或无痛皮下结节，表面红斑，直径1～5cm，小腿是最常见部位，头颈部很少受累，结节一般为数个，亦有上百个者。病变严重者可形成无菌性脓肿，破溃后流出棕色黏稠油状物。皮损消退后常遗留萎缩性瘢痕。
- 多数患者伴有关节炎，常为单关节炎或寡关节炎。罕见出现多关节炎者，称为PPP综合征，即胰腺疾病、胰源性脂膜炎、多关节炎。
- 实验室检查有助于明确诊断。多数患者血清淀粉酶和/或脂肪酶升高，而胰腺癌导致胰源性脂膜炎的患者中60%存在外周血嗜酸性粒细胞增多。
- 治疗应针对基础胰腺疾病。

8. 寒冷性脂膜炎

- 寒冷性脂膜炎是一种由寒冷直接损伤脂肪组织引起的物理性脂膜炎，多发生于婴幼儿，成人则多见于冻疮患者或紧身衣裤所致血循环不良者。
- 好发于冬季，受冷数小时或数天内于暴露部位如面部和四肢等处出现红紫色质硬皮下结节，直径2～3cm，也可增大或融合成斑块。皮损逐渐自行消退，不留痕迹。
- 组织学上，邻近真皮下部的上层皮下脂肪小叶内出现脂肪细胞坏死和炎症细胞浸润，无特异性。
- 诊断主要依据寒冷暴露史。

（吴　迪）

■ 复发性多软骨炎

1. 概述

- 复发性多软骨炎（RP）是一种主要累及软骨及其他富含蛋白聚糖成分软组织的免疫介导的全身炎症性疾病。常见受累器官包括耳、鼻、气道、眼、关节、心血管等，特征性表现为“菜花耳”和“鞍鼻”畸形，呈现反复发作和缓解的特点。
- 好发于40～60岁，任何年龄均可发病，无明显性别差异。
- 约1/3患者可伴发其他疾病，如系统性血管炎等风湿性疾病、血液系统疾病及肿瘤等。

2. 临床表现

- 可隐匿起病，也可急性发作。可有发热、乏力等非特异全身症状。
- 耳廓软骨是最常见的受累部位，表现为单侧或双侧耳廓红肿、疼痛，可累及咽鼓管、外耳道，但耳垂不受累。反复炎症损伤后，晚期耳廓塌陷，呈“菜花耳”或“松软耳”畸形。少数可累及内耳，出现感音神经性聋或前庭功能障碍。

- 鼻软骨炎见于多数患者，表现为鼻部肿胀、疼痛，伴鼻塞、流涕、嗅觉减退，晚期出现鼻软骨塌陷，形成特征性“鞍鼻”畸形。
- 约半数患者出现气道受累，可累及喉、气管及支气管。早期表现为气道管壁局限性增厚、软化，后期形成气道狭窄、塌陷，导致声音嘶嘶、干咳、吸气性喘鸣、呼吸困难。突发喉软骨塌陷可导致窒息，气道狭窄还导致分泌物排出不畅而易发生感染。
- 眼部受累常见，表现为巩膜炎、巩膜外层炎、结膜炎、角膜炎、葡萄膜炎，可致失明。
- 超过2/3患者出现关节受累，胸锁关节、胸肋关节、外周大小关节均可受累，一般为非侵蚀性关节炎。
- 部分患者出现皮肤黏膜病变，如口腔溃疡、紫癜、网状青斑、结节红斑等。
- 心血管系统受累不常见，表现为主动脉瓣或二尖瓣关闭不全、心脏传导阻滞、心肌炎、心包炎，还可出现累及大中小血管的血管炎。
- 少数患者出现肾小球肾炎、中枢及外周神经系统受累。
- 约1/3患者伴有其他疾病，较常见的有系统性血管炎（如ANCA相关血管炎）、骨髓增生异常综合征（MDS）和恶性肿瘤等。合并贝赫切特病时称为MAGIC综合征。

3. 辅助检查

- 血常规：病情活动期患者可出现白细胞增多、正细胞正色素性贫血和血小板增多等，严重异常者应行骨髓穿刺及骨髓活检，排查MDS。
- 尿常规：少数患者可出现血尿、蛋白尿等。
- ESR、CRP升高。
- 部分患者可有ANA、RF、ANCA低滴度阳性，此时需鉴别是否合并其他风湿性疾病。抗软骨抗体、抗Ⅱ型胶原抗体等敏感性及特异性不高，未应用于临床。
- 心电图、超声心动图：可评估心脏受累情况。疑有大血管受累者，需行血管彩超及CT血管成像。
- 胸部CT及气道三维重建：可排查气道狭窄、管壁增厚、肺部感染。气道受累者，肺功能检查可发现阻塞性通气功能障碍。
- 纤维支气管镜：可见气道水肿、狭窄，但可能加重气道病变、诱发感染，不建议常规进行。

- 关节超声：可发现非侵蚀性关节炎。
- PET/CT、SPECT：可以早期发现软骨炎。
- 组织病理学检查：急性发作期的软骨可见炎症细胞浸润，包括$CD4^+$T细胞、巨噬细胞、粒细胞，从软骨表面贯穿至深层。已破坏的软骨被纤维组织取代，出现钙化或骨化。
- 有相应症状的患者还应完善眼科、耳鼻喉科、腰椎穿刺等检查。

4. 诊断

- 1975年McAdam分类标准：①双侧耳软骨炎。②非侵蚀性、血清阴性多关节炎。③鼻软骨炎。④眼炎（结膜炎、角膜炎、巩膜炎、巩膜外层炎和葡萄膜炎）。⑤呼吸道软骨炎（喉、气管软骨）。⑥耳蜗和/或前庭功能障碍（感觉神经性听力下降、耳鸣、眩晕）。符合6条中3条及以上可诊断RP。
- 1979年Damiani和Levine的改良标准：①符合3条及以上McAdam标准。②符合1条及以上McAdam标准＋组织病理学学符合RP。③存在2处及以上的软骨炎＋糖皮质激素或氨苯砜治疗有效。符合以上任意1条可诊断RP。
- 1986年Michet分类标准
  - ✓主要标准：①确证的发作性耳软骨炎。②确证的发作性鼻软骨炎。③确证的发作性喉气管软骨炎。
  - ✓次要标准：①眼炎。②听力下降。③前庭功能障碍。④血清阴性关节炎。

  符合2条主要标准或1条主要标准加2条次要标准可诊断RP。

5. 鉴别诊断

- 耳廓炎：应与外耳其他病变鉴别，如外伤、冻疮、感染（细菌、梅毒螺旋体、麻风杆菌）等。耳廓假性囊肿表现与RP有相似之处，为耳廓外侧面的囊肿样隆起，但多发生于一侧，无压痛，内含浆液样渗出物。
- 鼻软骨炎：应与其他可引起鞍鼻的疾病鉴别，如创伤、肉芽肿性多血管炎、先天性梅毒、麻风、结核、真菌感染、结外鼻型NK/T细胞淋巴瘤等。
- 眼炎：应与其他可引起眼炎的疾病鉴别，如脊柱关节炎、肉芽肿性多血管炎、贝赫切特病、结节病等。
- 关节炎：应与类风湿关节炎、脊柱关节炎、痛风性关节炎、骨关节炎等鉴别。
- 气管、支气管病变：应与外压性狭窄、结核等感染性疾病、慢性阻塞性肺疾病、肿瘤、淀粉样变等疾病鉴别。肉芽肿性多血管炎可导致声门下狭窄，受累范围常较局限。

- 主动脉病变：应与梅毒、大动脉炎、贝赫切特病、马方综合征、动脉粥样硬化等疾病鉴别。

6. 治疗

RP治疗的基本原则是根据患者病情及合并症情况，选择适当剂量的糖皮质激素和免疫抑制剂，应注意多学科协作。

- 首先应加强患者教育，定期接种流感疫苗和肺炎疫苗，避免感染和创伤等诱因。
- 轻症患者可选择非甾体抗炎药或秋水仙碱。
- 糖皮质激素是急性发作期的基础用药，常用剂量为0.5～1.0mg/（kg·d）。如出现严重的喉、气管支气管、眼、内耳受累或血管炎，可行糖皮质激素冲击治疗，甲泼尼龙500～1000mg/d，连用3～5天，然后减至常规剂量使用。糖皮质激素（泼尼松）逐渐减量至低剂量（＜7.5mg/d）维持，病情较长时间稳定，可考虑停用。
- 联合免疫抑制剂有助于控制病情、协助糖皮质激素减量。可选择甲氨蝶呤、环磷酰胺、吗替麦考酚酯、来氟米特、硫唑嘌呤、环孢素等。
- 对于难治性或反复发作的患者，可使用免疫球蛋白、血浆置换和靶向药物。TNF抑制剂、IL-6拮抗剂、T细胞共刺激因子抑制剂、JAK抑制剂等均有治疗成功的报道。
- 重视多学科协作
  - ✓严重的眼炎患者应进行眼科局部治疗。
  - ✓感音神经性聋患者可行耳蜗移植。
  - ✓气道严重狭窄、塌陷的患者，可行持续气道正压通气、气管切开术或气管支架置入术。
  - ✓心脏瓣膜病变严重者，行瓣膜修补术或置换术。

7. 预后

大部分RP患者表现为慢性病程，预后相对较好。患者最常见的死亡原因是感染、气道受累导致窒息及动脉瘤破裂。

（吴　迪）

■ 冷球蛋白血症

1. 概述

- 冷球蛋白是在低于37℃时从血清或血浆中自然沉淀、加热至37℃后又能溶解的免疫球蛋白。
- 血液中出现冷球蛋白者称为冷球蛋白血症，广义上也指由含有冷球蛋白的免疫复合物引起的系统性血管炎，潜在的发病机制是B细胞增殖和自身抗体的产生。

2. 分类与病因

- 根据冷球蛋白的免疫化学组成分为3型（Brouet分类）。
  - ✓ Ⅰ型（单克隆冷球蛋白）：约占10%，冷球蛋白仅由单克隆免疫球蛋白构成，以IgM为主，亦有IgG和IgA，多见于淋巴增殖性疾病，如多发性骨髓瘤、巨球蛋白血症等。易出现高黏滞综合征和血栓表现。
  - ✓ Ⅱ型（单克隆和多克隆混合型冷球蛋白）：又称原发性混合性冷球蛋白血症，约占65%，由单克隆和多克隆免疫球蛋白（通常IgMκ和IgGκ或IgGλ）构成，具有类风湿因子活性。主要见于持续性病毒感染，其中80%～90%是丙型肝炎病毒。
  - ✓ Ⅲ型（混合多克隆冷球蛋白）：约占25%，冷球蛋白均由多克隆IgM和IgG构成，多继发于结缔组织病。
- 根据病因分为原发性和继发性两种类型：原发性冷球蛋白血症无任何明确基础疾病，其类型常为混合型；继发性冷球蛋白血症指伴随于某种疾病的冷球蛋白血症，在血清中浓度一般较低。常见的继发性冷球蛋白血症的病因如下。
  - ✓ 感染性疾病：①病毒感染，见于乙型病毒性肝炎、丙型病毒性肝炎、莱姆病、传染性单核细胞增多症等。②细菌感染，见于亚急性细菌性心内膜炎、急性链球菌感染后肾小球肾炎等。③真菌感染，见于球孢子菌病。④寄生虫感染，见于血吸虫、疟疾、黑热病和弓形虫病。
  - ✓ 淋巴增殖性疾病：巨球蛋白血症、慢性淋巴细胞白血病、淋巴瘤。
  - ✓ 自身免疫病：系统性红斑狼疮、类风湿关节炎、干燥综合征、系统性硬化症、多发性肌炎/皮肌炎、血管炎、贝赫切特病和甲状腺炎。
  - ✓ 肝肾疾病：弥漫增生性肾小球肾炎、肝硬化、慢性肝炎。

3. 临床表现

并非所有冷球蛋白血症都有临床症状，50%以上Ⅰ型和15%Ⅱ型、Ⅲ型无临床症状。原发性冷球蛋白血症的临床表现如下。

- 皮疹：几乎见于所有患者，表现为下肢红色斑疹、可触性紫癜、梗死和溃疡，少数甚至发生肢端坏疽。Ⅰ型可有雷诺现象、网状青斑和指端发绀，遇冷后明显，并遗留色素沉着。毛细血管镜可在甲褶血管床发现毛细血管迂曲和顶端扩张。

病理为白细胞碎裂性血管炎和非炎症性血栓。

- 关节肌肉：Ⅱ型和Ⅲ型常见多关节痛、肌痛和无力，但真正的关节炎和肌炎很少见。关节痛多见于掌指关节、近端指间关节和踝关节，多为对称性，晨僵不显著，遇冷后加重。
- 神经系统：70%～80%的Ⅱ型和Ⅲ型患者可见周围神经损害引起的感觉、运动障碍，腓肠神经活检显示存在坏死性血管炎、脱髓鞘和缺血性病变。Ⅰ型患者易因高黏滞综合征出现中枢神经系统表现，如视力下降、复视、头痛、头晕、眩晕、眼震、突发性耳聋、痴呆、意识障碍直至昏迷。
- 肾脏：发生率约50%，多因免疫复合物所致（Ⅱ型、Ⅲ型常见），少数因血栓所致（Ⅰ型常见）。可出现急慢性肾小球肾炎或肾病综合征的临床表现，严重者可致肾衰竭，但单纯性血尿和蛋白尿更为常见。Ⅱ型肾损害发生率最高，多为膜增生性肾小球肾炎（60%～80%）。冷球蛋白持续存在表示病情活动，肾损害严重。
- 呼吸系统：Ⅱ型、Ⅲ型常见亚临床的肺部病变。肺功能检查可发现小气道功能下降和弥散功能受损。40%～50%的患者可出现症状，包括呼吸困难、咳嗽和胸膜炎。闭塞性细支气管炎、肺泡出血和肺血管炎亦有报道。
- 消化系统：可有肝脾大、肝功能异常、腹痛、出血和食管-胃底静脉曲张。
- 其他：可有全身淋巴结肿大、甲状腺炎、心脏受累及并发感染等。

4. 实验室检查

- 冷球蛋白检测
  - ✓40%的正常人亦存在冷球蛋白，但多<0.8μg/L。
  - ✓Ⅰ型患者血液中冷球蛋白可达50～100mg/L，Ⅱ型多为10～50mg/L，Ⅲ型常<10mg/L。
  - ✓检测方法：室温下空腹用预热的注射器和无抗凝剂试管取血10～20ml，立刻置37℃水中0.5～1小时，在37℃下以1800g反复离心2次，抽血清移入5ml刻度离心管，在4℃冰箱孵育3～5天，之后在4℃、1800g条件下离心15分钟，如有沉淀，移去上面血清，沉淀物用4℃生理盐水洗涤，再4℃离心，反复3～5次至上清液测不出蛋白为止，所得沉淀即为冷球蛋白。
  - ✓冷球蛋白正常值各地报告差异较大，为20～80mg/L。
- 血常规：轻度正细胞正色素性贫血常见。冷球蛋白含量高时可析出形成云雾状结构，被自动血细胞计数仪误读为白细胞和血小板，造成假性白细胞和血小板增多。

- 其他：ESR常极度增快，尤其见于Ⅰ型。Ⅱ型和结缔组织病继发的Ⅲ型最常出现总补体活性和早期成分（C1q、C2和C4）下降，而C3无下降或仅轻度下降。当存在大量冷球蛋白时，可出现假性低钠血症。

5. 诊断

该病诊断主要依据临床表现（系统性血管炎和血栓症状）、实验室检查（冷球蛋白、C4下降、RF增高）和病理学表现（皮肤、肾脏活检），患者的既往史（丙型肝炎、HIV感染、结缔组织病等）有助于确诊。

6. 鉴别诊断

- 冷球蛋白血症性血管炎需与其他系统性小血管炎、感染相关性血管炎和可模拟血管炎的疾病（如心房黏液瘤、抗磷脂综合征、血栓性血小板减少性紫癜等）鉴别。
- 冷球蛋白血症性高黏滞综合征需警惕白血病、真性红细胞增多症、巨球蛋白血症。

7. 治疗

原发性冷球蛋白血症报道不多，尚缺乏满意的治疗方法；继发性冷球蛋白血症主要针对原发病治疗。

- 轻症的治疗：仅有非特异炎症症状而无内脏受累表现者可采用保暖、非甾体抗炎药（NSAIDs）和小剂量糖皮质激素治疗。应警惕NSAIDs可能影响肾功能，需要密切监测。
- 重症的治疗：因血管炎或高黏滞综合征危及重要脏器，需积极采取免疫抑制治疗，同时针对基础病采用放化疗或抗肝炎病毒治疗。

✓糖皮质激素和免疫抑制剂治疗

◇ 泼尼松起始剂量1～2mg/（kg·d），对于威胁生命的危重症患者，可采用大剂量糖皮质激素冲击治疗：甲泼尼龙500～1000mg每日1次，连续应用3天，以期迅速控制炎症。

◇ 同时加用环磷酰胺0.5～1g/m^2，每3～6周静脉输注，或2mg/(kg·d）口服诱导缓解，硫唑嘌呤［2.0～2.5mg/（kg·d)］常用于维持缓解。吗替麦考酚酯（2～3g）可用于环磷酰胺有禁忌或不耐受的患者。

✓利妥昔单抗

◇ 诱导缓解阶段：375mg/m^2每周1次，共4次；或每次1g，第1天和第15天各1次。

◇ 维持治疗阶段：500～1000mg，每6个月1次。利妥昔单

常见风湿性疾病

抗可作为重症冷球蛋白血症性血管炎的一线治疗。

✓血浆置换：有助于迅速去除冷球蛋白，但需同时加用糖皮质激素和免疫抑制剂。起始剂量应达3L以上，每周3次，疗程3周或至病情改善。注意操作时管路需加热避免冷球蛋白沉淀。

（孙金磊）

■ 抗磷脂综合征

1. 概述

- 抗磷脂综合征（APS）是以反复血管性血栓事件、复发性自然流产、血小板减少等为主要临床表现，伴有抗磷脂抗体（APL）持续中、高滴度阳性的自身免疫病。
- APS分为原发性APS和继发性APS，后者多继发于系统性红斑狼疮（SLE）、干燥综合征等结缔组织病；还可出现在非风湿性疾病如脑血管病、血液病等。
- APS好发于中青年女性，男女比为1∶9。临床表现复杂多样，全身各个系统均可受累，最突出的表现为血管性血栓形成。APL可以在临床症状之前持续多年阳性。
- APS病因未明，病理特点为非炎性、节段性、阻塞性血管病变。

2. 临床表现

- 血栓事件：动脉或静脉非炎症性血栓，临床表现取决于受累血管的部位和大小，可表现单一或多个血管受累，反复血栓是APS的特征。
  - ✓静脉栓塞：在APS中常见，最常见部位为下肢深静脉血栓，亦可累及肾静脉、肝静脉、锁骨下静脉、视网膜静脉、上腔静脉、下腔静脉，以及颅内静脉窦等。
  - ✓动脉栓塞：最常见部位为颅内血管，脑卒中或短暂性脑缺血是最常见的表现，亦可累及冠状动脉、肾动脉、肠系膜动脉等。
- 病理妊娠：胎盘血管血栓，造成习惯性流产、胎死宫内、胎盘早剥、早产，严重者甚至出现早发型子痫前期或HELLP综合征（溶血、肝酶升高及血小板减少）等。典型的流产多发生于妊娠10周后，但也可发生于妊娠的任何阶段。
- 分类标准外临床表现：52%的APS患者存在分类标准外临床表现，甚至可以独立于血栓事件、病理妊娠之外单独存在。
  - ✓血小板减少：发生率为20%～53%，通常SLE继发APS较原发性APS更易发生血小板减少。APS患者血小板减少程度往往为轻度或中度。

✓其他表现：包括网状青斑、浅表性静脉炎、APL相关肾脏病变（如血栓性微血管病相关肾病、恶性高血压）、心脏瓣膜病变（瓣膜赘生物、瓣膜增厚和瓣膜反流等）、溶血性贫血、舞蹈症、认知功能障碍和横贯性脊髓炎、突发和进行性神经性聋、缺血性眼病（视网膜动脉栓塞、缺血性视神经病、中央视网膜动脉闭塞）等。

- 灾难性抗磷脂综合征（CAPS）

✓少数APS患者可在1周内出现进行性多个（3个或3个以上）器官的血栓形成，累及脑、肾、肝或心脏等重要脏器造成器官功能衰竭和死亡，并有病理证实小血管内血栓形成。

✓发生率约1%，但病死率高达50%～70%，往往死于脑卒中、脑病、出血、感染等。

✓可能的发病机制为短期内形成血栓风暴及炎症风暴。

3. 辅助检查

- APL是APS最具特征的标志物，也是患者血栓事件和病理妊娠的主要风险预测因素。其中狼疮抗凝物（LA）、抗心磷脂抗体（ACL）及抗β_2GP1抗体作为APS分类标准中的实验室指标。

✓ACL与血栓形成、病理妊娠间存在更强的相关性。对可疑APS患者，建议同时检测LA、ACL和抗β_2GP1抗体，以明确诊断并全面评估血栓事件或产科并发症的风险。

✓标准外APL：随着新的生物标志物不断被发现，许多新型APL已被证实可存在于APS患者中。目前已知的新型APL包括ACL IgA型、抗β_2GP1抗体IgA型、抗磷脂酰丝氨酸-凝血酶原（PS/PT）复合物抗体、抗β_2GP1结构域Ⅰ抗体、抗波形蛋白抗体、抗膜联蛋白抗体（主要为A5）等。若临床高度疑诊APS，LA、ACL、抗β_2GP1抗体检测均阴性，可考虑检测新型APL以协助诊断。

- 影像学检查：血管多普勒超声能准确发现静脉血栓、动脉栓塞及胎盘内血肿，数字减影血管造影（DSA）、CT、MRI可以及早发现血栓和早期发现脑部的微小梗死灶。

4. 诊断

- 患者出现如下情况疑诊APS时，应尽早完善APL检测：①不明原因的血栓事件。②反复发作的血栓事件。③肠系膜、肝静脉、肾静脉、颅内静脉窦血栓等非常见部位的血栓事件。④青年（＜50岁）脑卒中、心血管事件。⑤难以解释的神经系统症状，舞蹈症、横贯性脊髓炎、早期血管性痴呆。⑥SLE及其他结缔组织病合并血栓事件。⑦难以解释的血小板减少症、自身免疫性溶血性贫血。⑧反复流产或伴有早产的妊娠并发症。⑨网状青斑或其他血栓事件相关的皮肤表现。⑩实验室检查意外发现APTT延长，梅毒血清检测假阳性。

- 常用2006年悉尼修订的APS分类标准：包括临床和实验室两方面，须同时符合至少1项临床指标和1项实验室指标方能诊断APS。
  - ✓临床标准
    - ◇ 血栓形成：任何器官/组织发生的1次或1次以上动静脉或小血管血栓形成（浅表静脉血栓不作诊断指标），必须有客观证据（如影像学、组织病理学等），组织病理学如有血栓形成，必须是血栓部位的血管壁无血管炎表现。
    - ◇ 病理妊娠：①1次或多次无法解释的形态学正常的胎龄≥10周的胎儿死亡，必须经超声检查或对胎儿直接体检表明胎儿形态学正常。②妊娠34周以前，因重度子痫或重度先兆子痫或严重胎盘功能不全所致一次或多次形态正常的新生儿早产。③连续3次或3次以上无法解释的胎龄＜10周的自然流产，需除外母亲生殖系统解剖异常，或糖皮质激素水平异常，或因母亲或父亲染色体异常等因素所致。
  - ✓实验室标准
    - ◇ 血浆中LA阳性。
    - ◇ 采用标准化的酶联免疫吸附试验（ELISA）检测APL：IgG型/IgM型中高滴度阳性。
    - ◇ 采用标准化的ELISA检测血清或血浆中抗β_2GP1抗体：IgG型/IgM型阳性。

应注意上述检测均要求间隔12周以上，至少2次或2次以上阳性。如果APL结果阳性与临床表现之间间隔＜12周，或间隔超过5年，则不能诊断。

5. 鉴别诊断

- APS的鉴别诊断主要依据不同的临床表现加以鉴别。多种获得性或遗传因素亦可导致妊娠丢失和/或血栓栓塞性疾病。
- 静脉栓塞需与遗传性或获得性凝血功能异常（如蛋白C、蛋白S缺乏及因子V Leiden突变）、抗凝血酶缺乏症、恶性肿瘤、骨髓增殖性疾病、肾病综合征等鉴别。
- 动脉栓塞需与动脉粥样硬化栓塞事件、心房颤动、心房黏液瘤、感染性心内膜炎、脂肪栓塞、血栓性血小板减少性紫癜及系统性血管炎等鉴别。
- 同时或先后出现动脉和静脉栓塞时需与肝素诱导的血小板减少症、低纤维蛋白原血症、纤维蛋白原活化因子缺乏症、同型半胱氨酸血症、骨髓增殖性疾病、真性红细胞增多症、阵发性睡眠性血红蛋白尿症、华氏巨球蛋白血症、镰状细胞贫血、系统性血管炎等疾病鉴别。

6. 治疗

APS的治疗目的主要包括预防血栓和避免妊娠失败。治疗应个体化，根据病情严重程度及对治疗药物的反应等制订恰当的治疗方案。

- 血栓性APS的治疗
  - ✓长期充分抗凝是治疗血栓性APS的关键。常用抗凝药物包括维生素K拮抗剂：华法林及肝素或低分子量肝素，可单独使用也可联合抗血小板药物阿司匹林。
  - ✓一般无须使用糖皮质激素和免疫抑制剂，仅当合并严重血小板减少、溶血性贫血、发生CAPS或有严重神经系统损害时应用。
- 产科APS的处理：根据产科不同的临床表现和既往有无血栓病史和病理妊娠史进行如下分类。
  - ✓既往无血栓病史：早期反复流产或晚期妊娠丢失或胎盘功能不全相关早产。
  - ✓既往有血栓病史的APS患者。
  - ✓临床无相关表现的APL阳性携带者。
  - ✓难治性产科APS患者。
  - ✓产科APS患者围产期和产褥期，进行分类管理，可以考虑选用小剂量阿司匹林、低分子量肝素，或阿司匹林联合低分子量肝素治疗。

难治性可选用小剂量（≤10mg/d）泼尼松，静脉应用静脉注射免疫（IVIg）球蛋白、血浆置换治疗。大剂量糖皮质激素和其他细胞毒性药物（如环孢素等）等被证实无效。

- CAPS的治疗
  - ✓早期诊断和积极治疗是处理CAPS的关键。早期积极纠正感染，避免中断抗凝治疗或下调抗凝强度。一线治疗方案为肝素抗凝，联合糖皮质激素及血浆置换和/或静脉应用IVIg治疗。
  - ✓难治性CAPS可考虑应用利妥昔单抗及依库珠单抗治疗。

7. 预后

- APS患者整体预后相对良好，10年生存率约为90.7%，主要死亡原因为血栓事件、出血事件及合并感染。
- 血栓性APS如未规范治疗，5年血栓事件再发风险超过50%，长期规范抗凝治疗能够显著降低血栓再发风险。

- 未经治疗产科APS妊娠成功率仅为10%～30%，经过规范治疗后产科APS患者活产率可显著升高，为70%～85%，但早产率仍然近40%，且母亲妊娠高血压、子痫、子痫前期及围产期血栓事件发生率显著高于健康人。

（张红卫）

■ 纤维肌痛综合征

1. 概述

- 纤维肌痛综合征（FMS）是临床常见疾病，慢性病程，核心症状包括慢性弥漫性肌肉骨骼疼痛伴全身多个对称分布的压痛点、睡眠障碍或无恢复性睡眠、易疲劳感和认知障碍，常伴僵硬、感觉异常等躯体症状。以及焦虑、抑郁等心理问题。
- 发病机制尚不清楚，有报道与睡眠障碍、神经递质分泌异常及免疫紊乱有关。
- 患病率1.3%～8%，是仅次于骨关节炎的第二大风湿性疾病，女性多于男性，比例为（2～7）：1，各年龄段均可发病，高发年龄为40～60岁，且随年龄增长患病率逐渐增加。

2. 临床表现

- 肌肉骨骼疼痛：全身广泛存在的疼痛是FMS的主要特征。
  - ✓多隐匿起病，大部分患者就诊时不能准确回忆疼痛开始的时间。也有部分患者疼痛出现于外伤之后，并由局部（如肩、颈或腰背部）逐渐扩展到全身。
  - ✓疼痛呈弥散性，一般很难准确定位，常遍布全身各处，以颈部、肩部、脊柱和髋部最常见。患者可主诉下腰痛，向臀部和下肢放射。还有患者诉颈部和双肩后上方之间有疼痛和紧缩感。还有患者诉关节疼痛，但无明显客观体征。
  - ✓疼痛性质多样，常被描述为啃噬痛、烧灼痛、酸痛或隐痛，时轻时重，休息常不能缓解，不适当的活动和锻炼可使症状加重。劳累、应激或焦虑、精神压力，以及寒冷、阴雨气候等均可加重病情，温暖的天气和休假常使患者感觉病情改善。
- 压痛：所有患者均广泛存在压痛点，对称分布于肌腱、肌肉及其他组织，是该病唯一可靠的体征。
  - ✓患者对压痛点部位的“按压”异常敏感，出现痛苦表情或后退、拒压等防御反应，但局部均无红肿、皮温升高等客观改变。
  - ✓压痛点弥散分布于全身，其分布在大多数FMS患者中具有一致性，常位于肌腱、韧带附着点或骨突起等处，已确定的9对（18个）解剖位点：枕骨下方肌肉附着点两侧，两侧斜方肌上缘中点，第5～7颈椎横突间隙前面的两侧，两侧肩胛棘上方近内侧缘的起始部，两侧肱骨外上髁远端2cm处，两侧第2肋骨与软骨交界处的外上缘，两侧臀外上象限、臀肌前皱褶处，两侧大转子后方，两侧膝关节线近端内侧脂肪垫关节皱褶线的内侧。

- 僵硬感：晨僵见于76%～91%的患者，但有些患者的症状可持续整天。
- 疲劳：约90%以上的患者主诉易疲劳，约15%可出现不同程度的劳动能力下降，甚至无法从事普通家务劳动。患者常诉感到疲惫、筋疲力尽和起床时的困倦感。
- 睡眠障碍：90%～98%的患者伴有睡眠障碍，表现为多梦、失眠、易醒、精神不振。精神紧张、过度劳累及气候变化等均可加重上述症状。
- 神经精神症状
  - ✓常出现情感障碍，表现为情绪低落，对病情过度关注，甚至呈严重的焦虑、抑郁状态。还可出现认知障碍，伴有思考困难、短期记忆丧失、注意力难以集中、执行功能减退等。
  - ✓半数以上FMS患者伴有头痛，以偏头痛最为多见。眩晕、发作性头晕及四肢刺痛、麻木、蚁走感和怕冷也是常见症状，但无任何神经系统异常的客观证据。
- 其他症状：30%以上患者可出现肠易激综合征，部分患者有口干、眼干及虚弱、盗汗、体重波动等表现，部分患者出现雷诺现象、膀胱刺激征、不宁腿综合征等。

3. 辅助检查

- 实验室检查：除非合并其他疾病，FMS一般无实验室异常。血细胞计数、血生化检查、ESR、CRP、自身抗体、类风湿因子和肌酶均为正常。
- 功能性磁共振成像（fMRI）：患者可能出现fMRI异常，表现为杏仁核、额叶皮质、扣带回和海马等激活反应异常，以及相互之间的纤维联络异常。
- 各种疼痛或焦虑量表有助于评价病情，如普遍疼痛指数（WPI）、纤维肌痛影响问卷（FIQR）、视觉模拟评分（VAS），Beck抑郁量表（BDI）、Beck焦虑量表（BAI）等可以出现异常。

4. 诊断

- 1990年ACR FMS的分类标准，同时满足下述2个条件者，可诊为FMS。
  - ✓持续3个月以上的全身性疼痛：身体的左右侧、腰的上下部及中轴骨骼（颈椎或前胸或胸椎或下背部）等部位同时疼痛时才认为是全身性疼痛。

✓18个压痛点中至少有11个疼痛点。

同时满足上述两个条件者即可诊断FMS。如继发于其他疾病，如各种风湿性疾病（如骨关节炎、系统性红斑狼疮、类风湿关节炎等）及非风湿性疾病（如甲状腺功能减退、恶性肿瘤）等，诊断为继发性FMS，否则诊断为原发性FMS。

- 压痛点检查：18个（9对）压痛点部位见现病史中描述。

检查方法：用拇指按压，按压力约为$4kg/cm^2$，使拇指指甲变白，恒定压力几秒；同时使用相同的方法按压前额中部、前臂中部、手指中节指骨、膝关节内外侧等部位作为参照点，以排除伪痛。

- 2016年ACR制定的FMS诊断标准

✓弥漫性疼痛指数（WPI）：标记出患者在既往1周出现疼痛的部位（表20），得分为____分（每个部位计1分，分值范围0～19分）。

表20　ACR FMS诊断标准WPI部位分布（2016）

区域1：左上部位		区域2：右上部位		区域5：中轴部位	
左下颌	□	右下颌	□	颈部	□
左肩胛带区	□	右肩胛带区	□	背部	□
左上臂	□	右上臂	□	腰部	□
左前臂	□	右前臂	□	胸部	□
				腹部	□
区域3：左下部位		**区域4：右下部位**			
左髋部（臀区，大转子）	□	右髋部（臀区，大转子）	□		
左大腿	□	右大腿	□		
左小腿	□	右小腿	□		

注：以上5个区域中（不包括下颌、胸部和腹部），有____个区域存在疼痛。

✓症状严重性评分（SSS）：以下两项相加总得分为____分（分值范围0～12分）。

◇ 患者在既往1周出现表中症状的严重程度（表21），得分为____分（分值范围0～9分）。

◇ 患者在既往6个月是否受表中症状困扰（表22），得分为____分（分值范围0～3分）。

表21　ACR FMS诊断标准中SSS 1周评分（2016）

症状	无	轻度	中度	重度
疲劳	□	□	□	□
认知症状（工作效率、思考能力、运算能力或记忆力下降）	□	□	□	□
睡醒后仍觉疲乏	□	□	□	□

注：无，为0分；轻度，为轻微的、间歇出现，为1分；中度，为明显的、经常出现和/或是中等程度，为2分；重度，为连续出现，影响生活，为3分。

表22　ACR FMS诊断标准中SSS 6个月评分（2016）

症状	是	否
头痛	□	□
下腹疼痛或绞痛	□	□
心情压抑或抑郁	□	□

注：是为1分；否为0分。

✓FMS同时满足下述3条标准即可诊断，且不排斥其他疾病的存在。
- ◇ WPI ≥ 7分且SSS ≥ 5分；或WPI 4 ～ 6分且SSS ≥ 9分。
- ◇ 必须存在广泛性的疼痛，5个区域中至少有4个区域存在疼痛（不包括下颌、胸部和腹部）。
- ◇ 弥漫性症状至少持续3个月。

5. 鉴别诊断

FMS症状谱广，缺乏特异的实验室阳性指标及放射学异常征象，误诊率高。需与以下疾病鉴别（表23）。

- 肌筋膜疼痛综合征：通常由外伤或过劳所致，有深部压痛点，按压后疼痛会放射到其他部位，不同于FMS的是无广泛的疼痛、僵硬感或疲乏等症状，一般预后较好。
- 风湿性多肌痛（PMR）：多见于50岁以上老人，表现为广泛性肩颈带肌、背部及骨盆带肌疼痛，ESR增快、滑膜活检示炎症性改变及对小剂量糖皮质激素敏感等特点，不同于FMS。
- 炎性肌病：有四肢近端肌痛、肌无力，肌酶升高，肌肉MRI提示肌肉炎症，肌电图示肌源性损害，肌活检结果异常，患者诉肌肉无力，但肌力检查发现实际上是因疼痛所致，无上述客观证据。

表23　FMS鉴别诊断

疾病	疼痛	睡眠障碍	疲劳	认知损害	滑膜炎	炎症指标升高[1]	自身抗体	常见合并症	影像学检查
纤维肌痛综合征	周身广泛	常见	常见	可见常见	无	无	无	慢性头痛、情绪障碍、肠易激综合征、心悸、胸痛、寒冷不耐受等	无
肌筋膜疼痛综合征	局部	不常见	不常见	无	无	无	无	无	无
风湿性多肌痛	持续性颈、肩胛带、骨盆带肌疼痛	不常见	可见	无	可见	常见	无	巨细胞动脉炎	无
炎性肌病	四肢近端肌肉疼痛、无力	不常见	很常见	无	可见	常见	有	间质性肺炎	肌肉MRI见四肢近端横纹肌炎症，间质性肺炎
脊柱关节炎	炎性下腰痛	不常见	不常见	无	可见，常见于下肢	可见	有	眼炎、肠炎、指/趾炎	骶髂关节炎
类风湿关节炎	对称性小关节肿痛	不常见	可见	无	很常见	常见	有	间质性肺疾病、类风湿结节、贫血、眼炎	关节侵蚀性改变，常有肺间质改变
未分化结缔组织病	可出现关节痛或肿痛，肌痛或无力	无	可见	无	可见	可见	有	雷诺现象、皮肤黏膜损害	可有肺间质改变

续 表

疾病	疼痛	睡眠障碍	疲劳	认知损害	滑膜炎	炎症指标升高①	自身抗体	常见合并症	影像学检查
软组织风湿症	关节及其周围软组织不明原因的慢性疼痛	不常见	常见	不常见	无	无	无	寒冷不耐受	无
骨关节炎	关节疼痛或胀痛（好发于手远端指间关节、膝关节、髋关节、颈椎、腰椎）	不常见	不常见	无	可见	无	无	无	骨赘形成，手Heberden结节和Bouchard结节
骨质疏松症	可有腰背疼痛，严重者可见全身疼痛	不常见	不常见	无	无	无	无	病理性骨折	骨小梁稀疏、骨密度降低
慢性疲劳综合征	可见	可见	常见	常见	无	无	无	慢性头痛、情绪障碍	无
甲状腺功能异常	可见	常见	可见	常见	无	正常	无	甲亢性周期性麻痹、心脏病；甲减性寒冷不耐受、疲乏、心脏病	甲状腺超声异常
心理疾病	可见	可见	可见	可见	无	正常	无	思维、感知、情感、记忆、意识和动作行为等方面的多种症状	无

注：①炎症指标，ESR、CRP。

- 脊柱关节炎：有炎性下腰痛、外周附着点炎、有全身多处对称性压痛点，但该病青年男性多见，多有HLA-B27阳性、炎症指标升高等，可与FMS鉴别。
- 慢性疲劳综合征：也可出现肌肉骨骼疼痛、疲乏、睡眠障碍、记忆力和注意力下降，以及较轻的抑郁症和焦虑症，但慢性疲劳综合征更容易出现提示病毒性疾病的症状，包括低热、咽痛，以及腋下、颈前、颈后淋巴结疼痛。其通常急性起病，患者常可说出具体的发病日期。虽然许多慢性疲劳综合征患者存在压痛和疼痛点，但不是诊断所必需。
- 其他：还应与未分化结缔组织病、类风湿关节炎、甲状腺功能减退、呼吸睡眠障碍、不宁腿综合征、心理疾病等鉴别。

6. 治疗

治疗的目标是减轻弥漫性疼痛等核心症状，提高患者生活质量。根据EULAR 2017年FMS管理指南推荐，其治疗方案应在与患者共同商定的基础上，制订个体化治疗方案，并采取循序渐进的多学科管理模式。

- 一般治疗：包括患者教育和以锻炼（有氧运动或力量训练）为主的非药物治疗。
  - ✓首次确诊时即开始患者教育，应向患者讲明，本病不危及生命，不具破坏性，不会引起畸形，不会造成终身残疾，也不是退行性疾病，提高其对现阶段健康状态的满足感。
  - ✓本病有治疗方法，应减少紧张，保证充足睡眠，合理锻炼，增强患者的信心。控制体重，食用多种营养丰富的膳食，遵循健康的膳食模式，对于血清维生素D水平下降的患者，可予以补充。
- 运动疗法：合理的运动锻炼，首选单一的运动形式，根据患者健康情况及个人喜好可采取力量训练、有氧运动、传统功法（八段锦、太极拳、五禽戏、六字诀）、拉伸运动、水中运动、瑜伽等。疗程至少3个月。多种运动疗法的联合方案是否优于单一运动疗法尚无定论。还可采用团体锻炼的方式。
- 心理治疗：对伴有情绪障碍的患者可采用心理治疗。认知行为疗法是应用最广泛的心理干预疗法，其次可采用正念疗法和静修疗法，严重者可给予药物治疗。
- 中医治疗：增加对中医的病因病机和治疗等知识的讲解，帮助患者从中医学角度认识FMS出现的诸多症状，以减轻患者思想负担。可尝试推拿、刮痧、拔罐、灸法、穴位埋线、揿针、整脊疗法、穴位贴敷、中药熏洗/熏蒸、中药气雾透皮治疗和电致孔透皮给药等。非药物疗法效果不佳时，可考虑使用中药治疗如柴胡类方以减轻患者的躯体疼痛。

- 药物治疗：对症治疗帮助不大，全身糖皮质激素治疗无益处，不推荐使用。严重疼痛或睡眠障碍的患者可采用药物治疗，如口服安定类、抗惊厥药（普瑞巴林和加巴喷丁）、三环类抗抑郁药物（阿米替林）和5-羟色胺去甲肾上腺素再摄取抑制剂（度洛西汀和米那普仑）。
- 其他：针刺治疗、按摩、行为矫正、经颅直流电/磁刺激、低强度激光照射、浸浴疗法、生物反馈疗法、催眠疗法、应激管理及放松反应训练。

7. 预后

该病易复发，但预后良好。

（孔　芳）

■ 强直性脊柱炎及其他中轴型脊柱关节炎

1. 概述

- 脊柱关节炎是具有相似特点的一组疾病。
  - ✓分类：强直性脊柱炎和放射学阴性的中轴型脊柱关节炎、反应性关节炎、炎症性肠病（克罗恩病、溃疡性结肠炎）关节炎、银屑病关节炎、幼年慢性关节炎和幼年强直性脊柱炎。
  - ✓临床特征：非对称性外周关节炎，主要累及下肢；无类风湿关节炎的皮下结节和其他关节外表现；组内疾病的特征性关节外表现（如前葡萄膜炎）互相重叠；类风湿因子阴性；明显的家族聚集性；与HLA-B27相关。
- 强直性脊柱炎（AS）/中轴型脊柱关节炎（axSpA）属于脊柱关节炎。
- AS是一种原因不明的以中轴关节慢性炎症为主的全身性疾病，标志性特点是放射学骶髂关节炎，常发生椎间盘纤维化及其附近韧带钙化和骨性强直，其特征性病理变化是肌腱、韧带、骨附着点病变。AS多发于10～40岁，男性好发，男女比例为（2～3）：1。
- 从出现腰背痛到确诊AS需要6～8年，许多早期AS患者有典型临床表现，但无明确放射学骶髂关节炎的证据（传统X线），因此不能被诊断为AS，但随着时间推移，大部分会出现骶髂关节破坏，符合修订的纽约标准，明确诊断AS。因此，现在使用放射学阴性的中轴型脊柱关节炎（nr-axSpA）代替“早期AS”。
- 中轴型脊柱关节炎包括nr-axSpA和经典AS。

2. 流行病学

约90%的患者HLA-B27阳性，而亚洲普通人群HLA-B27阳性率仅4%～8%，提示该病与HLA-B27高度相关。家族聚集患病现象较常见。

3. 病因和发病机制

- 该病是遗传和环境因素共同作用引发的多基因遗传病。已发现超过110个易感基因位点与AS的发病有关，其中主要易感基因是HLA-B27，在MHC区和非MHC区域还存在AS的其他易感基因。HLA-B27的经典和非经典作用、ERAP1和其他的氨基肽酶参与肽段修饰和抗原提呈、IL-23和IL-17细胞因子等致病性通路可能是AS发病的重要免疫驱动因素。
- AS可能还与志贺菌、泌尿生殖道沙眼衣原体、沙门菌和结肠耶尔森菌等某些肠道病原菌感染有关，这些病原体激发了机体炎症和免疫应答，造成组织损伤而参与疾病的发生和发展。
- 肠道免疫紊乱也参与AS的发病。

4. 病理特征

基本病变是附着点病（炎），指附着于骨的部分肌腱、韧带和关节囊等部位的非特异性炎症反应、纤维化甚至骨化。该病最早累及的部位是骶髂关节，病理表现为滑膜炎，炎症可引起软骨变性、破坏，软骨下骨板破坏及炎症细胞浸润等。反复的炎症可导致附着点侵蚀、骨髓水肿、新骨形成、关节间隙消失。典型晚期表现为椎体方形变、韧带钙化、脊柱呈竹节样变等。

5. 临床症状

- 一般症状：起病缓慢而隐匿，早期可有低热、盗汗、食欲减退、乏力、疲劳、体重减轻等症状。
- 典型症状
  - ✓腰背部疼痛是最常见的症状，为AS诊断要点。
  - ✓疼痛多首发于臀区深部或骶髂关节处，呈钝痛，隐匿起病，起初常为单侧和间歇性，逐渐加重变成持续性和双侧性，同时出现腰部疼痛、僵硬、影响活动，最终出现脊柱运动功能障碍和整个脊柱常自下而上强直畸形。这种腰背痛为炎性腰背痛，特点是多夜间出现，伴翻身困难、严重者夜间痛醒，清晨或久坐后起立时僵直感尤剧烈，但活动后可以明显减轻，一般对于消炎镇痛药反应良好，持续时间常超过3个月者，需与机械性腰背痛鉴别（表24）。

表24　炎性腰背痛和机械性腰背痛的区别

	炎性腰背痛	机械性腰背痛
起病年龄	＜45岁	任何年龄
持续时间	＞3个月	不确定
减轻条件	运动后减轻	休息后减轻
晨僵	持续时间＞45分钟	无
炎症标志物	上升	正常

✓热水浴、运动或体力活动可使疼痛和僵硬减轻，休息不能使其改善。30%的炎性腰背痛患者会在10年内发展为脊柱关节炎，预测因子为男性、葡萄膜炎和家族史。

✓肌腱附着点病变如足跟、足底、胫骨结节等部位疼痛。足跟，尤其是下床时疼痛，是跟腱和跖筋膜附着点炎的特征性表现。随着胸椎（包括肋椎关节和肋横突关节）受累和胸肋及胸骨柄关节附着点炎的发生，患者可能感觉胸痛，因咳嗽或喷嚏加重，有时很像“胸膜炎”。

✓晚期可有胸廓活动度减低。胸骨区胸痛也可能是该病的早期表现。除炎性腰背痛外，胸痛也具有诊断价值（敏感性48%，特异性93%）。

- 外周关节症状

✓以髋、膝、踝等下肢大关节为主的外周关节炎可为首发症状，肩关节也常受累，而肘、手和足的小关节很少受累，常呈非对称性分布，主要为少关节或单关节受累，除关节疼痛外，关节活动受限甚至出现功能障碍。

✓35%患者在疾病的某个阶段出现髋关节和肩关节受累，尤其髋关节受累可导致残疾。

✓膝关节受累常表现为间歇性肿胀和积液。

✓约10%患者颞下颌关节受累。

- 关节外表现

✓眼病：25%～30%的患者出现虹膜睫状体炎或急性前葡萄膜炎，是AS最常见的关节外表现，可发生于病程的不同阶段。可单侧急性发作，也可交替发生。表现为眼红、疼痛，伴视力下降，可有畏光和流泪。如未治疗或延误治疗，可发生虹膜后粘连和青光眼，甚至失明。早期治疗者大多4～8周缓解且无后遗症。这种关节外表现和关节病变的活动性无明显关联。HLA-B27阳性患者较阴性患者更容易出现急性前葡萄膜炎。

✓心血管疾病

◇ AS患者心脏受累，可无症状或较为严重。心血管受累表现包括主动脉瓣关闭不全、升主动脉炎、心肌肥厚、传导异常及心包炎等。

◇ 极少数情况下，主动脉炎可发生于AS的其他症状之前。AS患者可合并有多发性大动脉炎。主动脉根部扩张和升主动脉炎是主动脉瓣关闭不全的主要原因。

◇ 病史15年的AS患者，3.5%合并主动脉瓣关闭不全，30年则为10%。心脏传导异常也与病程有关，病史15年者合并比例为2.7%，30年则为8.5%。

◇ 有外周关节受累的AS患者中动脉瓣关闭不全和心脏传导异常的患病率为无外周关节受累者的2倍。AS患者出现心肌梗死的患病率（4.4%）也高于一般人（1.2%）。

✓肺疾病：少见，常见于病程20年以上的患者，可出现慢性进行性肺上叶纤维化，主要表现为咳嗽、呼吸困难，有时有咯血，还可出现肺大疱样变。

✓神经系统受累：AS神经系统受累多因椎体骨折、不稳、压迫或炎症导致。

◇ 脊柱椎体骨折可因交通意外或轻微创伤导致。$C_5 \sim C_6$或$C_6 \sim C_7$水平是最常累及的部位。AS炎症过程引起的不稳定性可导致寰枢关节、寰枕关节半脱位及中轴关节向上半脱位，自发性寰枢椎前半脱位是临床较常见的合并症，见于约2%的患者。

◇ 马尾综合征是长病程AS患者的少见但严重的合并症，因累及腰骶神经根而引起疼痛和感觉缺失，还逐渐发生尿便失禁、勃起功能障碍、鞍区感觉缺失，偶致踝反射消失。

✓肾脏受累：不少AS患者伴IgA肾病，表现为IgA升高和肾功能异常。5%患者出现镜下血尿和蛋白尿。淀粉样变（继发性）较罕见。

✓骨质疏松症：AS早期便可见骨量减少，骨质疏松症的总患病率约15%，易造成骨质疏松性骨折。有韧带骨赘者脊柱骨密度的正确估计比较困难，因韧带骨赘可造成骨密度值假性增高。

- 女性强直性脊柱炎：大多病变轻，进展缓慢，中轴关节受累较男性少，而常被延迟或误诊为类风湿关节炎，因此要警惕。
- 幼年强直性脊柱炎（JAS）

✓16岁以前发病，临床有以下特点：①发病年龄多在8岁以上。②男性占绝大多数。③外周关节几乎必受累，并常作为首发症状。④髋关节受累者多数出现破坏性病变，为该病致残的主要原因。

✓JAS早期缺乏成人AS所具有的腰骶部疼痛症状及骶髂关节炎X线特征性改变，常误诊为幼年型类风湿关节炎（JRA）

的少关节型。

✓8～10岁男孩、以髋关节症状为主诉的JAS是幼年慢性关节炎的最常见类型。

✓这些有髋关节病变的儿童大多数血清抗核抗体阴性、HLA-B27阳性。

6. **体格检查**

- 压痛：骶髂关节和椎旁肌肉压痛为早期阳性体征。有附着点炎可致关节外特定部位压痛，常见压痛部位为胸肋关节、棘突、髂嵴、大转子、坐骨结节、胫骨结节及足跟（跟腱炎或跖筋膜炎）。
- 脊柱活动度：随病情进展，腰椎前凸消失首先出现，脊柱前屈、后伸或侧屈等检查可发现腰椎各个方向活动受限。Schober试验（或改良Schober试验）用于检查腰椎前屈受限，疾病早期一般正常。检查方法：患者直立，在L_5棘突皮肤上做一标记（通常在髂后上棘水平），于中线处向上10cm处做另一个标记。令患者在不屈膝情况下尽量前屈，若两标记间的距离增加小于5cm，提示腰椎活动度减少。侧屈也可能减少，而脊柱旋转可能引起疼痛。
- 胸廓扩张度：男性在第4肋间隙水平、女性在乳房下缘剑突水平测量最大限度呼气及最大限度吸气的胸围差，小于5cm提示胸廓活动度下降。AS早期常见胸廓扩张度轻至中度降低。
- 骶髂关节炎：直接按压骶髂关节可引起疼痛，此体征早期可能阴性，而后期炎症被纤维化或骨性强直取代，因此也可能阴性。
- 其他：指地距、枕墙距、4字试验等也用于诊断和判断疾病的严重程度。

7. **实验室和影像学检查**

- 实验室检查：ESR、CRP在活动期可升高，但正常也不能除外病情活动。RF的阳性率不高于正常人群，90%以上患者HLA-B27阳性。15%的患者可出现轻至中度贫血。
- 影像学检查

✓X线检查

◇ 骨盆正位片，除可观察骶髂关节外，还便于了解髋关节、坐骨、耻骨联合等部位的病变。全脊柱X线表现有椎体的骨质疏松和方形变、脊柱骨赘、脊柱竹节样变。

◇ 根据骶髂关节普通X线的特征性影像学表现情况分为5个等级。①0级：正常骶髂关节。②Ⅰ级：可疑或极轻微的骶髂关节炎。③Ⅱ级：轻度骶髂关节炎（关节边缘模糊，近关节区域硬化，关节间隙轻度变窄）。④Ⅲ级：中度骶髂关节炎（关节边缘明显模糊，近关节区域硬化，关节间隙明显变窄，骨质破坏明显）。⑤Ⅳ级：骶髂关节融合或完全强直，伴或不伴硬化。

◇ 根据以上分级标准，如果影像学检查发现双侧分级至少为Ⅱ级，或单侧分级至少为Ⅲ级，则认为患者的影像学骶髂关节炎证据为阳性。

✓CT检查：骶髂关节CT分辨率高，层面无干扰，能发现轻微的变化，有利于早期诊断，尤其是常规X线难以确诊的病例。胸部HRCT有助于间质性肺疾病的诊断。

✓MRI检查：骶髂关节和脊柱MRI检查能显示关节和骨髓的水肿、脂肪变性等急慢性炎症改变，以及周围韧带硬化、骨赘形成、骨质破坏、关节强直等结构改变。因此，比CT能更早发现骶髂关节炎。

✓其他：肺通气功能一般良好。由于胸壁活动受限，肺活量和肺总量可能轻度降低，而肺残气量和功能残气量增加。

8. 诊断

- 传统上采用1984年修订的纽约标准

 ✓临床标准：①下腰痛持续至少3个月，活动后可缓解。②腰椎在垂直和水平方向活动受限。③胸廓活动度较同年龄、性别的正常人减少。

 ✓骶髂关节X线改变

 ◇ 0级：正常骶髂关节。

 ◇ Ⅰ级：可疑或极轻微的骶髂关节炎。

 ◇ Ⅱ级：轻度骶髂关节炎（关节边缘模糊，近关节区域硬化，关节间隙轻度变窄）。

 ◇ Ⅲ级：中度骶髂关节炎（关节边缘明显模糊，近关节区域硬化，关节间隙明显变窄，骨质破坏明显）。

 ◇ Ⅳ级：骶髂关节融合或完全强直，伴或不伴硬化。

 如患者影像学符合骶髂关节炎（单侧Ⅲ～Ⅳ级或双侧Ⅱ～Ⅳ级）并满足至少1条以上临床标准者可诊断AS。

- 2009年国际脊柱关节炎评估协会（ASAS）发布了炎性腰背痛诊断标准和新的axSpA标准（表25）。

 ✓炎性腰背痛诊断标准：①发病年龄＜40岁。②隐匿起病。③运动后改善。④休息后不能改善。⑤夜间痛（起床后改善）。

 满足上述4项，则可判断存在炎性腰背痛，敏感性77.0%，特异性91.7%。

 ✓axSpA标准（表25）：新标准加入MRI检查结果，提高了诊断SpA的敏感性和特异性。同时将早期AS（未出现传统影像学表现者）与确诊AS视为同一疾病的连续发展阶段，有助于患者得到早期诊断和治疗。

表25　ASAS中轴型脊柱关节炎分类标准（2009）

患者背痛≥3个月，发病年龄＜45岁	
影像学骶髂关节炎加≥1项SpA的特点，或HLA-B27阳性加≥2项SpA其他特点	
SpA特点 炎性腰背痛 关节炎 附着点炎（足跟） 葡萄膜炎 指/趾炎 银屑病 克罗恩病/溃疡性结肠炎 对NSAIDs反应良好（用药后24～48小时疼痛完全消失或明显改善） SpA家族史（一级或二级亲属患有AS、银屑病、急性葡萄膜炎、反应性关节炎、炎症性肠病中的任一种疾病） HLA-B27阳性 CRP升高①	影像学骶髂关节炎 骶髂关节MRI提示活动性（急性）炎症（明确的骨髓水肿或骨炎），高度提示存在与SpA相关的骶髂关节炎 或 X线提示骶髂关节炎，符合1984年修订的纽约标准

注：①慢性背痛的情况下，CRP升高是SpA的一项特点。

9. 鉴别诊断

- 引起慢性腰背痛和僵硬的其他疾病：上述症状临床十分常见，可见于各年龄段，原因多种，如脊柱侧凸、外伤、感染、骨折、骨质疏松和肿瘤等均可引起，应加以鉴别。对青壮年，椎间盘病和腰肌劳损或外伤较为多见。要注意病史的询问和炎性腰背痛与机械性腰背痛的鉴别。
- 其他脊柱关节炎：如银屑病关节炎（PsA）、反应性关节炎（RS）、肠病性关节炎等均可引起骶髂关节炎、附着点炎、外周关节炎等，但各有特点，如PsA有典型的银屑病皮疹，可出现手足小关节受累，RS起病前常有胃肠道或泌尿系统的感染史，肠病性关节炎患者有腹痛、腹泻或便血等胃肠道症状，可与AS鉴别。
- 类风湿关节炎（RA）：①AS在男性多发而RA女性居多。②AS多有骶髂关节受累，RA则无。③AS为全脊柱自下而上地受累，RA易侵犯颈椎。④外周关节炎在AS为少数关节、非对称性，且以下肢关节为主，而在RA则为多关节、对称性和四周大小关节均可受累。⑤AS的RF阴性（阳性率与健康人群相同)，而RA的阳性率为60%～95%。⑥AS患者90%以上HLA-B27阳性，而RA则与HLA-DR4相关。

- 骨关节炎(OA)：尤其是髋骨关节炎和膝骨关节炎，但OA多见于老年人或重体力活动者，无HLA-B27阳性，影像学多表现为增生性改变、退行性改变。

10. 评估与监测

- AS有各种评估疾病活动的手段，ASAS工作组目前已确定了4套指标：控制病情的抗风湿治疗；改善症状的抗风湿药，如NSAIDs；物理治疗；日常临床记录(表26)。

表26　世界卫生组织/国际风湿性疾病学会联合会AS核心指标

项目	方法
功能	BASFI或Dougados功能指数
疼痛	VAS：过去1周，AS所致夜间脊柱痛 VAS：过去1周，AS所致脊柱痛
脊柱活动性	胸廓扩张度和改良Schober试验及枕墙距(脊柱侧凸或BASMI)
患者整体评价	VAS，过去1周
僵硬	过去1周脊柱晨僵时间
外周关节和附着点	肿胀关节数(44个关节)；指定的附着点指数
急性时相反应物	ESR
脊柱X线片	腰椎侧位像和颈椎侧位像
髋关节X线片	包括骶髂关节和髋关节的骨盆像
疲劳	BASDAI关于疲劳部分(VAS)

注：BASDAI，Bath，强直性脊柱炎病情活动性指数；BASFI，Bath，强直性脊柱炎功能指数；BASMI，Bath，强直性脊柱炎计量学指数。

- 评估患者对治疗反应的标准也已制定，如ASAS-20、ASAS-40、ASAS-5/6和部分缓解标准(表27)，其中ASAS-20改善标准常用于临床试验。

表27　ASAS改善标准和部分缓解标准

ASAS-20改善标准(下列4项中3项至少有20%且10单位的改善，另一项无20%和10单位以上的恶化)：
BASFI
晨僵
患者总体评估
疼痛

续 表

ASAS-40改善标准（下列4项中3项至少有40%且20单位的改善，另一项无任何加重）：
BASFI
晨僵
患者总体评估
疼痛
ASAS-5/6改善标准（以下6项有5项至少改善20%）：
BASFI
晨僵
患者总体评估
疼痛
急性时相反应物
脊柱活动度
ASAS部分缓解标准
ASAS-20改善标准所有4项均在20单位以下

11. 治疗

2011年，ASAS/EULAR建议的治疗总体原则：AS是一种具有多种临床表现并具有潜在严重后果的疾病，需要在风湿免疫科医师协调下作多学科联合治疗。AS的主要治疗目标是通过控制症状和炎症来最大限度地提高生活质量，避免远期关节畸形，保持社交能力。AS的治疗目的是在医师和患者共同决策下对患者进行最好的照顾。同时兼顾药物和非药物治疗。

- 非药物治疗
  - ✓基础是患者教育、规律锻炼及物理治疗。
  - ✓建议所有的AS/axSpA患者进行锻炼，尤其针对脊柱、胸廓、髋关节活动等锻炼更为有效。
  - ✓晚期患者还需注意正确的立、坐、卧姿势；睡硬板床、低枕，避免过度负重和剧烈运动。
  - ✓物理治疗可改善患者预后。
- 药物治疗
  - ✓NSAIDs：对于活动性AS/axSpA患者，连续、足量使用NSAIDs是一线选择，主要是缓解患者症状，提高生活质量。各种NSAIDs作用类似，无优先推荐，常用的有双氯芬酸、美洛昔康、塞来昔布等。应警惕心血管、胃肠道和肾脏风险。可与弱阿片类镇痛药合用。
  - ✓糖皮质激素：不推荐长期、大量全身使用，只有在外周关节病变严重、眼部受累时才考虑使用短期、小量的糖皮质激素。可局部注射糖皮质激素，但应避免肌腱内注射。必要时可以有条件地使用糖皮质激素关节内注射治疗孤立的骶髂关节炎。

✓改善病情抗风湿药（DMARDs）：首选柳氮磺吡啶，对于不耐受者或磺胺过敏者可选用甲氨蝶呤和雷公藤多苷片。这类药物起效缓慢，对外周关节炎、葡萄膜炎有延缓疾病发展的作用，但对中轴型关节炎疗效不肯定或无效。可试用植物药。

✓TNF-α抑制剂：是治疗AS的里程碑，若患者对NSAIDs反应不足或不耐受，建议AS/axSpA患者使用抗TNF-α制剂。

◇ 对于中轴型关节疗效确定，用药前需除外急性感染、活动性结核、脱髓鞘疾病、心力衰竭、恶性肿瘤。

◇ 常用药物有依那西普、英夫利昔单抗、阿达木单抗、塞妥珠单抗和戈利木单抗。

◇ TNF-α抑制剂治疗AS和nr-axSpA的剂量如下。①依那西普：一般为50mg皮下注射，1周1次；偶尔可为25mg，1周2次。②英夫利昔单抗：5mg/kg静脉输注，第0、2、6周给药，之后以5mg/kg的维持剂量每6～8周给药1次。③阿达木单抗：40mg皮下注射，每2周1次。④塞妥珠单抗：400mg皮下注射，第0、2、4周给药，之后每2周给药200mg或每4周给药400mg。⑤戈利木单抗：50mg皮下注射，每4周1次。

✓IL-17A抑制剂：有两种IL-17A抑制剂在AS/axSpA中有疗效，如司库奇尤单抗和依奇珠单抗获得美国FDA批准用于放射学AS。此外，IL-17A/F双重抑制人源化单克隆抗体正在开发，用于放射学AS患者。若合并炎症性肠病，应慎用IL-17抑制剂。

◇ 司库奇尤单抗：150mg皮下注射，第0、1、2、3、4周给药，之后每4周给药150mg，或无负荷剂量，150mg皮下注射，每4周1次；如果患者持续出现活性AS，可考虑300mg皮下注射，每4周1次。

◇ 依奇珠单抗：AS患者，160mg皮下注射，第0周给药，之后每4周给药80mg；nr-axSpA患者，80mg皮下注射，每4周1次 。

✓JAK抑制剂：属于靶向合成DMARDs，用于至少一种或多种TNF抑制剂疗效不佳或不耐受的活动性AS患者。

◇ 托法替布（JAK1、JAK3抑制剂）和非戈替尼（JAK1抑制剂）在临床研究中发现治疗AS有效。

◇ 乌帕替尼（JAK1抑制剂）在欧洲已被批准用于治疗nr-axSpA，在美国被批准用于一种或多种TNF抑制剂疗效不佳或不耐受的nr-axSpA患者。妊娠期禁用。

✓其他：双膦酸盐、帕米膦酸盐可能有治疗作用。少数报道沙利度胺可能有效，有抗TNF作用，其不良反应包括嗜睡、便秘、外周神经病变，尤需警惕致胎儿畸形作用。

- 外科治疗：对脊柱有严重残疾畸形影响前方视野的患者可考虑脊柱矫形术。对于髋关节病变导致难治性疼痛或关节残疾及有放射学证据的结构破坏，无论年龄多大都应考虑全髋关节置换术。发生急性脊柱骨折的AS患者应进行脊柱手术治疗。

12. 预后

该病一般不影响寿命，但可影响患者的正常生活和工作，甚至致残。及时正确的治疗可降低发生严重脊柱关节畸形的风险。幼年起病、髋关节受累、HLA-B27阳性和持续的ESR增快、CRP增高等常是预后不良的相关因素。近年来认为吸烟也是AS预后不良的因素之一。

（孔　芳）

■ 银屑病关节炎

1. 概述

- 银屑病关节炎（PsA）是一种与银屑病相关的慢性炎性骨骼肌肉疾病，属于脊柱关节炎。以关节及其周围软组织疼痛、肿胀、僵硬和活动受限为主要临床表现，部分患者可伴有骶髂关节炎和/或脊柱炎、附着点炎及指/趾炎等。
- 7%～42%的银屑病患者可发生PsA，随着银屑病病程的延长，PsA患病率逐渐升高。
- PsA的皮损与关节炎的严重程度不一定平行。在PsA患者中，约75%银屑病皮损出现在关节炎之前，约15%同时（1年内）出现皮损和关节炎，13%～20%关节炎先于皮损发生。
- PsA病程迁延，容易复发，最终导致关节残毁和畸形。病程中可合并虹膜睫状体炎、肠炎等器官损害。
- 我国的患病率为0.01%～0.1%。男女发病率相似，发病高峰年龄为20～40岁，任何年龄均可发生，包括儿童。
- PsA具有家族遗传性，遗传概率可能超过80%。*HLA-B*和*HLA-C*基因与遗传风险最相关。

2. 临床表现

- 肌肉骨骼表现

✓关节炎：PsA的关节炎分为以下5种临床类型，在疾病的进程中各型关节炎间可相互转化，亦可合并出现。

◇ 远端指/趾间关节（DIP）炎型：PsA的早期表现，占5%～10%，病变主要累及DIP，常伴指/趾炎和银屑病指甲病变，是典型的PsA。

◇ 单关节炎或非对称性寡关节炎型：约占70%，以手、足的远端或近端指/趾间关节为主，膝关节、踝关节、髋关节、腕关节亦可受累，受累关节数≤4个，分布多不对称。常伴发远端和近端指/趾间关节滑膜炎和腱鞘炎，因此，受累指/趾可呈现典型的腊肠指/趾，常伴有指/趾甲病变，此型患者有1/3～1/2可演变为多关节炎型。

◇ 对称性多关节炎型：约占15%，病变以近端指/趾间关节为主，可累及DIP关节及大关节如腕关节、肘关节、膝关节和踝关节等，关节受累数超过4个。

◇ 破坏性（损毁性）关节炎型：约占5%，是PsA的严重类型，好发年龄为20～30岁，累及指/趾间关节、掌指关节及跖骨，可有骨溶解和增生改变，出现指节的“望远镜征”或“笔帽征”，关节可出现强直和畸形。常伴有发热和骶髂关节炎，皮肤病变严重。

◇ 脊柱关节炎型：又称中轴病变，发生率约为40%。男性为女性的3～5倍。主要临床特征与强直性脊柱炎相似，以脊柱和骶髂关节病变为主，但PsA的病变多为非对称性，骶髂关节炎与新骨形成相对少见，可有椎旁骨化和形态各异的骨桥。患者可伴有严重的甲剥离和炎症性肠病。

✓关节周围炎

◇ 附着点炎：即肌腱和韧带在骨骼附着点的炎症，是多数脊柱关节炎的基础病变，也是PsA外周关节炎的主要病理损害。约38%的PsA患者以附着点炎为首发症状。最常见的受累部位是跟腱和足底筋膜的附着点，也包括股四头肌腱和髌韧带附着点、髂嵴、肩袖和肱骨外上髁的附着点。患者可出现附着点疼痛，常伴有压痛，有时可见肿胀。附着点病变亦可无症状，通过超声检查发现。

◇ 指/趾炎：是PsA最显著的临床特征之一，约50%患者发生指/趾炎。临床表现为一个或多个手指或足趾完全肿胀，形同腊肠，称为腊肠指/趾，足趾比手指更常受累。

◇ 腱鞘炎：少数PsA患者可出现手部屈肌腱、尺侧腕伸肌或其他部位的腱鞘炎。

- 非肌肉骨骼表现

✓皮肤表现：银屑病皮损通常分为寻常型、脓疱型和红皮病型。

◇ 寻常型银屑病：表现为全身各个部位均可受累的红色丘

疹、斑块，其中头皮及肘、胫前等四肢伸侧更为明显。需特别注意隐匿部位的皮损，如头皮、会阴、臀、脐等。皮疹通常呈对称性，上覆银白色鳞屑，去除鳞屑后为发亮的薄膜，除去薄膜可见点状出血（Auspitz征），该特征对银屑病具有诊断价值。但经过外用药或其他方法治疗后，银屑病皮损特征将不典型。

◇ 脓疱型银屑病：表现为局部或泛发的粟粒大小无菌性脓疱，在寻常型基础上可转变为脓疱型。有专家认为SAPHO综合征即是一种伴有明显脓疱损害的PsA类型。

◇ 红皮病型银屑病：表现为全身大面积潮红、脱屑，常由寻常型或脓疱型演变而来。不同类型皮损可相互转变，红皮病型也可伴脓疱发生。

✓指/趾甲病变：是PsA的重要特征。

◇ PsA患者中的发生率为80%～90%，而无关节炎的银屑病患者仅有20%合并指/趾甲病变。

◇ 指/趾甲表现包括甲床和甲基质病变。甲床病变表现为甲分离、甲下角化过度、裂片状出血和油斑改变；甲基质病变表现为点状凹陷、白甲、甲半月红斑和甲破碎。

◇ 指/趾甲病变的严重程度可能与皮损和关节病变的范围及严重程度有关，在合并DIP关节炎的患者中更常见。甲受累患者出现关节受累的比例为43%～70%，是银屑病患者出现PsA的最强预测因素。

✓其他表现：虹膜炎及葡萄膜炎在PsA中的发生率为7%～18%，多为双侧对称出现，且常见于脊柱受累的患者。PsA亦可伴发炎症性肠病，可无临床表现，仅通过结肠镜发现。此外，PsA可能伴发肢体远端水肿或淋巴水肿，合并淀粉样变较为罕见。

✓全身症状：少数患者伴发热、体重减轻和贫血等。

● PsA伴发疾病

PsA是一种多系统慢性炎症性疾病，半数以上的患者至少有1种以上的共病，常见的包括心血管疾病、代谢综合征（肥胖、糖耐量异常、血脂异常、高尿酸血症及痛风等）、骨质疏松症、非酒精性脂肪肝、炎症性肠病、眼病、抑郁和焦虑等，部分患者可能合并血液系统恶性疾病。

3. 实验室和影像学检查

● 实验室检查：尚无特异的实验室检测指标。

✓急性活动期可出现ESR和CRP的显著升高。部分患者血清类风湿因子（RF）阳性，少数PsA患者血清抗环瓜氨酸肽（CCP）抗体阳性，两者最常见于骨质破坏和多关节炎型

PsA。

✓中轴型、多关节型或少关节型伴中轴关节受累的PsA患者，HLA-B27阳性率分别为56%、24%及31%。HLA-B27与附着点炎、指/趾炎和对称性骶髂关节炎的发生相关。

✓少数患者ANA阳性，应用TNF-α抑制剂后ANA阳性比例增高。

- 影像学检查

✓X线平片

◇ 是评估骨质增生及骨破坏的标准手段，简便易行、费用较低，对于软组织病变敏感性欠佳，且只能显示晚期改变，不利于早期诊断。

◇ 主要表现为关节骨侵蚀、关节间隙狭窄、骨质增生、骨溶解、关节强直和末端新骨形成。

◇ 侵蚀性改变与类风湿关节炎（RA）类似，关节边缘骨侵蚀形成“鼠耳征”。

◇ 新骨形成和骨溶解同时发生，X线表现为末节指骨溶解、绒毛状骨膜炎、附着点新骨形成。孤立的关节破坏、关节溶解和强直并存，出现“笔套征”。

◇ 中轴病变表现为不对称的骶髂关节炎。关节旁新骨形成是PsA区别于其他炎症性关节炎的影像学特征。

✓CT：与X线片相比，CT能更好地显示关节间隙和骨质的细微结构，以及部分软组织结构异常。对肢端小关节、脊柱、骶髂关节及胸锁关节，CT优于X线平片。PsA的CT表现主要包括关节间隙狭窄、消失、融合，关节面下骨质毛糙、破坏，关节周围骨质增生硬化或骨质疏松，关节畸形、半脱位或脱位。

✓磁共振成像（MRI）：对软组织分辨率较高，亦用于早期诊断，能更好地评估疾病的活动度。MRI能分辨骨髓炎、滑囊炎、附着点炎及关节积液等。此外，还可观察关节的骨侵蚀、脂肪沉积、关节面硬化、关节僵硬和新骨形成。

✓肌骨超声（MSUS）：与MRI类似，超声可早期发现软组织炎症及早期骨质异常，动态观察滑膜炎及关节积液的变化。灰阶超声可观察结构改变，能量多普勒超声通过血流信号的强弱可敏感地反映炎症情况，二者结合可显示关节炎、腱鞘炎、附着点炎、骨侵蚀、骨赘形成、指/趾炎、甲病变和皮损等。MSUS检查费用较低，操作简单，容易接受。

4. 诊断

- 具有典型银屑病皮损，关节受累以DIP为主，RF阴性，伴有指/趾甲病变等特征时，PsA诊断不难。当关节炎症先出现，无皮肤病变或病变不典型时则不易诊断，对于这类患者应仔细检查头皮、肘关节伸侧及生殖器等部位，了解是否有皮损或指甲病变。

- 2006年由欧美多国风湿性疾病学家联合制定的银屑病关节炎分类标准（CASPAR，表28），对于早期PsA具有很高的敏感性和特异性，总分≥3分则可分类诊断为银屑病关节炎。目前既往患有银屑病及患者一级亲属患有银屑病是PsA区别于其他炎性关节炎的重要条件。

表28 PsA分类标准（CASPAR，2006）

条目	分类标准	评分（分）
1	现患银屑病、既往银屑病史或家族史	
	现患银屑病：就诊时由风湿免疫科医师或皮肤科医师诊断具有银屑病性皮肤或头皮病变	2
	既往银屑病史：由患者本人、医师（包括家庭医师、皮肤科医师或风湿免疫科医师等其他可信任医疗中心的医师）证实	1
	家族史：其一级或二级亲属中曾患银屑病	1
2	典型的银屑病指甲改变（包括甲剥离、顶针样凹陷、过度角化等表现）	1
3	类风湿因子阴性（除凝胶法外的其他方法检测，最好采用酶联免疫吸附试验或比浊法检测）	1
4	现患指/趾炎或既往指/趾炎病史	
	表现为全指/趾肿胀	1
5	影像学	
	关节周围新骨形成，手足X线片可见关节周围异常骨化（非骨赘形成）	1

5. 鉴别诊断

应注意与以下疾病鉴别（表29）。

6. 疾病活动性评估

- PsA治疗前应评估肌肉骨骼病变的严重程度和范围，包括68个关节压痛数和66个关节肿胀数、脊柱运动范围和疼痛程度、附着点炎及指/趾炎。
- 银屑病应根据受累部位的体表面积或银屑病皮损面积和严重指数（PASI）进行评估，并检查指甲是否有甲剥离或凹陷。

表29　PsA的鉴别诊断

项目	年龄	性别	发病	受累关节数目	对称性	腊肠指	炎性脊柱痛	尿道炎	皮肤病变	RF	HLA-B27	骶髂关节病变
PsA	中年	男＝女	隐匿	少	非	有	有	无	银屑病	多阴性	30%阳性	非对称，非边缘性韧带骨赘
RA	中年	女＞男	隐匿	多	是	无	无	无	类风湿结节	多阳性	阴性	无
ReA	青年	男＞女	急性	少	非	有	有	有	溢脓性角化症、漩涡状龟头炎	阴性	80%阳性	非对称，韧带骨赘
AS	青年	男＞女	隐匿	少	非	有	有	无	结节红斑	阴性	90%阳性	对称性，骨桥形成
痛风	中老年	男＞女	急性	单	非	无	无	无	痛风石	阴性	阴性	无

- 综合评分可使用评估RA疾病活动度的28个关节疾病活动度评分（DAS28）、简化的疾病活动指数（SDAI）、临床疾病活动指数（CDAI），亦可使用PsA的复合评分工具，包括综合银屑病活动指数（CPDAI）、PsA疾病活动指数（DAPSA）、银屑病和PsA研究与评估小组（GRAPPA）提出的综合活动指数（GRACE）、最小疾病活动度（MDA）及PsA疾病活动度评分（PASDAS）等。DAPSA包含CRP，但仅涉及关节受累情况，缺乏对皮肤及非肌肉骨骼受累情况的评估。MDA是迄今为止唯一用于达标治疗（T2T）的评估指标，包含外周关节炎、非关节肌肉骨骼表现和皮肤受累，但不包括实验室指标。

7. **治疗**

- 治疗原则与目标：PsA具有异质性，部分患者可发展为重症，需多学科协作治疗。PsA的治疗目标是达到疾病的临床缓解或最小/低疾病活动度，即临床症状缓解或消失、炎症相关指标恢复正常。建议采用达标治疗（T2T）策略：治疗开始后3个月内综合指标至少改善50%，并在治疗6个月内达标，因此需要连续监测疾病活动性，及时调整治疗方案。
- 一般治疗：主要是非药物治疗，包括戒烟、减重、物理治疗、康复治疗等。
- 药物治疗
  - ✓非甾体抗炎药（NSAIDs）：控制PsA炎症的首选药物。
    - ◇ 传统NSAIDs如阿司匹林、萘普生、吲哚美辛（消炎痛）的作用确切，但易出现胃肠道黏膜损伤。对于既往消化道溃疡病史的高危患者，可使用选择性环氧合酶-2（COX-2）抑制剂，如塞来昔布等，必要时可联用胃黏膜保护剂，但有心脑血管高危因素的患者慎用。
    - ◇ 治疗原则为采用最小有效剂量及最短疗程。一种NSAIDs足量使用1～2周无效后更换另一种NSAIDs，避免2种或2种以上NSAIDs同时服用。
  - ✓传统合成改善病情抗风湿药（cDMARDs）：包括甲氨蝶呤、来氟米特、柳氮磺吡啶及环孢素等。该类药物对PsA外周关节炎有一定疗效，可抑制病情进展，延缓关节破坏，但起效较慢。对多关节炎型PsA，建议迅速启用cDMARDs，对单关节炎或寡关节炎型PsA，特别是伴预后不良因素的患者可考虑使用cDMARDs。但截至目前，有关cDMARDs对附着点炎、指/趾炎和脊柱炎的疗效尚无循证医学证据。对持续（＞6个月）缓解的PsA患者，可谨慎减少cDMARDs用量。
    - ◇ 甲氨蝶呤：对PsA外周关节及皮肤病变均有疗效，可作为首选药物。口服、肌内注射和皮下注射均可。口服推荐剂量范围为7.5～25mg，每周1次，从小剂量开始，4～6周起效，如剂量已达25mg/w，并治疗6～8周仍无效，则应考虑换用其他药物，用药时需补充叶酸以减少不良反应。肌内注射或皮下注射主要用于依从性差或口服胃肠道反应大的患者。大剂量使用需警惕皮肤黏膜损害、骨髓抑制、消化道反应、肝功能异常等。用药期间监测血常规、肝肾功能。

◇ 来氟米特：对PsA外周关节及皮肤病变均有疗效，阻止关节的影像学进展。对甲氨蝶呤不耐受或治疗无效的患者可换用来氟米特，剂量20mg/d。注意肝功能和胃肠道症状。因其可能有致畸作用，孕妇禁服。用药期间监测血常规和肝功能。

◇ 柳氮磺吡啶：对PsA外周关节和皮肤病变均有疗效，但对中轴病变、附着点炎和关节破坏作用不显著。每日口服2.0～4.0g，维持剂量一般为2.0g/d，治疗剂量大于类风湿关节炎的剂量。注意胃肠道反应。磺胺或水杨酸盐类过敏者禁用。葡萄糖-6-磷酸脱氢酶缺乏、血小板减少、粒细胞减少、肝肾功能损害、肠梗阻或尿路梗阻者慎用。用药期间监测血常规和肝功能。

◇ 环孢素：甲氨蝶呤治疗不佳的PsA患者可换用或联用环孢素，剂量为2.5～5mg/（kg·d）。用药期间监测血压、肝肾功能。

✓生物DMARDs（bDMARDs）：可用于对cDMARDs反应差或中至重度的PsA，对于中轴型关节炎、指/趾炎和附着点炎疗效确切，与MTX联合使用可提高有效率。用药前需常规行胸部X线片、PPD试验、结核斑点试验除外结核感染。bDMARDs包括TNF-α抑制剂（依那西普、英夫利昔单抗、阿达木单抗、戈利木单抗、赛妥珠单抗等）、非TNF-α抑制剂，包括IL-17A抑制剂（司库奇尤单抗和依奇珠单抗）、IL-12/IL-23抑制剂（如乌司奴单抗、古塞奇尤单抗）、抗T细胞特异性生物制剂等。

◇ TNF-α抑制剂：可有效改善PsA的关节炎和皮肤病变，对中轴型和外周型关节炎均有效，对合并炎症性肠病、葡萄膜炎者单抗类TNF-α抑制剂优于受体融合蛋白类抑制剂。

◇ IL-17抑制剂：司库奇尤单抗为靶向IL-17A的全人源IgG1单克隆抗体，于2016年获美国FDA批准用于PsA的治疗，可改善PsA的皮损、关节炎和附着点炎。IL-17A抑制剂对PsA皮损的疗效优于TNF-α抑制剂，但对合并炎症性肠病的PsA可能无效。

  ◇ IL-12/IL-23抑制剂：IL-12和IL-23为异源二聚体形式的IL-12家族细胞因子。银屑病皮损中可过度表达IL-12、IL-17和IL-23。乌司奴单抗为靶向IL-12和IL-23共同亚单位p40的全人源IgG1单克隆抗体，对PsA的外周关节炎、附着点炎和指/趾炎均有一定疗效。古塞奇尤单抗可在不影响IL-12的情况下仅与IL-23 P19亚基结合抑制IL-23的下游信号。
  ◇ 抗T细胞特异性生物制剂：阿巴西普是一种选择性T细胞共刺激调节剂，通过与抗原提呈细胞上CD80/CD86结合抑制T细胞激活，于2017年7月被美国FDA批准用于治疗活动性PsA。阿巴西普可改善PsA患者的关节症状，但对皮肤病变疗效不佳，可用于其他bDMARDs应答不佳的备选药物。

✓靶向合成DMARDs（tsDMARDs）：托法替布为针对Janus激酶（JAK）1和JAK3的抑制剂，被美国FDA批准用于PsA，对成人PsA的外周关节炎、附着点炎、指/趾炎和银屑病皮损有效。

✓糖皮质激素：因全身应用可诱发银屑病加重，甚至引起脓疱型或红皮病型皮疹，应尽量避免使用。

  ◇ 对病情活动，伴关节红肿、发热、ESR增快、一般治疗不能控制者可以短期应用，减药过程应缓慢。
  ◇ 持续性单关节炎或寡关节炎可选用关节局部注射糖皮质激素作为辅助治疗。同一关节1年内局部注射不超过3～4次，避免皮损处注射。
  ◇ 附着点炎可选用糖皮质激素局部注射，而跟腱附着点的局部治疗有导致肌腱断裂的风险，应慎用。
  ◇ 合并代谢综合征、糖尿病、充血性心力衰竭及骨质疏松症者更应慎用糖皮质激素。

- 手术治疗：对于已出现关节畸形和功能障碍的患者可采用关节成形术或关节置换术，以恢复关节功能。有研究发现，置换后的髋关节和关节成形术后的小关节附近骨质增生和纤维组织增生更为明显。

8. 预后

- PsA为一种慢性进行性疾病，47%患者在诊断后2年内出现关节侵蚀。
- 多关节炎、结构损伤、高ESR/CRP、指/趾炎及指甲受累、多种药物疗效差、HLA-B27阳性或HLA-DQw3阳性等提示预后较差。早期诊断、早期治疗可使患者受益。

- 相比一般人群，PsA患者发生心肌梗死、心绞痛和高血压的风险显著增加，因此在PsA治疗中应注意心血管疾病等伴发疾病的评估与治疗。

（潘　盈）

■ 炎症性肠病性关节炎

1. 概述

- 1929年关节炎和炎症性肠病（IBD）之间的联系被首次发现，1964年美国风湿性疾病学会将炎症性肠病性关节炎认定为一类独立的疾病，1976年Wright和Moll将其纳入脊柱关节炎（SpA）的概念中。
- IBD并发SpA的确切发病机制尚不明确，一般认为肠黏膜屏障的破坏是首发和主要因素。二者存在共同的基因易感性，也是另一种可能的解释。有证据显示，肠道来源的免疫细胞通过黏附分子而转运到关节部位可能是二者联系的具体机制。

2. 临床表现

- IBD主要有两种常见类型：溃疡性结肠炎（UC）和克罗恩病（CD），两者都与SpA相关。13%～33%的IBD患者存在炎症肠病性关节炎，其中3%诊断为强直性脊柱炎（AS），10%存在骶髂关节炎，13%存在外周关节炎。而SpA患者中IBD发生率较低，如AS患者中UC或CD的患病率为6.8%。
- 对未加选择的SpA患者进行结肠镜检查，1/3～2/3患者存在亚临床肠道炎症。IBD患者发生关节炎的高危因素：大肠受累、存在其他肠道外表现（如结节红斑、葡萄膜炎、坏疽性脓皮病等）、肛周病变。多数患者的关节炎出现于诊断IBD之后，但可有20%的外周关节炎和40%的中轴病变发生于IBD诊断之前。
- 炎症肠病性关节炎的症状与其他类型的SpA相似，包括外周关节炎、中轴病变、肌腱附着点炎和指/趾炎。这些表现可以各种组合方式出现，也可出现其他IBD的肠道外、SpA的关节外表现，如葡萄膜炎、银屑病、结节红斑、坏疽性脓皮病、杵状指等。
- 外周关节炎是最为常见的表现之一，曾被分为两型：Ⅰ型和Ⅱ型，但目前多为ASAS中轴型与外周型SpA的分类方法所取代。
  - ✓ Ⅰ型：少关节型，出现于5%的IBD患者，急性起病，在IBD病程早期就可出现，大小关节非对称性受累，下肢关节多见（如膝关节、踝关节、MTP关节），程度较轻多自限，可呈游走性，关节炎为非侵蚀性。关节炎的复发常与IBD的肠道病情活动相关。在UC患者中，结肠切除术对Ⅰ型关节炎有治愈作用。

✓ Ⅱ型：多关节型，发生于3%～4%的IBD患者，对称性小关节炎常累及MCP关节，腕关节、肘关节、肩关节、PIP关节亦可受累。Ⅱ型一般在IBD诊断后才发病，关节症状与肠道病情活动无明确相关性。Ⅱ型关节炎症状较严重且持续，较少自限，可有侵蚀性病变。

- IBD相关AS在临床上与普通AS无法区分。其病变过程不依赖于肠道疾病，不少患者的AS病变先于IBD出现。可以单独出现炎性腰背痛，或同时出现外周关节炎。另外，影像学检查发现，4%～18%的IBD患者可出现无症状的骶髂关节炎。炎症肠病性关节炎患者还可出现指/趾炎（0～6%）和肌腱附着点炎（1%～54%）。

3. 实验室检查

- 血常规的白细胞计数、ESR、CRP多升高，但仅当IBD肠道病变不活动时才提示关节炎病情活动。RF一般不升高。可有慢性贫血，反映关节炎症和肠道炎症共同作用的结果。若SpA患者出现难以解释的缺铁性贫血，则应警惕存在IBD的可能。
- 50%～75%的IBD合并中轴受累的患者携带*HLA-B27*基因，而普通AS中90%以上患者携带*HLA-B27*基因。因此，在没有银屑病且HLA-B27阴性的AS患者中应排查是否存在隐匿的IBD。在IBD合并外周关节炎的患者中，HLA-B27阳性率低于15%。
- 外周关节的关节液通常提示轻度炎症。外周关节炎发生侵蚀性病变者不常见，但可出现，特别是MTP关节，亦可见孤立性的髋关节破坏性疾病。中轴骨的放射学改变与普通AS一致。骶髂关节MRI提示骨髓炎表现，但若无明确临床症状，此类改变对预后的提示价值尚不明确。

4. 诊断

尚无公认的诊断标准。炎症肠病性关节炎的关节表现无特异性，一般仅在确诊IBD后，才能够作出炎症肠病性关节炎的诊断。若关节炎或脊柱炎先于肠道表现出现，IBD确诊前无法诊断炎症肠病性关节炎。

5. 鉴别诊断

当IBD患者出现关节炎症状，应考虑以下疾病。

- 感染性关节炎：特别是新发单关节炎时，更应首先积极除外感染。

- 结节红斑：发生在关节周围时，特别是踝部，有时不易与关节炎鉴别。存在痛性皮下结节而无明确关节积液，是其与关节炎的主要区别。
- 骨坏死：一般发生于髋关节、膝关节、踝关节。多与糖皮质激素应用相关。骨坏死往往疼痛重而关节压痛和肿胀不明显。影像学特别是MRI有助于和关节炎的鉴别。
- 若IBD诊断尚不明确，还要考虑其他可同时导致肠道病变和关节症状的疾病，如反应性关节炎、贝赫切特病、成人乳糜泻、Whipple病、寄生虫感染、假膜性肠炎等。肠道感染后发病的反应性关节炎，一般在腹泻2～3周后出现关节炎，粪便和血液的病原学检查有助于鉴别。贝赫切特病，除肠道、关节受累外，多数患者还有口腔溃疡、外阴溃疡、眼炎、皮疹等更多表现。对于其他疾病，明确诊断多依赖于对肠道疾病的检查和诊断。

6. 治疗

积极控制治疗IBD往往有助于外周关节炎的缓解，药物治疗方案需要风湿免疫科、消化科、眼科、皮肤科等多学科密切沟通后共同制订。除药物治疗外，物理疗法、运动疗法对于中轴病变至关重要，对于外周关节炎亦有裨益。药物治疗原则与其他SpA类似。

- 非甾体抗炎药（NSAIDs）：是否作为一线药物尚有争议。既往认为NSAIDs可能诱发IBD病情活动或加重，但这方面的循证医学证据并不明确。因此对于IBD肠道病情缓解的患者，可尝试短期使用NSAIDs，选择性COX-2抑制剂可能更为有利。NSAIDs应用前应先与消化科医师沟通。治疗期间，一旦消化道症状加重，则应停止使用NSAIDs治疗。
- 传统DMARD药物：可用于外周关节炎的治疗。
  - ✓柳氮磺吡啶：是一种对肠道炎和关节炎均有帮助的药物。针对关节炎的治疗剂量相对较小，2～3g/d，分2～3次服用。与之相似的药物还有美沙拉嗪。
  - ✓甲氨蝶呤、硫唑嘌呤：亦可作为备选药物，两药同样也能兼顾关节炎症和肠道炎症。
  - ✓糖皮质激素：可用于单关节炎或寡关节炎的关节腔注射。对于严重外周关节炎，可给予短期全身性糖皮质激素治疗，对于中轴型关节炎，则应避免使用。中重度IBD患者为控制肠道病变时则不受此限。
  - ✓TNF抑制剂：是中轴病变和难治性外周关节炎的首选此类药物亦有助于诱导和维持肠病的临床缓解。应选用单抗类药物（英夫利昔单抗、阿达木单抗等），而不应选用受体抗体融合蛋白（依那西普）。

✓靶向药物：JAK抑制剂能兼顾关节和肠道，可作为备选药物。司库奇尤单抗虽可有效治疗SpA，但可能加重IBD病情，因此使用必须慎重。乌司奴单抗虽在IBD、银屑病、银屑病关节炎的临床研究中显示出明确的疗效，但在中轴型SpA的研究中却未获得成功。维得利珠单抗虽对IBD有效，但治疗IBD的肠道外表现（如关节炎）并无有效证据。

（吴　迪）

■ 感染性关节炎

1. 概述

- 感染性关节炎是由各种病原体引起的关节炎症，可导致关节软骨和软骨下骨质的破坏、关节畸形和关节功能丧失。
- 病原体包括细菌、病毒、真菌和螺旋体，关节感染可由微生物的直接侵袭（血液、淋巴、局部侵入）所致，也可由感染后（如肝炎病毒、沙门菌属、痢疾杆菌、结核分枝杆菌）的免疫复合物所致，或两者共存。本节主要论述直接感染所致的关节炎。

✓细菌性关节炎：是感染性关节炎中破坏最迅速的类型，分为两大类，由淋球菌或其他奈瑟菌属引起的关节炎和非淋菌性关节炎。后者最常见的是金黄色葡萄球菌，其次为链球菌，厌氧菌所致的化脓性关节炎常发生于关节置换术后、肢体创伤（如骨折）、手术后败血症等患者。革兰阴性菌中以大肠埃希菌最常见，常由尿道经血行感染。流感嗜血杆菌常发生在6～24月龄的儿童中。播散性淋球菌感染（DGI）则通常发生于有不洁性交史的年轻人及其伴侣。

✓结核性关节炎：可以发生在任何年龄，但以儿童、老年人和营养不良者多见。病变可以发生在所有关节，但以负重和活动度较大的髋关节、膝关节、脊柱等关节为多见。

✓布氏杆菌性关节炎：多有牛羊接触史，或进食生肉、未经消毒的乳制品等。

✓引起肌肉骨骼症状的真菌病：有孢子丝菌病、念珠菌病、球孢子菌病和芽生菌病，其他真菌病尚有隐球菌病和组织胞浆菌病侵袭关节的报道，但属罕见。

✓较常见的致关节炎的病毒有乙型肝炎病毒、风疹病毒和细小病毒，其他还有腮腺炎病毒、肠道病毒、EB病毒、疱疹病毒和腺病毒等。HIV可引起反应性关节炎与多关节炎。

2. 临床表现

- 大多有原发感染灶的症状和体征，如肺炎链球菌引起的肺炎，葡萄球菌引起的痈、尿道炎、咽炎、前列腺炎等。
- 出现败血症的患者多起病急，有全身症状，如畏寒、发热、不适、食欲减退及其他全身中毒症状。受累关节多为单关节，2个以上的少见，以下肢负重关节最易累及，尤以髋关节、膝关节多见，其次为踝关节、肘关节、腕关节和肩关节，手、足小关节罕见。表现为关节红、肿、热、痛，活动受限，呈半屈曲位，有关节积液体征。疼痛大多在活动时加剧，休息后稍减轻。睡眠时由于肌肉放松，关节稍一活动，即可引起剧痛，患儿常在睡梦中痛醒而啼哭。
- 淋菌性关节炎：以腕关节、踝关节和指/趾关节较常见，可出现皮疹，如红斑、丘疹、小水疱或脓疱等，伴有发热。
- 结核性关节炎：均为慢性，多从单关节开始，关节触之不热而有僵硬感，病变关节周围的肌肉萎缩，出现不同程度的关节运动受限和畸形。
  - ✓脊柱结核以腰椎最多，胸椎次之，患者常有挺胸、弯腰不便。
  - ✓髋关节、膝关节结核患者走路跛行，膝关节常呈半屈位。
  - ✓肘关节结核常使关节发生半屈曲畸形。
  - ✓在骨、关节结核发生半年到1年以后，病变附近或较远处形成脓肿，因局部皮肤一般不热，称为寒性脓肿。脓肿溃破后流出清稀的脓液，内夹杂干酪样坏死物，久之创口凹陷，周围皮肤青紫发暗，可以形成瘘管，经久不愈。
- 布氏杆菌性关节炎：多发生于单关节或不对称的少数周围关节，膝关节、髋关节、肩关节为好发部位，其次为骶髂关节、腕关节、踝关节、肘关节，还可侵犯脊柱。常伴波状热、大汗、淋巴结肿大、睾丸痛等症状。
- 真菌性关节炎：临床表现类似结核性，为无痛性关节炎，亦可出现冷脓肿，若不及时治疗，可发生骨和软骨破坏，导致功能丧失和残疾。
- 病毒性关节炎：急性发作、对称性、多发性关节炎，通常在3～10天缓解，滑膜炎表现明显。

3. 实验室和影像学检查

- 血液检查：90%患者白细胞总数及中性粒细胞数明显增多，ESR、CRP升高。有败血症表现的患者需行需氧及厌氧条件下的血培养，奈瑟球菌对外界环境耐受性差，应注意及时接种。淋病患者泌尿生殖道拭子培养阳性。
- 关节液检查：滑液为脓性，白细胞（50～200）$\times 10^9$/L，90%

为中性粒细胞。革兰染色可找到细菌，滑液培养阳性率可达85%。滑液抗酸染色及结核菌培养的阳性率较低。布氏杆菌的培养时限需延长到1个月。宏基因组测序技术在病原学检测中有很高的敏感性，不足之处是环境病原体可能对标本造成污染，导致假阳性。

- X线检查
  - ✓细菌性关节炎：表现为软骨下骨质疏松，因软骨破坏显示关节间隙变窄，关节面的骨小梁增生，骨质硬化，死骨形成，关节脱位或半脱位。骶髂关节的感染常为单侧病变，髋关节感染时关节腔扩张，软组织阴影增大。
  - ✓结核性关节炎：早期可发现骨质疏松。在疏松的骨质中可出现一个半透明而无骨组织的病变阴影，关节间隙增宽及滑膜增厚，继而出现关节面糜烂，边缘部骨质破坏缺损，晚期可见关节囊附近呈点状或片状钙化，关节间隙狭窄与半脱位等骨质破坏现象。
- 关节镜检查：可直接观察到关节内化脓性炎症，或采取活组织标本做病理切片及抽取关节液做培养检查。
- 其他：CT、MRI、骨核素扫描等均有助于感染性关节炎的定位和鉴别。

4. **治疗**

- 抗感染治疗：原则是尽早、足量、足疗程使用针对性抗生素。
  - ✓应于血液和关节液送培养后开始经验治疗，首先根据滑液涂片革兰染色和临床特征初步估计致病菌，若为革兰阳性菌选用万古霉素1.0g q12h静脉滴注；革兰阴性菌则用头孢曲松1.0g qd，或头孢噻肟1.0g q8h，或头孢唑肟1.0g q8h静脉滴注。
  - ✓无性病危险者可根据革兰染色结果选择万古霉素加第三代头孢菌素，或万古霉素加环丙沙星（或左氧氟沙星）。一旦细菌确定并得到抗生素敏感试验结果，则重新选择有针对性的抗生素和剂量。不需将抗生素直接注入关节腔内，因为滑膜液中也能产生有效的杀菌浓度。
- 关节腔引流：应兼顾恰当的抗菌治疗和脓性关节液的充分引流。几乎所有的感染性关节炎都需穿刺引流，并用生理盐水冲洗，每天1次。如关节穿刺不能控制症状时应及时做关节切开引流术，吸尽关节腔内脓性渗出液，并用大量生理盐水冲洗干净及留置细塑料管或硅胶管做闭式冲洗引流。关节镜灌洗治疗可最大限度反复灌洗关节腔，排出关节内脓性渗出物，减少有害物质对关节的破坏作用。
- 全身支持治疗：急性期应卧床休息，可用夹板或石膏固定制动，以维持关节功能位，同时增加营养，纠正水电解质紊乱，减轻疼痛。病毒性关节炎宜对症治疗，急性滑膜炎期间，需要卧床休息和选用非甾体抗炎药治疗，一般预后良好。

（章丽娜）

■ 反应性关节炎

1. 概述

- 反应性关节炎（ReA）最早于1969年由Ahvonen提出，指继发于身体其他部位微生物感染后出现的无菌性关节炎，是一种感染触发的炎性综合征。
- ReA典型的三联征包括关节炎、非淋菌性尿道炎和结膜炎，但并不是所有的ReA患者都有典型的三联征表现。目前认为ReA是宿主与病原体相互作用引发的一种系统性免疫反应而表现的一组以关节炎为主要表现的临床综合征。
- 1999年第四届国际反应性关节炎研讨会的专家共识认为ReA应具有下列4个要素。
  - ✓病原体：主要是肠道和尿路致病菌，典型者有志贺菌、沙门菌、空肠弯曲菌、耶尔森菌、艰难梭状芽胞杆菌、沙眼衣原体和肺炎衣原体。
  - ✓感染与关节炎的发病有时间间隔：出现感染症状和出现关节炎表现之间的时间间隔为数日至数周。
  - ✓典型的关节炎表现：以主要累及下肢的非对称性单关节炎或少关节炎最为典型。
  - ✓病程：通常6个月内为急性ReA，超过6个月为慢性ReA。
- ReA在疾病分类中属于脊柱关节炎的一个亚型，但仅约占所有确诊脊柱关节炎患者的1.2%。
- 典型的ReA被认为主要由肠道和尿路感染导致，但从广义的ReA概念理解，所有感染诱发的无菌性关节炎均属于这类疾病，如结核分枝杆菌感染后ReA又称Poncet病，咽部链球菌感染后的关节炎及HIV感染导致的ReA，HIV所致ReA的报道逐渐增多。
- ReA国外患病率为（30～40）/10万，年发病率为（5～28）/10万，国内尚无相关流行病学数据。
- 该病多见于年轻人，常见年龄范围为18～40岁，肠道感染后的ReA男女比例接近1∶1，性传播疾病获得性ReA主要见于男性。ReA患者的HLA-B27检测阳性率总体低于50%。

2. 临床表现

以关节炎为主，可以表现为一过性的单关节炎，也可以表现为严重的多系统疾病。ReA的临床表现分为关节炎和关节外表现。

- 关节炎表现：主要包括两个特征。
  - ✓关节炎：常急性起病，受累关节以下肢关节为主，如膝关节、踝关节、髋关节多见，其次为骶髂关节及脊柱、腕关节、肩关节、指/趾关节等，多为非对称性、少关节或寡关节受累；少数表现为小关节的多关节炎。关节局部红、肿、热、痛。急性关节炎可呈自限性，常在数周内缓解，少数可持续数月至数年，成为慢性ReA。
  - ✓关节周围的肌腱附着点炎：表现为腊肠指/趾及足跟的跟腱炎和跖筋膜附着点炎等，局部疼痛、肿胀。
- 关节外表现
  - ✓全身症状，如发热、多汗、乏力及体重下降等，无菌性尿道炎症状，如排尿困难、尿频、尿急及尿痛，男性可有前列腺炎，女性可有宫颈炎。
  - ✓眼炎以结膜炎常见，偶有前葡萄膜炎，可影响视力，口腔溃疡亦常见。
  - ✓皮疹典型者如溢脓性角化症、漩涡状龟头炎、结节红斑及甲部病变等。
  - ✓少数可并发心肌炎、胸膜炎，以及心脏传导异常、主动脉瓣关闭不全等。

3. 辅助检查

- 病原学检查：虽然在ReA发生时病原体可能已经被清除，大部分患者可能找不到感染的病原菌，但仍有约50%肠道或泌尿生殖系统感染后的ReA可通过培养和血清学检查鉴定病原体。
  - ✓粪便培养可检测到志贺菌、沙门菌，亦可进行艰难梭状芽孢杆菌毒素检测。
  - ✓行PCR检测尿中的沙眼衣原体。关节滑液革兰染色和培养有助于除外感染性关节炎。
- 常规检查：炎症指标如ESR和CRP常升高，血液和关节滑液中白细胞可增多，但非特异性。慢性期患者可出现不同程度贫血。
- HLA-B27检测：在ReA阳性率多＜50%，故不能单独用于诊断ReA，如结合其他临床表现，有辅助诊断意义。阳性多见于中轴关节受累、心脏炎和葡萄膜炎。
- 影像学检查：无特异性，但可协助判断病情。早期和轻症患者可无放射学改变或仅有受累关节旁局限的骨质疏松；病情持续存在的患者，可见受累关节边缘的骨侵蚀及关节间隙变窄消失；脊柱关节受累可有新骨形成，跖腱筋膜附着处可见骨刺。骶髂关节炎常呈不对称性，椎旁韧带骨赘也常呈非对称性，ReA患者进展到脊柱融合不常见。关节超声和MRI均可用于协助判断受累关节的病变程度和疗效。

4. 诊断

- ReA是一种临床诊断，缺乏公认的诊断或分类标准。
- 对于肠道或泌尿生殖系统感染后数日至数周出现关节炎者，呈现下肢非对称性单关节或少关节炎特征，同时除外感染性关节炎、晶体性关节炎、骨关节炎和外伤性关节炎，即应考虑ReA。
- 同时出现附着点炎和关节外表现，如腊肠指/趾、特征性皮疹及眼炎等，则有助于确诊。
- 检测HLA-B27对诊断有一定辅助意义。

5. 鉴别诊断

- 首先要除外感染和晶体性关节炎，特别是急性化脓性关节炎和痛风性关节炎；可以通过关节滑液分析和培养，以及血清学的相关指标鉴别。
- ReA和淋球性关节炎：两者都可通过性传播并伴发尿道炎，从血液、皮肤病变或滑膜滑液中培养出淋球菌可协助鉴别。
- ReA还需与脊柱关节炎的其他亚型鉴别，特别是银屑病关节炎，ReA和银屑病关节炎的关节皮肤病变均有很多相似表现，但银屑病关节炎起病缓慢，关节炎较常累及上肢，特别是远端指间关节，常不伴尿道炎、口腔溃疡及肠道症状。有特征性的皮疹及常有家族史。

6. 治疗

大多数ReA病程呈自限性，故初始治疗常比较保守，但仍有部分患者需要药物干预，特别是对于慢性病程患者，非甾体抗炎药（NSAIDs）是一线治疗选择。

- NSAIDs：是缓解ReA急性炎症期关节症状及附着点病变引起肿痛的主要药物，可选用普通的NSAIDs或COX-2抑制剂，后者可减轻患者的胃肠道反应。NSAIDs未被证实可缩短ReA病程，但建议先予NSAIDs治疗至少2周后再选择其他药物。
- 糖皮质激素：少关节或单关节炎病变，可在关节腔内局部注射糖皮质激素。全身应用糖皮质激素的情况较少，通常见于全身炎症症状严重、NSAIDs控制不佳的患者。虹膜炎应及时行局部及全身性糖皮质激素治疗，病情好转后逐渐减量至停药。
- 改善病情抗风湿药（DMARDs）：对于NSAIDs和关节内注射糖皮质激素效果不佳的严重患者可考虑加用DMARDs。安慰剂对照研究推荐首选柳氮磺吡啶，首次剂量为0.5g bid，如无胃肠道反应，逐渐递增至1.0g，2～3次/天，至病情缓解后维持半年可考虑停药。其他DMARDs也可酌情选用，包括甲氨蝶呤、硫唑嘌呤及环孢素等。治疗期间应定期监测肝肾功能及血液系统等不良反应。

- 生物制剂：TNF-α抑制剂和IL-17A抑制剂虽已被批准用于强直性脊柱炎，但应用于ReA的证据不多。对于前述治疗无效的慢性ReA患者，在排除持续感染的情况下，可根据个体化情况酌情使用，特别是对于HLA-B27阳性、有中轴关节受累的患者。
- 抗生素：目前没有推荐对ReA患者常规使用抗生素。
  - ✓对于患有生殖系统衣原体感染的患者及其配偶，推荐应用阿奇霉素或多西环素预防ReA呈慢性病变。
  - ✓不推荐病原体未明的确诊ReA患者长期应用抗生素，因已有研究证实其不能改变病程和病情。
  - ✓对于肠道感染引起的ReA，抗生素仅推荐用于重症、老年和免疫抑制状态的患者，单纯轻症肠道感染不推荐应用抗生素。

7. 预后

该病呈自限性，在发病6周至8个月大多可缓解，外周关节症状完全恢复，皮肤黏膜损害不留痕迹。慢性患者复发性关节炎和虹膜炎可导致关节畸形及视力下降。某些慢性ReA可逐渐演变为其他脊柱关节炎，如强直性脊柱炎、银屑病关节炎和肠病性关节炎。HLA-B27对病程和病情严重程度无预测价值，但与中轴关节受累和眼炎相关。

（周惠琼）

■ 未分化脊柱关节炎

1. 概述

- 未分化脊柱关节炎（USpA）指临床和/或放射学表现符合脊柱关节炎特点，但尚不符合任何一种肯定的脊柱关节炎的诊断标准的疾病。
- 该病并非独立性疾病，而是一组病程长短不一，病情轻重不一的未分化疾病。
- “未分化”含意如下。
  - ✓是某一肯定脊柱关节炎的早期，即以后将分化成某种肯定疾病，如强直性脊柱炎（AS）、银屑病关节炎（PsA）等。
  - ✓某一肯定脊柱关节炎的“流产型”，即以后不发展成某一典型脊柱关节炎。

✓属重叠综合征而不发展成某一肯定脊柱关节炎。
✓属脊柱关节炎未知的亚型，以后逐渐有不同分化。

2. 临床表现

- 炎性腰背痛：约占70%。2009年国际脊柱关节炎评估协会（ASAS）发表了炎性腰背痛（IBP）的5项标准：①发病年龄＜40岁。②隐匿起病。③运动后改善。④休息后无缓解。⑤夜间痛（起床后改善）。如满足其中4项，则可判断其存在IBP（敏感性为77.0%，特异性为91.7%）。
- 外周关节炎：特点是急性起病，表现为下肢非对称性少关节炎，尤其以膝关节、踝关节常见，有时可肿胀且十分明显。具此特点的外周关节炎诊断SpA的敏感性为41%，特异性为87%。
- 附着点炎：常见足跟的跟腱附着点处和跖底筋膜附着点处肿痛或压痛，影响行走。
- 指/趾炎（腊肠指/趾）：整个手指或足趾的弥漫性肿胀，状如腊肠，疼痛和压痛较轻，是由屈肌肌腱、腱鞘和周围软组织肿胀所致。
- 眼炎：可有一过性结膜炎，数周自行缓解。前葡萄膜炎更为严重，常急性起病，表现为单侧眼红、眼痛和畏光，如不及时治疗可能引起不可逆视力受损。葡萄膜炎可与SpA病情不平行。
- 肠炎：部分患者有肠黏膜炎症，临床多不明显，急性者如急性细菌性小肠结肠炎，慢性者的回结肠炎如克罗恩病。肠炎多与外周关节炎病情相平行。

3. 实验室和影像学检查

- 炎症指标：多数患者在病情活动时有ESR、CRP增高，血白细胞增多，但均不具诊断特异性。
- HLA-B27：70%的USpA患者HLA-B27阳性。需注意，单纯无症状的HLA-B27阳性不能诊断SpA，因为HLA-B27在正常人中也有相当比例的阳性率。
- X线片：可见骶髂关节炎和对称性韧带钙化，具有诊断特异性，但多数诊断时已非早期。外周关节通常无骨质侵蚀，偶可见肌腱附着点处骨侵蚀。
- 超声：多普勒超声可显示附着点炎处异常血管形成，但依赖操作者经验，目前尚难以标准化。
- CT：分辨率较高，比常规X线检查能更早发现骶髂关节轻微的变化，有利于早期诊断。
- MRI：对于骶髂关节X线片/CT正常者，MRI可发现骶髂关节积液和软骨下骨髓水肿征象，对早期诊断骶髂关节炎有很高临床应用价值。

4. 诊断

- 2009年ASAS制定了中轴型SpA标准，有助于早期诊断中轴型SpA（详见“强直性脊柱炎及其他中轴型脊柱关节炎”）。
- 2011年ASAS制定了外周型SpA分类标准：对目前无IBP、仅存在中轴以外的外周症状的患者，出现有关节炎、附着点炎或指/趾炎中任意一项，加上下述其中一种情况，即可确诊为外周型SpA。
  - ✓加上下述任意一项SpA临床特征：①葡萄膜炎。②银屑病。③克罗恩病/溃疡性结肠炎。④前驱感染。⑤HLA-B27阳性。⑥影像学提示骶髂关节炎。
  - ✓加上下述至少两项其他SpA临床特征：①关节炎。②附着点炎。③指/趾炎。④IBP既往史。⑤SpA家族史。

5. 鉴别诊断

USpA应与类风湿关节炎、淋菌性关节炎、无银屑病的PsA鉴别（详见“银屑病关节炎”“感染性关节炎”）。

6. 治疗和预后

- 应用NSAIDs可明显改善USpA的症状。早期应用柳氮磺吡啶有助于改善患者脊柱功能。
- 在一项对USpA随访11年的研究中，68%发展为强直性脊柱炎，5%发展为PsA，另有部分患者自发病情缓解，余者仍为USpA。

（章丽娜）

■ 原发性骨质疏松症

1. 概述

- 骨质疏松症是一种以骨量低下，骨微结构破坏，导致骨脆性增加，易发生骨折为特征的一种全身性骨病。是骨强度下降和骨折风险增加的骨骼疾病。
- 依据病因，骨质疏松症分为原发性和继发性两大类。
  - ✓原发性骨质疏松症包括绝经后骨质疏松症（Ⅰ型）、老年骨质疏松症（Ⅱ型）和特发性骨质疏松症（青少年型）。
  - ✓原发性骨质疏松症多见于绝经后女性和老年男性，其发生与体内雌激素、降钙素、维生素D水平降低，继发甲状旁腺激素（PTH）过多等因素有关，营养失衡、机体失用及遗传因素也参与发病，酗酒、嗜烟、过多的咖啡因摄入是原发性骨质疏松症的危险因素。

✓绝经后骨质疏松症一般发生在女性绝经后5～10年内；老年骨质疏松症一般指70岁以后发生的骨质疏松。

✓特发性骨质疏松症主要发生在青少年，病因未明。

2. 流行病学

- 随着人口老龄化，骨质疏松症患病率快速上升。全国骨质疏松症流行病学调查显示：50岁以上人群骨质疏松症患病率为19.2%，其中女性为32.1%，男性为6.9%；65岁以上人群骨质疏松症患病率为32.0%，其中女性为51.6%，男性为10.7%。
- 估算目前我国骨质疏松症患病人数约为9000万，其中女性约7000万。
- 骨质疏松性骨折是骨质疏松症的严重后果，又称脆性骨折，指受到轻微创伤（相当于从站立高度或更低的高度跌倒）即发生的骨折。常见骨折部位包括椎体、前臂远端、髋部、肱骨近端和骨盆等，其中椎体骨折最常见，但髋部骨折危害性最大，病死率最高。

3. 临床表现

骨质疏松症患者早期常无症状或症状轻微，仅表现为腰背四肢疼痛及乏力，故常称为“静悄悄的疾病”，但随着骨丢失的加重，患者逐渐出现骨质疏松相关的临床表现，主要为周身疼痛、身高变矮、驼背及继发骨折。原发性骨质疏松症的临床表现可总结为以下4点。

- 疼痛：疼痛是原发性骨质疏松症最常见的症状，以腰背痛多见，疼痛常沿脊柱向两侧扩散，平卧时疼痛减轻，直立后伸或久立、久坐时疼痛加剧。当出现椎体压缩变形，脊柱前屈，腰背肌肉为了纠正脊柱前屈，收缩加强，导致肌肉疲劳甚至痉挛，可加重疼痛。新近胸腰椎压缩性骨折，可产生急性疼痛，若椎体骨折压迫脊神经可产生相应的神经受压症状。
- 身高变矮、驼背：多在疼痛后出现。骨质疏松容易使椎体压缩变形，使脊椎前倾，背曲明显，形成驼背。老年人骨质疏松时椎体压缩变扁，每椎体缩短2mm左右，身长平均可缩短3～6cm。
- 骨折：这是原发性骨质疏松症最常见和最严重的并发症，患者可发生脆性骨折。骨折发生的常见部位为椎体（胸椎、腰椎）、髋部（股骨近端）、前臂远端和肱骨近端等。严重椎体骨折压缩变形还可影响心肺功能及腹部脏器功能，出现心悸、胸闷、便秘、腹痛、腹胀及食欲减退等不适。脆性骨折发生后，再骨折的风险显著增高。

- 对心理状态及生活质量的影响：骨质疏松症的各种临床表现导致患者可出现焦虑、抑郁、恐惧、自信心丧失及自主生活能力下降等心理问题。

4. 诊断

骨质疏松症的诊断标准是基于双能X线骨密度（DXA）测定和/或脆性骨折。对于有骨质疏松风险的人群，出现与骨质疏松症相关的临床表现，不能用其他原因解释时，应考虑骨质疏松症的可能。

- 基于骨密度的诊断。DXA骨密度测定是目前最常用的骨质疏松症诊断的方法。对于绝经后女性、50岁及以上男性，建议参照WHO推荐的骨质疏松症诊断标准进行DXA骨密度测定。DXA测量的骨密度值需转换为T值（T-score）用于骨质疏松症的诊断，T值=（骨密度的实测值-同种族同性别正常年轻人峰值骨密度）/同种族同性别正常青年人峰值骨密度的标准差。DXA测量骨密度的部位一般为中轴骨（L_1～L_4、股骨颈或全髋）或桡骨远端1/3，骨密度的T值≤-2.5考虑为骨质疏松症，T值≥-1为骨量正常，-2.5＜T值＜-1.0为骨量减少，T值≤-2.5+脆性骨折为严重骨质疏松。对于儿童、绝经前女性和50岁以下男性，其骨密度水平的判断建议用同种族的Z值表示。Z值=（骨密度测定值-同种族同性别同龄人骨密度均值）/同种族同性别同龄人骨密度标准差。Z值≤-2.0认为“低于同年龄段预期范围”或低骨量。
- 基于脆性骨折的诊断。参考两种情况：①髋部或椎体脆性骨折，不依赖于骨密度测定，临床上即可诊断骨质疏松症。②肱骨近端、骨盆或前臂远端的脆性骨折，同时DXA骨密度测定显示骨量减少（-2.5＜T值＜-1.0），也可诊断骨质疏松症。

5. 鉴别诊断

诊断原发性骨质疏松症首先需排除其他各种原因所致的继发性骨质疏松症，需要鉴别的病因主要包括：影响骨代谢的内分泌疾病（甲状旁腺、性腺、肾上腺及甲状腺疾病等）、自身免疫病（如类风湿关节炎及干燥综合征等）、影响钙和维生素D吸收和代谢的消化系统和肾脏疾病、神经肌肉疾病、多发性骨髓瘤及骨转移癌等恶性疾病及长期服用糖皮质激素或其他影响骨代谢的药物等情况。临床中可通过一些常规的化验指标如血常规、尿常规、ESR、肝肾功能及血清蛋白电泳等，以及一些骨代谢指标如血钙、血磷、碱性磷酸酶、25（OH）维生素D、PTH、骨转换标志物、尿钙、尿磷等协助鉴别诊断。病变部位的骨骼影像学检查也可提供鉴别诊断的线索。

6. **治疗**

原发性骨质疏松症的治疗原则包括一般治疗、药物治疗及手术康复治疗。

- 一般治疗：包括合理饮食保持营养均衡，富含钙和维生素、低盐及适量蛋白质的膳食有助于防治骨质疏松。
  - ✓摄入足量的钙在成年期可维持骨量，绝经后和老年期可减少骨量丢失，降低骨折发生的危险性。我国营养学会及骨质疏松诊治指南推荐适宜钙摄入量为中青年人元素钙800mg/d，50岁以上中老年人、妊娠中晚期及哺乳期人群推荐每日摄入量为1000～1200mg；充足的维生素D可增加肠钙吸收、促进骨骼矿化、保持肌力、改善身体平衡和降低跌倒风险等。国人维生素D水平普遍不足，有条件应监测血清25（OH）维生素D和PTH水平以指导维生素D补充。
  - ✓日常生活中注意适量运动，纠正不良生活习惯，如吸烟、酗酒和过量咖啡因的摄入。避免长期应用诱发骨质疏松的药物，如糖皮质激素等。预防跌倒，跌倒常为发生骨折的直接诱因，对于有跌倒倾向的患者应给予适当的保护措施。
- 抗骨质疏松症药物治疗：有效的抗骨质疏松药物治疗可以增加骨密度，改善骨质量，显著降低骨折发生的风险，抗骨质疏松药物根据其作用机制分为抑制骨吸收剂、促进骨形成剂、兼有双重作用的药物、其他机制类药物及中成药。临床上根据患者的个体情况选择合适的抗骨质疏松药物，并注意不同药物的毒副作用，以及不同药物联合治疗及序贯治疗应用的合理性。无论用哪种类型的抗骨质疏松药物，都要关注患者的用药依从性，坚持长期用药，定期复查骨密度及骨代谢相关指标，调整治疗方案。
  - ✓抑制骨吸收剂：临床中使用最多，包括双膦酸盐类（常用口服的阿仑膦酸钠，静脉用唑来膦酸等）、地舒单抗、降钙素、雌激素及选择性雌激素受体调节剂（SERM）。
  - ✓促进骨形成剂：临床常用的有甲状旁腺激素多肽片段（如特立帕肽）。
- 手术及康复治疗需要强调的是，对于骨质疏松性骨折的患者，手术治疗只是其中一部分，术后应进行及时的康复治疗、合理生活方式的干预以及序贯正规的抗骨质疏松药物治疗，降低再骨折风险，避免再次骨折。
  - ✓手术治疗主要指骨质疏松性骨折后的手术治疗，骨科医师需根据患者的骨折部位及具体情况制订手术治疗方案。

✓康复治疗包括针对骨质疏松症的治疗及骨质疏松性骨折患者手术后的康复治疗。

（周惠琼）

■ 骨关节炎

1. 概述

- 骨关节炎（OA）是最常见的关节炎，为老年人致残的首要因素，以关节软骨进行性减少，骨质过度增生为病理基础，逐渐累及全身关节，出现慢性关节疼痛、僵硬、膨大及活动受限等临床表现。
- 关节劳损是OA发病的基础，一般认为OA与衰老、性别、创伤、炎症、肥胖、代谢障碍和遗传等因素有关。
- 按照发病风险相关因素，将OA分为5种亚型：负荷为主型、结构为主型、炎症为主型、代谢为主型和系统因素型。
- 好发于50岁以上的中老年人，其患病率随着年龄而增加，女性发病率高于男性。
- 全球约有3.02亿人罹患OA，但对OA的认识和规范化诊治的普及有严重欠缺。长期以来OA被认为是一种“关节软骨磨损”导致的疾病，近年来逐步认识到OA是累及全关节的系统性疾病。随着全球老龄化进程的加速、日益严重的肥胖症，OA患病率逐年升高，不但使患者身体功能、生活质量和社会参与度下降，而且给社会造成巨大经济负担。

2. 临床表现

- 起病隐匿，进展缓慢，症状逐渐加重，主要症状是受累关节疼痛、僵硬和活动受限。关节痛有以下特点。
  ✓关节痛与活动有关，休息后缓解。
  ✓局限性晨僵，时间不超过30分钟，活动后消失。
  ✓病情严重者疼痛持续存在，即使休息时也不消失，受累关节常伴有压痛、骨性膨大、骨性摩擦音及功能障碍，少数出现关节畸形。
  ✓部分患者伴有感觉异常，常伴发焦虑和抑郁状态。
- OA疼痛机制比较复杂，由于关节软骨无神经支配，疼痛主要由关节其他结构如滑膜、骨膜、软骨下骨及关节周围的肌肉韧带等受累引起，但部分患者可出现疼痛的外周敏化和中枢敏化，出现神经病理性疼痛的特点。
- 常见受累部位及其临床特征
  ✓手OA：多见于中老年女性，症状可呈间歇性，累及部位按发生率递减顺序包括远端指间关节、拇指基底部、近端指间关节，以及第二、第三腕掌关节。手OA分为3种亚型，指间关节的结节性OA、拇指基底部OA和侵蚀性OA。

◇ 指间关节的结节性OA：特征性表现为指间关节伸面的内、外侧出现骨性增生而形成硬结节，位于远端指间关节的结节称为Heberden结节，位于近端指间关节的称为Bouchard结节，疼痛可有可无，常有遗传倾向。近端指间关节及远端指间关节水平样弯曲可形成“蛇样”畸形。

◇ 拇指基底部OA：即第一腕掌关节和/或舟骨、大多角骨和小多角骨的OA，通常累及年长的绝经后女性。拇指基底部可能有桡侧半脱位及内收，从而造成“方形手”畸形。这类患者与指间关节OA不同，会引起持续性疼痛和功能障碍。

◇ 侵蚀性OA：一种特殊类型的OA，常出现进展较迅速的骨质破坏，表现为亚急性或隐匿发作的疼痛、僵硬、软组织肿胀，有时会有感觉异常。通常只累及指间关节（远端比近端更常见），指间关节侧向不稳是一个不常见但很典型的表现。掌指关节OA主要累及第二、第三掌指关节，常导致不伴滑膜炎征象的骨性肥大，常见于从事大量手部动作职业的老年男性。

✓膝OA：50岁以上成人中最常见导致下肢功能障碍的原因，占OA造成疾病负担的85%。

◇ 髌股关节和/或内侧胫股关节最常受累。早期以疼痛或僵硬为主，多见于上、下楼梯时，下楼梯时更甚。被动运动时膝关节有响声或触及骨摩擦感，有时关节积液肿大，浮髌试验阳性，重者有膝外翻畸形。

◇ 随着病情进展出现行走失衡、不能持重、活动受限、关节挛曲，还可出现关节活动时的“绞锁现象”。

◇ 少数患者出现关节周围失用性肌萎缩。除非合并腘窝囊肿，膝OA通常不会造成膝关节后侧疼痛。

✓髋OA：多见于80岁以上老人，表现为腹股沟、臀部及大腿根部疼痛，但也可以累及大腿前内侧或上外侧，偶累及臀部，多为单侧。

◇ 可有不同程度的活动受限。典型终末期畸形是外旋、内收和固定性屈曲。

◇ 部分患者亚急性发作并在数月后出现关节破坏，可能与碱性焦磷酸钙结晶有关。

✓足OA：多见于第一跖趾关节，通常双侧发病，站立或行走时出现蹈趾关节疼痛，第一跖趾关节骨性肥大。

◇ 蹈外翻畸形、蹈趾僵直和交叉趾是常见的畸形，常并发蹈趾囊炎。

◇ 跗骨间关节也可受累，还可累及足中段的距舟关节，以及足后段的距下关节和胫距关节，踝关节OA不常见，大多继发于创伤。

✓脊柱OA：颈椎、腰椎病变除局部疼痛和活动受限外，还可引起神经受压或刺激症状，如坐骨神经痛。

3. 实验室和影像学检查

- 实验室检查：无特异性，通常ANA、RF阴性，多用于鉴别诊断。ESR、CRP多正常或轻度升高。
- 影像学检查

✓X线：典型改变随不同病期而异，早期软骨无明显异常，典型改变包括关节间隙变窄、软骨下骨硬化、关节边缘骨赘形成、骨囊性变及畸形和半脱位。晚期关节间隙完全消失，关节面变形，但骨性强直少见。若软骨或骨赘碎片脱落，可在关节腔内形成游离体，又称“关节鼠”。需注意，该病的临床表现和X线变化往往不尽一致。

✓超声：可识别软骨破坏、滑膜炎、关节积液和骨赘。

◇ 早期软骨表面轮廓不清，内部回声增强，后期软骨变薄，薄厚不均，甚至消失。

◇ 合并滑膜炎时出现关节积液、滑膜增生，多普勒超声可以判断滑膜血流，从而评估炎症程度。

◇ 骨赘表现为从骨表面突出的强回声。骨侵蚀表现为软骨下骨囊性变，骨皮质不光滑、不连续。附着点炎表现为附着处肌腱增厚、回声异常，可见钙化、附着处骨赘、骨侵蚀等表现。

◇ 膝关节积液严重时可见腘窝囊肿。

✓关节MRI：唯一能直接显示关节软骨的成像方法，对早期OA的诊断有重要意义，除显示软骨损伤的形态学及生理学改变外，还可以评估半月板、滑膜、滑囊结构、骨质、骨髓等处病变，对早期OA的诊断发挥重要作用。

4. 诊断

- 老年人逐渐发生的非对称性关节痛，疼痛在休息后缓解，晨起出现短暂的关节僵硬，多无全身症状；X线有关节间隙变窄、骨赘形成或软骨下骨密度增高和囊肿而无其他明确原因者，原发性OA诊断基本成立。
- 1986—1995年ACR发布了膝、髋、手OA的分类标准（表30～表32），应结合患者具体情况进行参考，临床上尚无公认的早期诊断标准。

表30 ACR膝OA分类标准（1986）

1. 临床表现标准：具有膝痛加以下6条中3条以上可诊断膝OA
（1）年龄≥50岁
（2）晨僵＜30分钟
（3）骨摩擦感
（4）骨压痛
（5）骨性肥大
（6）膝触之不热
2. 临床表现联合放射学标准：具有膝痛和X线片示骨赘，并具备以下3项中至少1项可诊断膝OA
（1）年龄≥40岁
（2）晨僵＜30分钟
（3）骨摩擦感

表31 ACR手OA分类标准（1990）

手疼痛、酸痛和僵硬加以下4条中至少3条可诊断手OA
（1）10个指定关节中至少2个骨性肥大
（2）掌指关节肿胀小于3个
（3）至少2个远端指间关节骨性肥大
（4）10个指定关节中至少一个有畸形

注：10个指定关节为双侧第二、第三近端和远端指间关节及双手第一腕掌关节。

表32 ACR髋OA分类标准（1991）

髋关节疼痛加以下3条中至少2条可诊断髋OA
（1）ESR≤20mm/h
（2）X线检查示股骨头和/或髋臼骨赘
（3）X线检查示髋关节间隙狭窄（上缘、轴向和/或内侧）

5. 鉴别诊断

- 类风湿关节炎（RA）：OA及RA大小关节均可受累，但RA以近端指间关节和掌指关节的病变突出，且关节肿痛、滑膜炎症较OA明显，晨僵大于1小时，很少出现Heberden结节，RF阳性。
- 银屑病关节炎（PsA）：亦易累及远端指间关节，但X线表现与OA不同，典型的X线表现为“笔帽状”改变，且有银屑病皮疹及指/趾甲病变。
- 强直性脊柱炎（AS）：多发生在青年男性，主要症状为腰部及腹股沟处疼痛，脊柱僵硬，活动受限。X线显示脊柱韧带钙化广泛，自下向上发展，呈竹节状，骶髂关节及骨突均有病变，HLA-B27（＋）。
- 其他：根据患者年龄、临床表现、X线特点等可将OA与痛风性关节炎、结核性关节炎、化脓性关节炎和大骨节病等鉴别。

6. 特殊类型的原发性OA

- 弥漫性特发性骨质增生症（DISH）：一种特殊的骨质增生症，以脊柱病变为主，60岁以上男性多见，有家族性，肥胖者居多，关节症状轻微，部分患者主诉背部疼痛和僵硬感，活动几乎不受限制。X线显示椎体前外侧有大而不规则骨赘形成，椎体侧面韧带“流注状”骨化，与椎体之间有透亮区存在，此种改变以下胸段最为明显，可有4个以上相邻的椎体韧带钙化后形成骨桥，与AS不同之处为无骶髂关节及骨突的改变。预后良好。
- 侵蚀性骨关节炎：起病时多与一般OA相似，但以后发作性炎症性表现突出，关节红、肿、痛明显（多见于手指间关节），继之出现软骨下骨侵蚀，明显者骨破坏广泛，关节间隙不规则或消失，易于发展成关节强直。
- 后纵韧带钙化症：多见于60岁以上老人，主要累及脊柱，表现为广泛韧带（前、后纵韧带）钙化（相邻3个椎体以上），邻近骨皮质骨质增生，但椎间隙正常。HLA-B27阴性可除外AS。

7. 治疗

尚无有效干预OA的手段，治疗的目的是缓解关节疼痛，改善关节功能，预防或缓解关节结构的变化，提高生活质量。包括一般治疗、药物治疗和手术治疗。

- 一般治疗：是首选治疗方式，包括患者教育、体重管理、运动锻炼、物理治疗及辅助器具，这些治疗措施是OA治疗的核心措施。
  - ✓患者教育：是优化OA管理十分重要的手段，找出易患因素，进行针对性管理，如是否存在关节力线不良、肌肉无力、超重或肥胖，是否合并焦虑或抑郁等。减少长久站立、跪位或蹲位，改变上下楼梯的不良姿势或运动。治疗应该以患者为中心，鼓励患者主动参与自身疾病的管理。
  - ✓体重管理：是髋、膝OA的核心治疗方案，体重指数（BMI）每增加5kg/m^2，膝OA的风险增加35%，建议限制膳食热量并联合体育锻炼。

✓运动：是治疗OA的基石。

◇ 运动可以增强肌肉力量，更好地保护关节；软骨没有血运，靠运动挤压从关节液中获得营养，长期不运动的人关节软骨更容易退变；但临床上常有“运动会导致关节磨损加重，一旦患上OA就不能运动”的误区；关于何种运动方式、强度、持续时间和频率最佳，目前尚无共识。

◇ 低强度有氧运动可以改善关节功能，缓解疼痛。进行关节周围肌肉力量的训练，既可以改善关节稳定性，又可以促进局部血液循环。

◇ 运动治疗应该侧重于患者的偏好、可及性和可负担性，长期坚持是保障疗效的关键。

✓物理治疗和辅助器具：可促进血液循环、减轻炎症反应，缓解疼痛。方法包括水疗、冷疗、按摩、针灸、脉冲超声疗法和干扰电流刺激疗法等。辅助器具包括手杖、助行器、关节支具等。

● 药物治疗：对于尝试非药物干预后未获得疼痛缓解，可同时或在之后给予药物治疗。

✓缓解疼痛的药物

◇ 非甾体抗炎药（NSAIDs）既有抗炎作用，又有镇痛作用（表33），外用NSAIDs副作用小，可用于轻度局限性病变。辣椒碱通过下调疼痛感觉神经元上的辣椒碱受体活性及消耗P物质来缓解疼痛；疼痛持续存在或中重度OA选择口服NSAIDs，应选择低剂量、短疗程，药物的种类和剂量应该个体化，根据对环氧合酶2（COX-2）的选择程度，分成非选择性和选择性抑制剂，高胃肠道风险患者尽量选择后者，如存在高心血管疾病风险和/或肾功能不全，慎用NSAIDs。

表33 常用NSAIDs的用法

药物	半衰期（h）	起效时间（h）	分类	用法
依托考昔	约22	1	选择性COX-2抑制剂	60mg qd
艾瑞昔布	约20	2	选择性COX-2抑制剂	100mg bid
塞来昔布	8～12	2～3	选择性COX-2抑制剂	200mg qd
双氯芬酸	约2	0.3～1.0	非选择性COX-2抑制剂	50mg tid
醋氯芬酸	约4	1.5～3.0	非选择性COX-2抑制剂	100mg bid
布洛芬	1.8～3.5	1～2	非选择性COX-2抑制剂	200mg tid

续 表

药物	半衰期（h）	起效时间（h）	分类	用法
吲哚美辛	约2	0.5～2.0	非选择性COX-2抑制剂	50mg tid
酮洛芬	1.5～2.5	0.5～2.0	非选择性COX-2抑制剂	50mg tid
萘普生	10～18	2～4	非选择性COX-2抑制剂	250mg tid
洛索洛芬	1～1.5	0.5	非选择性COX-2抑制剂	60mg tid
美洛昔康	约20	4.9～6.0	非选择性COX-2抑制剂	7.5mg bid
吡罗昔康	30～60	3～5	非选择性COX-2抑制剂	10mg bid

◇ NSAIDs效果欠佳或有禁忌时可考虑用弱阿片类药物如曲马多等；强阿片类仅短期用于等待关节置换的重度疼痛患者，长期应用有成瘾性风险；对伴有神经病理性疼痛和/或焦虑、抑郁的可予度洛西丁等抗抑郁药。

◇ 对于急性发作的剧烈疼痛、夜间痛、关节积液严重者，关节内注射糖皮质激素可迅速缓解疼痛、改善关节功能，但长期多次使用有加速关节软骨量丢失的风险，每年最多不超过2～3次，间隔时间不应短于3～6个月。

◇ 中医辨证治疗有一定疗效，如壮骨关节胶囊、祛风止痛胶囊、仙灵骨葆胶囊等中药可以减轻疼痛，改善关节功能。

✓改善骨关节炎病情的药物（DMORDs）：目前尚无保护关节软骨、延缓OA进展的理想药物。临床上常用的硫酸氨基葡萄糖、硫酸软骨素、双醋瑞因及关节腔注射的透明质酸钠，循证医学证据不一致，可能有一定疗效。

◇ 硫酸氨基葡萄糖和硫酸软骨素：作为关节的营养补充剂，对轻中度OA可能有一定缓解疼痛和改善功能的作用。

◇ 透明质酸关节内注射，称为黏弹性物补充疗法，可减少疼痛、减少渗出，增加滑液黏弹性，抑制软骨基质分解，激活软骨组织自身修复，对早期中度患者可以起到缓解症状改善功能的作用。

◇ 双醋瑞因：通过抑制IL-1可明显改善骨关节炎引起的疼痛和关节功能障碍。

✓手术治疗

◇ 对保守治疗无效的终末期OA，关节畸形及功能障碍者可行关节置换术，主要针对膝OA和髋OA，可以恢复关节功能和保持生活质量。

◇ 其他手术还包括关节腔灌洗术、关节镜下关节清理术、磨削性关节成形术和滑膜切除术。这些方案还需要更多循证医学证据证实其有效性和安全性。

8. 预后

- 大多数OA进展缓慢，预后良好，采取积极的预防措施以消除或避免OA的危险因素的发生，如减肥、适当休息、避免活动时意外损伤、纠正先天性或获得性解剖异常或功能障碍，基本能保持关节生理功能，极少数呈严重进行性关节损害致关节强直或功能丧失。
- 国外报道OA是导致50岁以上男性工作能力丧失的第二位原因（仅次于缺血性心脏病），也是中年以上人群生活不能自理的主要原因，我国尚无大规模的流行病学调查数据。

（佟胜全）

■ 大骨节病

1. 概述

- 大骨节病（KBD）是一种好发于儿童和青少年的慢性、地方性、变形性骨关节病，表现为发育期关节软骨、骺板软骨、骺软骨多发对称性变性、坏死和早期骨修复，并继发为变形性骨关节病。
- 病因尚未完全明确，目前认为其发病是居住环境、遗传因素等多因素相互作用的结果。环境因素如营养元素（如硒或碘）缺乏，水或土壤中的毒物（如腐殖酸）、谷物中的真菌毒素等均与KBD的发生密切相关。早年俄国医师Kaschin-Beck报道过乌洛夫河流域的KBD患者，故称该病为Kaschin-Beck病。
- 我国KBD主要分布在从川藏高原到东北的狭长地带，涉及甘肃、四川、陕西、青海、西藏等15个省（自治区）。随着KBD防病知识的普及和防治措施的落实，该病的发病率已得到有效控制，但个别地区仍有新发病例出现。成人KBD是儿童期KBD的后遗骨关节病。

2. 临床表现

- 关节疼痛、增粗、变形、运动障碍和肌肉萎缩，重者身材矮小，短指/趾畸形，步态蹒跚如“鸭步”，严重影响劳动力。
- 病变呈对称性缓慢发展，软骨破坏以骨骺软骨板最明显，因此骨的纵向生长发育受阻，骨骺早期融合，长骨过早停止生长，故骨端变粗，患骨短缩。
- 晚期关节软骨面的边缘有明显骨质增生，其中有囊性变。各关节均有不同程度的损害，但以管状骨的两端和踝关节、膝关节及手指近端指间关节最为严重。一般分为早期、Ⅰ期、Ⅱ期、Ⅲ期。
  ✓早期：常无明显症状，或有乏力、晨僵、握拳不紧、手指末节的掌侧屈曲呈弓状指，手指、踝、肘、膝等关节痛，多数关节有摩擦音，无关节增粗现象。
✓ Ⅰ期：手指关节对称性增粗，肘关节不能完全伸展。
✓ Ⅱ期：指关节显著增粗，出现短指畸形，肘关节屈曲达150°。
✓ Ⅲ期：身材矮小，严重短指畸形，肘关节屈曲＜150°，四肢肌肉萎缩，“鸭步”，劳动力严重受损、残废，无精神症状，无智力低下。

3. 诊断

- 诊断原则：来自流行区，关节呈慢性、对称性粗大变形和身材矮小的患者首先考虑该病。早期体征可不明显，手指和踝部X线检查最有价值。早期干骺端钙化带模糊、变薄、中断，毛糙呈锯齿样变；中期出现各种凹陷、硬化；晚期表现为关节增粗、变形、关节面硬化，凹凸不平，骨短缩畸形，失去正常比例。实验室检查一般无特异性。
- 诊断标准：根据6个月以上病区接触史，有多发性、对称性手指关节增粗或短指/趾畸形等体征，并排除其他相关疾病可诊断BKD。
- 关节功能障碍指数评分：采用2011年卫生部发布的标准（表34）。

表34　关节功能障碍指数评分标准（2011）

指标	标准	分值
关节休息痛	无	0
	有疼痛但不影响睡眠	1
	疼痛难忍影响睡眠需服镇痛药	2
关节运动痛	无	0
	上下楼梯或步行15分钟以上有疼痛	1
	因疼痛不能坚持上下楼梯或步行15分钟	2
晨僵	无	0
	＜15分钟	1
	＞15分钟	2
最大步行距离	步行1000m以上无限制	0
	仅能步行500～1000m	1
	步行＜500m或只能在室内与院内行走	2
下肢活动能力	下蹲自如	0
	下蹲困难或膝关节屈曲＜90°	1
	下蹲困难或膝关节屈曲＞90°	2

4. 鉴别诊断

需与类风湿关节炎、佝偻病、克汀病、软骨发育不全、退行性骨关节炎鉴别。

- 类风湿关节炎：骨比例正常，无短指畸形。
- 佝偻病：主要是软骨不能钙化，软骨带增宽，呈毛刷状，维生素D及钙剂治疗可获得明显效果，而KBD则是干骺端先期钙化带凹陷，底部硬化。
- 软骨发育不全：亦可手足短小，形如侏儒，出生后4个月即手足缩短、躯干相对长，生长迟缓，全身多处有软骨发育不良畸形，而KBD病除指/趾短小外，无关节骨性增粗畸形。
- 退行性骨关节炎：通常发生在50岁以上的中老年人。

5. 治疗

- 治疗原则

尚无特效的KBD治疗方法，主要参照骨关节炎的治疗方案。KBD患者按照临床症状、年龄分为3类，各类有相应的治疗措施。

✓第一类患者：临床症状较轻，表现为关节疼痛、肿胀，休息后可以缓解。患者通过减少活动，口服及注射药物可达到缓解疼痛、延缓病情进展的目的。常用药物包括NSAIDs、中枢性镇痛药、软骨营养药物，如氨基葡萄糖、硫酸软骨素等。

✓第二类患者：年龄＜50岁，除关节疼痛外，还伴有关节的绞锁、卡感、活动受限，严重影响生活质量，X线可见边缘骨质增生、关节间隙狭窄。由于患者的年龄较小暂时不适合行关节置换术，可选择关节镜手术治疗，通过镜检清理病灶、修复软骨，术后可采取康复治疗。

✓第三类患者：临床症状较第二类患者更严重，X线显示严重的骨质破坏、关节畸形，年龄＞55岁，或曾行关节镜治疗但症状未缓解，这类患者适合行关节置换术，能有效去除疼痛、改善畸形、恢复关节功能，是晚期KBD患者的重要治疗手段。

- 治疗方法

✓药物治疗：NSAIDs是骨关节炎患者治疗的基础药物，因此也广泛用于轻症KBD患者，NSAIDs可以有效缓解患者疼痛，如何选择药物的种类，用法、用量详见表33，特别要注意药物的胃肠道不良反应及心血管风险。

◇ 氨基葡萄糖：是形成软骨细胞的重要营养物质，可帮助修复已被磨损或侵蚀的关节软骨和周围软组织，刺激软骨细胞生长，润滑并修补关节软骨表面，减少摩擦，阻断骨关节炎病理过程，改善关节功能，缓解关节疼痛，抑制关节变形。

◇ 硫酸软骨素：通过刺激Ⅱ型胶原蛋白和蛋白聚糖的合成，抑制蛋白水解酶对软骨基质的损害，降低软骨细胞的分解代谢水平，从而发挥保护软骨的作用。

✓补硒：硒是人体必需的微量元素之一，是KBD的主要致病因子，KBD病区基本上处于低硒环境，体内低硒是KBD患者主要的共同特征。

◇ 补硒可有效预防儿童KBD发病，也可改善KBD患者的干骺端X线表现及临床症状。

◇ 亚硒酸钠、硒盐、亚硒酸钠＋维生素E及亚硒酸钠＋维生素C均有治疗KBD的效果，亚硒酸钠＋维生素E疗效最好，其后依次是硒盐、亚硒酸钠、亚硒酸钠＋维生素C。硒和维生素E均是机体重要的生物抗氧化剂，维生素E通过与硒在抗氧化作用的互补关系，减少硒的消耗，细胞器中的维生素E可保护蛋白质中的硒，使其不受氧化损害，维持硒的组织含量。

◇ 纳米硒较亚硒酸钠更能有效缓解KBD软骨细胞的氧化应激水平，降低细胞凋亡水平。

◇ 补硒不能完全预防和控制新发KBD，可能是由于KBD的发生、发展是多因素、多病因相互作用的结果。

✓关节腔注射透明质酸：透明质酸是关节液及软骨基质的主要组成部分，可改善骨关节炎患者的疼痛症状。透明质酸钠具有以下作用。

◇ 补充或提高滑液中透明质酸钠水平，增加关节液的黏稠性和润滑性，阻止炎症介质或软骨基质降解酶与软骨接触，防止软骨破坏。

◇ 减少炎症细胞数量，抑制炎症介质分泌和扩散，进而减少滑膜的通透性及关节内渗液。

◇ 抑制致痛物质产生，覆盖和保护痛觉感受器，缓解关节疼痛。

◇ 能抑制软骨破坏，加速软骨合成代谢。

✓中医中药治疗：中医对KBD的认识早在明末《安泽县志》就有记载，KBD在中医学上属“痹证”范畴，主要症候表现为“气滞血瘀”“寒湿阻络”“疼瘀互结”。中医推拿、热补针法、活血散结汤联合中药离子导入治疗能从整体进行调节、标本同治。然而上述中医中药治疗方法缺乏循证医学一致性证据。

✓关节镜手术：关节镜手术具有创伤小、关节功能恢复快、并发症少、感染率低等优点，可以有效清除增生的骨赘、破碎的软骨及继发的滑膜增生，缓解关节疼痛、改善关节功能，进而延缓疾病进展，推迟关节融合及关节置换的时间。

✓关节置换术：对于晚期KBD患者非手术治疗只能缓解疼痛，对关节结构的改善效果甚微，关节镜手术虽然有效，但当关节中存在较大的骨赘和较广泛的软骨损伤时，关节镜手术效果不佳，因此对于膝关节严重内翻或外翻、屈曲、旋转和混合畸形的晚期KBD患者，关节置换是最有效的治疗方法。

6. 预防

- 换粮：可与非流行区调剂食用，以改进流行区缺硒情况。可在有条件地区改旱田为水田，改主食玉米为主食大米，可起到防治效果。保持粮食干燥通风，防止镰刀菌污染。
- 改水：打深井、过滤井或井底压煤压硫等矿物质方法，加石膏及草木灰浸出物及净化法改良水质。
- 加硒：服用硒酸钠片、食用硒盐，或给农作物喷硒。
- 搬迁移民，到健康环境生活。

（佟胜全）

■ 痛风

1. 概述

- 痛风是由于嘌呤代谢紊乱，致血尿酸过饱和而在关节局部及组织中形成尿酸盐结晶，诱发局部炎症反应和组织破坏的全身性疾病。
- 早期表现为间歇发作的关节炎，晚期表现为慢性关节炎、慢性尿酸盐肾病、尿酸性肾结石及痛风石等。痛风患者还常伴发其他代谢综合征，如高脂血症、高血压、糖尿病、冠心病及肥胖等。
- 我国痛风患病率为1% ～ 3%，成人高尿酸血症患病率达14.0%，男性为24.5%，女性为3.6%。中老年男性和绝经后女性多发，沿海地区患病率高于内地。近年来高尿酸患病率呈现高流行，且逐步年轻化，青少年患者并不少见。

2. 临床表现

- 痛风自然病程分为临床前期和临床期。其他临床表现还包括并发症和伴发疾病。

  ✓临床前期（无症状高尿酸血症及无症状尿酸钠晶体沉积）：实验室检查有高尿酸血症，影像学检查如关节X线片、超声和双能CT可见关节部位尿酸钠晶体沉积而无症状的患者被称为临床前期，其中有5%～10%进展到临床期，概率与尿酸值及持续时间成正比。

✓临床期（痛风期）

◇ 急性发作期：发作前多有诱因，常为饮酒、高嘌呤饮食、受凉和剧烈运动等。典型的发作多在夜间突然起病，关节及周围软组织红、肿、热、痛和功能障碍，剧痛难忍且进行性加重，24小时内达高峰，多于2周内自行缓解。首次发作多为单关节受累，50%以上发生于第一跖趾关节，其他受累关节根据发作的频率依次为足背关节、踝关节、膝关节、腕关节、指关节、肘关节。随着病程进展，反复发作者受累关节逐渐增多，少数可影响到骶髂关节、肩关节或脊柱关节。部分严重患者可伴有全身症状，如发热、寒战、乏力、心悸等。

◇ 急性间歇期：急性关节炎发作缓解后一般无明显后遗症状，但若仅镇痛而不进一步干预，随着病程进展，发作频率渐增、持续时间渐长、无症状间歇期渐短，最后部分患者甚至发作后症状不能完全缓解。

◇ 慢性痛风石病变期：如果患者长期未进行规范降尿酸治疗，血尿酸一直处于高水平，则会导致痛风石形成。痛风石常见的发生部位为耳廓、反复发作的关节周围及鹰嘴、跟腱、髌骨滑囊等处，外观为皮下隆起的大小不一的黄白色赘生物，破溃后排出白色粉状或糊状物。慢性关节炎表现为持续关节肿痛、压痛、畸形和功能障碍，关节内大量沉积的痛风石可致关节骨质破坏。但由于尿酸盐有抑菌作用，痛风溃疡不易继发感染。痛风石的出现，是病情进入慢性期的标志。

- 并发症和伴发疾病

✓肾脏病变：临床上肾脏损害表现为3种形式。

◇ 慢性尿酸盐肾病：又称痛风性肾病，起病隐匿，为尿酸盐结晶沉积于远端集合管和肾间质，特别是肾髓质和乳头区，激活局部肾素-血管紧张素-醛固酮系统，损伤内皮细胞，进而引起肾小球高压力、慢性炎症反应、间质纤维化等病理改变，导致慢性尿酸盐肾病。临床表现为尿浓缩功能下降，夜尿增多，晚期出现肾小球滤过功能下降、肾功能不全，出现高血压、水肿、蛋白尿、贫血，以及肌酐和尿素氮升高等。

◇ 尿酸性尿路结石：尿中尿酸浓度过高时沉积于泌尿系统形成结石，可出现在关节症状前。结石造成尿路梗阻可引起肾绞痛、血尿和排尿困难，并可继发感染、肾盂扩张积水等。临床发现有长期饮茶习惯的患者，肾结石发生率相对较低。

◇ 急性尿酸盐肾病：由于血和尿中尿酸水平急剧上升，大量尿酸沉积并堵塞于肾小管、集合管等处，造成急性尿路梗阻。临床表现为急性少尿、无尿，急性肾衰竭，尿中可见大量尿酸盐结晶，这种情况多由恶性肿瘤放化疗（即肿瘤溶解综合征）等原因引起。

✓代谢综合征：痛风患者往往伴有体内代谢异常，易并发肥胖症、高血压、高脂血症、2型糖尿病等。

✓心血管疾病：高尿酸血症是心血管疾病的独立危险因素，同时与其他心血管危险因素相互作用，参与心血管疾病的发生、发展及转归。尤其对女性冠心病的发生及预后影响更大，可能与雌激素水平有关。

✓神经系统疾病：生理浓度的血尿酸对神经系统有一定的保护作用，但高尿酸血症促进缺血性脑卒中的发生，并与预后不良相关；而血尿酸过低则有可能增加神经系统退行性病变发生的风险。

3. 辅检查

- 常规检查：血常规、尿常规、ESR、CRP、肝肾功能、血糖、血脂等。痛风发作时，多数患者白细胞及中性粒细胞增多，ESR及CRP升高，酷似细菌感染。慢性尿酸盐肾病时，尿常规可显示低比重尿、小分子蛋白尿、白细胞尿、轻度血尿及管型尿。另外，还应根据患者的具体病情进行相应检查。
- 血尿酸测定：正常嘌呤饮食状态下，非同日两次空腹检测，血尿酸＞420μmol/L（7mg/dl）时，诊断为高尿酸血症。由于血尿酸受多种因素影响会有波动，应多次检测。
- 尿尿酸测定：检测24小时尿液中尿酸总量。在正常饮食下，24小时尿尿酸排泄量＜800mg为肾脏尿酸排泄减少，但该项检查目前不作为常规检查。
- *HLA-B5801*基因检测：*HLA-B5801*基因阳性与别嘌醇严重不良反应密切相关，可表现为Steven-Johnson综合征或中毒性表皮坏死性松解症等重度药疹。有条件时，在应用别嘌醇前应进行该基因的检测，以减少严重药物不良反应的发生。
- 影像学检查

✓关节X线片：可见关节软骨下骨质破坏，表现为偏心性圆形或卵圆形囊性变，甚至呈虫蚀样、穿凿样缺损，骨缺损边缘可呈“悬挂边缘征”。晚期出现关节间隙明显变窄甚至消失，形成纤维性强直，也可出现关节半脱位或脱位，甚至病理性骨折。

✓双能CT：能特异性识别尿酸盐沉积，诊断痛风的敏感性为84%（81%～87%），特异性为93%（93%～96%）。对早期或无痛风石患者双能CT的敏感性稍低，并要注意也有假阳性的情况。

✓超声：对疑似痛风性关节炎或慢性痛风石性关节炎患者的诊断更有意义。最重要的4种超声征象有：痛风石、软骨表面的双轨征、聚集物（又称暴风雪征）和骨侵蚀，其中双轨征是尿酸沉积在关节内特异性很高的表现，其诊断痛风性关节炎的敏感性为78%，特异性为97%。

✓关节腔穿刺/痛风石抽吸物尿酸钠结晶检查：偏光显微镜下表现为2～20μm负性双折光的针状或杆状尿酸钠晶体。但需注意，部分患者即使是痛风发作期，该检查也可呈阴性。

4. **痛风的分类标准**

- 1977年ACR制定的痛风分类标准：满足下述3项中任意一项即可诊断为痛风。
  - ✓关节液中有特异性尿酸盐结晶。
  - ✓化学方法或偏振光显微镜证实痛风石中含尿酸盐结晶。
  - ✓符合下述标准中的6条或6条以上：①急性关节炎发作＞1次。②炎症反应在1天内达高峰。③单关节炎发作。④可见关节发红。⑤第一跖趾关节疼痛或肿胀。⑥单侧第一跖趾关节受累。⑦单侧跗骨间关节受累。⑧可疑痛风石。⑨高尿酸血症。⑩不对称关节内肿胀（X线片证实）。⑪无骨侵蚀的骨皮质下囊肿（X线片证实）。⑫关节炎发作时关节液微生物培养阴性。

该分类标准敏感性可达87.6%，但特异性较低，易造成误诊。主要适用于急性痛风性关节炎，而对慢性痛风性关节炎和临床表现不典型的痛风诊断有所欠缺。

- 2015年ACR/EULAR共同制定的痛风分类标准（3步走、8分制）：见表35。

表35　ACR/EULAR的痛风分类标准（2015）

第一步：纳入标准（只在符合本条件情况下方采用下列评分体系），至少1次外周关节或滑囊发作性肿胀、疼痛或压痛
第二步：充分标准（如具备，可直接分类诊断为痛风，无须进行如下评分），有症状关节或滑囊（即在滑液中）或痛风石中存在单钠尿酸盐晶体
第三步：标准（不符合充分标准的情况下使用，≥8分可诊断痛风）

续 表

项目	分类	评分
临床		
症状发作曾累及的关节/滑囊	踝关节或中足（作为单关节或寡关节的一部分发作而未累及第一跖趾关节）	1
	累及第一跖趾关节（作为单关节或寡关节发作的一部分）	2
关节炎发作特点（包括既往的发作）		
受累关节发红（患者自诉或医师观察到）		1
受累关节不能忍受触摸、按压		2
受累关节严重影响行走以致无法活动		3
发作或曾经发作的时序特征（无论是否抗炎治疗，符合下述2项或2项以上为一次典型发作）		
疼痛达峰＜24小时	一次典型的发作	1
症状缓解≤14天		
发作期间完全缓解（恢复至基线水平）	反复典型症状发作	2
痛风石的临床证据		
皮下粉笔灰样结节，表面皮肤薄，常伴有表面血管覆盖，位于典型部位：关节、耳廓、鹰嘴滑囊、指腹、肌腱（如跟腱）	存在	4
实验室检查		
血尿酸水平：通过尿酸酶方法测定		
理想情况下，应在患者未接受降尿酸治疗及症状发作4周后（即在发作期间）进行测定；如果可行，在上述情况下进行复测。以最高的数值为准	＜240μmol/L（＜4mg/dl）	−4
	240 ～ 360μmol/L（4 ～＜6mg/dl）	0
	360 ～ 48μmol/L（6 ～＜8mg/dl）	2
	480 ～ 600μmol/L（8 ～＜10mg/dl）	3
	≥600μmol/L（≥10mg/dl）	4
有（曾有）症状的关节或滑囊进行滑液分析（应由有经验的检查者进行检测）	未做检测	0

续 表

项目	分类	评分
	单钠尿酸盐阴性	−2
影像学特征		
有（曾有）症状的关节或滑囊处具有尿酸盐晶体的影像学证据：超声显示双轨征，或双能CT证实尿酸盐沉积	无影像学证据（两种检查方法）或未做检查	0
	存在（任意方式）	4
痛风相关关节破坏的影像学证据：手和/或足在传统影像学表现有至少一处骨侵蚀	无影像学证据或未做检查	0
	存在	4

该分类标准虽然相对复杂，但弥补了1977年ACR痛风分类标准的不足，较之更科学、系统和全面，同时适用于急性和慢性痛风性关节炎的患者。

- 2018年EULAR推荐的3步法诊断痛风
  - ✓第一步：关节滑液或痛风石抽吸物中发现尿酸钠晶体。
  - ✓第二步：如果第一步不可行，第二步通过临床诊断（建立在存在高尿酸血症和痛风相关临床特征的基础上），满足下列特征时考虑临床诊断（高度怀疑但非特异性表现）：足部（特别是第一跖趾关节）或踝关节单关节受累，之前有类似的急性关节炎发作史，关节快速开始的剧烈疼痛和肿胀（24小时内达峰），皮肤发红，男性并存在相关的心血管疾病和高尿酸血症。
  - ✓第三步：当痛风的临床诊断不确定且不能证实尿酸钠晶体时，建议寻找晶体沉积的影像学证据，特别是超声或双能CT。

该分类标准强调了专科医师、关节穿刺、超声波检查及双能CT在诊断中的作用，并特别强调了临床医师对疾病危险因素和共病的全面综合评估。

5. 鉴别诊断

- 创伤性关节炎：与创伤有关。
- 化脓性关节炎：受累关节多为下肢大关节，不对称，局部红、肿、热、痛，全身中毒症状，血尿酸常不高。
- 结核性关节炎：常有结核病史，症状不如痛风性关节炎急骤，γ-干扰素释放试验、结核菌素试验阳性。
- 类风湿关节炎：多见于女性，常对称性多关节受累伴晨僵，

RF、抗CCP抗体等常阳性等。
- 丹毒：具有毛细淋巴管炎及全身症状。
- 假性痛风性关节炎（焦磷酸盐或炭灰石结晶）：老年性、膝关节等发作性炎症，X线有软骨钙化表现。
- 蹈外翻：蹈外翻急性疼痛易与痛风混淆，但其尿酸不高，外形上有外翻畸形。晚期痛风，形成的痛风石堆积在第一跖趾关节处时和蹈外翻很相似，但痛风石质地较硬，不伴有蹈外翻，从病史及发作特点等不难鉴别。

6. **预防与治疗**

尚无根治方法，但控制高尿酸血症可使病情逆转。

- 非药物治疗
  - ✓总体原则：生活方式的管理，包括多饮水、合理饮食、禁酒、限含果糖饮料、戒烟、运动减肥等。
  - ✓多饮水：体内2/3尿酸由肾脏排泄，饮水可增加尿量，促进尿酸的排泄，建议每日饮水量＞2000ml。白开水、淡茶水、矿泉水、柠檬水及苏打水均可。
  - ✓合理饮食：低嘌呤饮食，如限食动物内脏、贝壳类、虾、蟹、鱼高嘌呤的海鲜等，但海参、紫菜属于微量嘌呤食物。可放心食用。高嘌呤蔬菜及豆制品适量食用对痛风影响不大。
  - ✓禁酒：包括白酒、红酒、黄酒、啤酒及含酒精的各种饮料，因酒精在体内代谢成乳酸，乳酸可竞争性抑制尿酸从肾脏排泄；酒精可通过增加腺苷三磷酸的降解，进而导致尿酸生成增多，啤酒和黄酒本身是高嘌呤食物，更易导致尿酸升高。
  - ✓限含果糖饮料：果糖进入身体后，经过一系列转化会变成次黄嘌呤核苷酸，最后代谢成尿酸；果糖还可通过增加胰岛素耐受，抑制尿酸排泄，间接升高尿酸，因此要尽量避免喝含果糖的饮料。
  - ✓戒烟：戒烟有利于痛风伴发病的控制和管理。
  - ✓运动和减肥：适当的运动可以降低体重，且有助于降低尿酸，如八段锦、太极拳、骑单车、游泳等均是很好的运动。但剧烈的运动和不运动可能加重高尿酸和痛风。关节软骨及骨破坏，需要在专科医师评估指导下运动。
- 急性期治疗
  - ✓原则：尽快控制关节炎症和疼痛。急性期卧床休息，抬高患肢，最好在24小时内开始用药。
  - ✓秋水仙碱：建议用低剂量，首次剂量1mg，1小时后追加0.5mg，12小时后按照0.5mg，1～3次/日，宜在12小时内开始用药，超过36小时疗效明显下降。肾小球滤过率下降的患者，严格控制剂量或禁用。该药可能造成胃肠道不良反应，如腹痛、腹泻、恶心、呕吐，同时可出现肝肾功能损害及骨髓抑制，应定期监测肝肾功能和血常规。

✓非甾体抗炎药（NSAIDs）：早期足量NSAIDs可有效控制症状，该类药物主要包括非特异性环氧合酶（COX）和特异性环氧合酶（COX-2）抑制剂。对于非特异性COX抑制剂应关注其胃肠道风险；特异性COX-2抑制剂可能增加心血管事件发生的风险，高风险人群应用须谨慎。常用的NSAIDs详见表33。

✓糖皮质激素：主要用于痛风急性发作伴全身症状者，秋水仙碱及NSAIDs无效或有使用禁忌者。一般推荐泼尼松0.5mg/（kg·d），连用5～10天停药，或用2～5天逐渐减量，总疗程为7～10天。若痛风发作累及大关节或口服治疗效果差，可给予关节腔内或肌内注射糖皮质激素。关节腔注射时应排除关节感染。应用糖皮质激素时应注意其副作用。临床常用的为复方倍他米松和曲安奈德。

✓降尿酸药物治疗

◇ 降尿酸治疗指征：痛风性关节炎发作≥2次，或发作1次但同时合并以下任何一项：①年龄＜40岁。②血尿酸＞480μmol/L。③有痛风石或关节腔尿酸盐沉积证据。④尿酸性肾石症或肾功能损害。⑤高血压、糖耐量异常或糖尿病、血脂异常、冠心病、脑血管意外、心功能不全、肥胖等，若非药物干预无效，则开始药物降尿酸治疗。

◇ 降尿酸治疗时机：①在痛风第一次发作，疼痛缓解2周后，开始规律使用降尿酸药物，从小剂量开始，逐渐增加到能使尿酸浓度低于360μmol/L，并维持治疗。②有指南推荐，在足量抗炎镇痛药的应用下，允许在痛风急性发作期进行降尿酸治疗，这样可以避免患者疼痛缓解后即不来复诊的情况发生。应强调的是，在降尿酸过程中如果出现痛风急性发作，无须停用降尿酸药物，可同时进行有效的抗炎镇痛治疗。为避免降尿酸治疗过程中尿酸波动引发痛风急性发作，建议初始降尿酸治疗的3～6个月，口服小剂量秋水仙碱0.5mg，1～2次/日。如秋水仙碱无效、不能耐受或有用药禁忌，可用低剂量NSAIDs作为预防性治疗。如上述两种药物无效或有用药禁忌，也可用小剂量泼尼松5～10mg，1次/日，预防发作，但应注意糖皮质激素长期应用的副作用。

◇ 降尿酸治疗的目标和疗程：目标是尿酸在180～360μmol/L，并长期维持；如出现痛风石、慢性痛风性关节炎或痛风性关节炎频繁发作，目标：尿酸180～300μmol/L，直到痛风石溶解及频繁发作改善，再将目标改为180～360μmol/L，并长期维持。

◇ 降尿酸药物：降尿酸药物的选择需个体化。国内常用的药物包括抑制尿酸合成（别嘌醇和非布司他）和促进尿酸排泄（苯溴马隆）两类。别嘌醇和非布司他都是通过抑制黄嘌呤氧化酶活性，减少尿酸合成；苯溴马隆则通过抑制肾小管尿酸转运蛋白1，抑制肾小管尿酸重吸收而促进尿酸排泄，降低血尿酸水平。

别嘌醇：作为降尿酸一线药物，初始剂量50mg，1～2次/日，逐渐递增至有效剂量，最大剂量一般不超过600mg/d。应注意，部分患者可发生超敏反应综合征，表现为肝肾功能损伤、皮疹、环形红斑，严重时出现中毒性表皮坏死性松解症或剥脱性皮炎，病死率较高。发生超敏反应综合征与*HLA-B5801*基因阳性密切相关，如果条件允许，建议治疗前对患者进行*HLA-B5801*基因检测。

非布司他：初始剂量20～40mg，1次/日，逐渐递增至有效剂量，最大剂量一般不超过80mg/d。重度肾功能不全者慎用。非布司他可能造成合并心血管疾病的痛风患者的死亡风险增加，因此需谨慎使用，加强监测，警惕心血管事件的发生。

苯溴马隆：初始剂量25～50mg，1次/日，逐渐递增至有效剂量，最大剂量一般不超过100mg/d。重度肾功能不全和尿酸性肾石症患者禁用。部分患者出现性功能异常，应引起关注。有尿酸盐肾石症和/或尿pH＜5者，给予适当碱化尿液治疗，并监测尿pH。

降尿酸新药：如Rasburicase、Pegloticase、Duzallo等。Rasburicase是一种重组尿酸氧化酶，通用名为拉布立酶。Pegloticase是一种聚乙二醇化尿酸特异性酶，通用名为普瑞凯希。它们都是通过催化尿酸氧化为尿囊素排出体外，从而降低血清尿酸水平，用于常规治疗无效或常规治疗无法耐受的成年痛风患者。Duzallo是雷西纳德（Lesinurad）和别嘌醇的组合药物。雷西纳德是URAT1的抑制剂，抑制尿酸重吸收回血，增加尿酸排泄；别嘌醇则通过抑制黄嘌呤氧化酶抑制尿酸生成。Duzallo控制尿酸效果是单独用药的数倍，并将药物剂量控制在安全范围内，目前已通过临床试验并获美国FDA批准，但国内尚未上市。

在中国，金纳单抗（抗人IL-1β全人源单克隆抗体）、SHR4640（高选择性强效肾小管上皮细胞的尿酸转运蛋白URAT1抑制剂）、XNW3009（新型小分子选择性URAT1抑制剂）等药物正在进行Ⅲ期临床试验。

● 其他治疗

✓慢性尿酸盐肾病：一旦确诊就开始药物治疗，尿酸目标值180～360μmol/L，注意避免使用有可能损害肾脏的药物。

✓尿酸性肾结石：直径0.5～1.0cm，未导致尿路梗阻、感染或疼痛等症状的患者，可用一般治疗方法；若直径＞1.0cm和/或出现尿路梗阻、感染或疼痛等症状，可酌情采用排石疗法、体外冲击波碎石和/或手术治疗。

✓痛风石：尿酸降至300μmol/L以下，维持6个月以上，痛风石可逐渐溶解、缩小。对于较大的痛风石，压迫神经或痛风石破溃，经久不愈者可手术治疗，但同时应接受规范化综合治疗。

（张亚萍）

■ 重叠综合征

1. 概述

- 重叠综合征又称重叠结缔组织病，即同时患两种或两种以上自身免疫病。
- 常见重叠综合征包括系统性硬化症–多发性肌炎/皮肌炎重叠、系统性硬化–系统性红斑狼疮重叠、系统性硬化–类风湿关节炎重叠、系统性红斑狼疮–多发性肌炎重叠、系统性红斑狼疮–类风湿关节炎重叠（Rhupus综合征），偶重叠贝赫切特病（BD）等其他自身免疫病，偶发生疾病间转化。
- 重叠综合征与混合性结缔组织病（MCTD）不同，MCTD表现为多种结缔组织病症状，以高滴度斑点型ANA和抗U1RNP抗体、雷诺现象、腊肠指、指端硬化为特征，但不符合上述结缔组织病的诊断。

2. 临床表现

- 系统性硬化症–多发性肌炎/皮肌炎：主要表现为雷诺现象、四肢皮肤硬化、毛细血管扩张，近端肌痛无力、食管反流或功能障碍、肺间质纤维化、肺动脉高压，皮疹相对少见，可伴发肿瘤。
- 系统性硬化症–系统性红斑狼疮重叠：多初为上述系统性硬化症表现，逐渐出现系统性红斑狼疮表现如肾炎，以及特征性抗dsDNA和/或抗ENA抗体。
- 系统性硬化症–类风湿关节炎重叠：多初为系统性硬化表现，逐渐出现关节炎和关节侵蚀，伴RF和/或抗CCP抗体阳性，系统性硬化症的早期硬指可与关节炎混淆。
- 系统性红斑狼疮–多发性肌炎重叠：多初发系统性红斑狼疮表

现，继而出现近端肌痛无力等多发性肌炎表现。

- 系统性红斑狼疮-类风湿关节炎重叠：主要表现为类风湿关节炎样侵蚀性关节炎，与系统性红斑狼疮的非侵蚀性关节炎不同，部分出现类风湿结节，伴RF和/或抗CCP抗体阳性，系统性红斑狼疮病变常较轻。

3. 治疗

根据重叠的自身免疫病和器官病变制订治疗方案，常用糖皮质激素和免疫抑制剂，部分可用生物制剂如利妥昔单抗治疗。

（陈　华）

■ 原发性胆汁性胆管炎

1. 概述

- 原发性胆汁性胆管炎（PBC）曾称原发性胆汁性肝硬化，是一种原因未明的慢性进行性胆汁淤积性肝病。
- 主要病理改变为肝内小胆管非化脓性炎症，伴有胆管破坏、门静脉周围炎症及肝实质碎屑样坏死，部分患者出现上皮样肉芽肿，最终导致胆管破坏、胆管缺失、进展为肝纤维化、肝硬化。
- 组织病理变化分为4期：第1期是胆管炎期，第2期是汇管区周围炎期，第3期是肝纤维化期，第4期是肝硬化期。
- PBC好发于中年女性。

2. 临床表现

- 临床分为4期：临床前期、无症状期、症状期、失代偿期。
- 起病隐匿，早期多数无明显的临床症状，长期胆汁淤积导致出现症状和体征。乏力和皮肤瘙痒是最常见的症状。
- 晚期表现为慢性进行性梗阻性黄疸。吸收不良和骨质疏松也很常见。还可有脂肪代谢紊乱，可见皮肤黄色瘤。
- 查体有肝脾大、皮肤黏膜出血倾向等。
- 晚期出现肝硬化和肝衰竭的各种表现。

3. 实验室检查

- 肝功能异常以胆汁淤积为主，表现为胆管酶即碱性磷酸酶（ALP）和γ-谷氨酰转肽酶（GGT）升高，伴或不伴血清转氨酶轻至中度升高。血清胆红素水平早期正常，但随着病情进展可明显升高。由于胆汁淤积，脂溶性维生素K吸收不良，引起凝血酶原时间延长。
- 血清抗线粒体抗体（AMA）尤其AMA-M2亚型是诊断PBC的

特异性抗体，PBC患者阳性率超过90%，但AMA阳性还可见于系统性红斑狼疮、干燥综合征、肺结核、肌炎等疾病。

- 抗sp100抗体、抗gp210抗体对PBC也具有诊断意义，约30%的AMA阴性的PBC患者中存在这些抗体。约50%的PBC患者有ANA阳性，抗着丝粒抗体（ACA）也可见于PBC患者。

4. 诊断

以下3条中，如满足2条，可诊断为PBC：①ALP升高等反映胆汁淤积的血清生物化学证据。②血清AMA/AMA-M2或抗sp100抗体、抗gp210抗体阳性。③肝组织病理学提示非化脓性破坏性胆管炎和小叶间胆管破坏等改变。

5. 治疗

多采用对症及支持疗法。

- 熊去氧胆酸（UDCA）：是治疗PBC的一线用药，常用剂量为13～15mg/kg。
- 二线药物：美国FDA批准奥贝胆酸作为二线治疗药物。贝特类降脂药如非诺贝特、苯扎贝特等也有改善UDCA治疗反应不佳的PBC患者疗效，但目前贝特类药物尚未将PBC列入适应证。
- 糖皮质激素（布地奈德等）：可减轻瘙痒和改善生化指标，但是否改善肝组织病理学和患者预后仍有争议。
- 其他药物：包括硫唑嘌呤、吗替麦考酚酯等，在UDCA治疗反应不佳的PBC患者中可能有一定的疗效，未经过随机对照研究证实。
- 皮肤瘙痒可使用考来烯胺，推荐剂量为4～16g/d，如与UDCA共用需提前1小时或延后4小时服用，以免影响UDCA疗效。
- 肝移植：如患者出现顽固性腹水、自发性腹膜炎、反复食管-胃底静脉曲张破裂出血、肝性脑病、肝细胞癌等预期生存期少于1年的情况，可考虑肝移植。欧洲肝病学会建议，总胆红素水平达到102.6μmol/L，Mayo评分达到7.8分，终末期肝病模型（MELD）评分＞14分时应行肝移植评估。PBC患者肝移植后长期生存率高，但存在一定复发风险，使用UDCA可能延缓肝移植后复发。

Mayo评分公式：R＝0.871×ln0.058×胆红素水平（μmol/L）-2.53×ln0.1×白蛋白水平（g/L）＋0.039×年龄（岁）＋2.38×ln凝血酶原时间（秒）＋0.859×（水肿程度分值）（无水肿计0分，存在水肿但利尿剂缓解计0.5分，存在水肿但利尿剂不缓解者计1分）。

常见风湿性疾病

$$MELD = 3.78 \times \ln[TBil(\mu mol/L) \div 17.1] + 11.2 \times \ln[INR] + 9.57 \times \ln[Cr(\mu mol/L) \div 88.4] + 6.43$$

（王　旭　王　立）

■ 原发性硬化性胆管炎

1. 概述

- 原发性硬化性胆管炎（PSC）是一种少见且原因未明的慢性弥漫性进行性胆管炎症。部分PSC与IgG4相关性疾病相关胆管炎有重叠。
- PSC病变主要位于肝外胆管，特别是胆总管，也可同时侵犯左右肝管或肝内胆管。主要特点是大胆管的炎症性狭窄、梗阻，逐步进展为肝内胆汁淤积、肝纤维化、肝硬化甚至胆管癌。肝组织活检显示胆汁淤积和门静脉周围纤维化。
- PSC好发于男性，男女比为3∶1，确诊年龄为20～57岁。

2. 临床表现

- PSC病程缓慢，可达数月至数年。早期多无症状。
- 主要临床表现是进行性梗阻性黄疸，瘙痒，偶有间歇性右上腹痛。除黄疸外，常有肝脾大、蜘蛛痣和腹水。部分患者合并溃疡性结肠炎、克罗恩病等。
- IgG4相关性疾病相关胆管炎患者可能有PSC样表现，但还伴泪腺、颌下腺、胰腺等其他受累器官表现。

3. 实验室检查

- 血清生化异常通常表现为ALP、GGT升高，尚无明确诊断标准的临界值。血清胆红素升高。血清转氨酶通常正常，部分患者轻至中度升高。
- PSC缺乏特异性的自身抗体，一般AMA阴性，部分患者血清中ANA、抗中性粒细胞胞质抗体（ANCA）、抗平滑肌抗体（抗SMA）阳性，但滴度常较低。
- IgG4相关性疾病相关胆管炎的血清IgG4水平升高，而PSC血清多IgG4多为正常或轻度升高。

4. 诊断

- 诊断主要依据影像学检查，表现为肝内外胆管多灶性狭窄、节段性扩张，当肝内胆管广泛受累时可表现为枯树枝样改变。
- 经内镜逆行胰胆管造影（ERCP）曾是诊断PSC的金标准，但由于可能导致严重并发症，目前除非有治疗需要或需胆管取样，一般不行诊断性ERCP。

- 磁共振胆胰管成像（MRCP）对PSC的诊断具有非常高的特异性，已成为PSC诊断的首选非侵入性影像学检查方法，准确性与ERCP相当。
- 腹部超声可用于对PSC疾病初步筛查的常规手段。

5. 治疗

PSC无根治性治疗方法，治疗主要是缓解症状、管理并发症和延缓疾病进展。

- 内科治疗
  - ✓多采用UDCA进行利胆治疗。小剂量UDCA［10～15mg/（kg·d）］可以改善患者的肝生化指标，但不能改善长期预后；大剂量UDCA增加死亡、肝移植风险，严重不良事件发生率明显增加；中等剂量UDCA［17～23mg/（kg·d）］改善PSC的预后还需进一步大样本的RCT证实。推荐确诊PSC患者可尝试使用UDCA治疗，但不建议给予大剂量UDCA［超过28mg/（kg·d）］治疗。
  - ✓糖皮质激素的疗效尚难肯定；免疫抑制剂治疗PSC多为小样本研究，获益有限。IgG4相关性疾病相关胆管炎患者对糖皮质激素治疗常有效。
  - ✓当PSC出现继发性感染性胆管炎时应使用抗生素，宜选用肝毒性小且易于从胆道排泄的药物。
  - ✓英国胃肠病学会PSC指南推荐治疗PSC瘙痒的药物为考来烯胺，二线药物为利福平和纳曲酮，但其推荐级别和证据等级都相对较低。
  - ✓胆管狭窄的内镜治疗：胆管显性狭窄的定义为行ERCP时，胆总管直径≤1.5mm或左右肝管汇合处2cm范围内肝管直径≤1mm。针对PSC患者胆管显性狭窄的内镜治疗方式主要为ERCP下球囊扩张、支架置入或二者联合治疗。内镜治疗在减轻梗阻症状、改善生化指标方面有一定作用，但也有出血、继发感染等并发症。
- 外科治疗
  - ✓PSC传统手术是胆囊切除、胆总管探查及长期留置T形管引流，但效果不佳，复发率高，且不能改变PSC进程。
  - ✓肝移植是PSC唯一有效的治疗方法。MELD评分≥15分或Child-Pugh C级的肝硬化失代偿期的PSC患者应行肝移植评估，肝移植后密切监测防止疾病复发。

（王　旭　王　立）

■ 自身免疫性肝炎

1. 概述

- 自身免疫性肝炎（AIH）是一种以血清转氨酶增高、高丙种球蛋白血症和自身抗体阳性为特点的自身免疫病。
- 肝典型病理特征为门静脉周围碎片状坏死或界板性肝炎，以肝小叶受累为主，常进展为肝硬化。
- 女性多于男性，发病年龄呈双峰型，即青春期及40 ～ 50岁高发。

2. 临床表现

- 多为慢性病程，隐匿起病，也可呈急性、亚急性甚至暴发性发作，临床上很难与急性病毒性肝炎区别。
- 疲劳是最常见的症状之一，可能有极度疲乏，伴有食欲减退、厌油腻饮食，食量通常减少，同时还有右上腹不适或疼痛、关节肌肉疼痛、皮肤黏膜黄染、尿色变黄、皮疹、发热等。部分无症状的患者常因体检或其他疾病就诊发现肝功能异常而被诊断。
- 常见体征为黄疸、白陶土样大便及尿色深黄，其他还有肝脾大、蜘蛛痣、腹水等表现。

3. 实验室检查

- 常规肝功能检查表现为急慢性肝损害、胆汁淤积，转氨酶（ALT、AST）升高，可高于正常值上限10倍以上，部分可出现胆红素与ALP轻至中度升高。总lgG水平或γ球蛋白水平升高。
- 自身抗体检查中ANA、抗SMA、抗可溶性肝抗原抗体（抗SLA/LP）、抗肝肾微粒体抗体（ALKM-1）、肝细胞溶质抗原-1型抗体（抗LC1抗体）等阳性。还可出现抗中性粒细胞胞质抗体（ANCA）、抗Ro-52等抗体。肝炎病毒阴性。

4. 诊断

- 对具有相符的临床体征、症状和实验室异常的患者，如肝生化检查异常、总lgG水平或γ球蛋白水平升高、出现血清学标志物（ANA、抗SMA抗体、抗LKM-1抗体、抗LC1抗体）及界板性肝炎的患者，排除其他可导致慢性肝炎的疾病，可诊断AIH。
- 对于不典型AIH病例，采用2008年国际自身免疫性肝炎协作组（IAIHG）提出的AIH简化诊断评分系统进行评分（表36）。

表36 AIH简化诊断标准（2008，Hennes等）

项目	标准	得分（分）
ANA或抗SMA	≥1∶40	1
ANA或抗SMA	≥1∶80	
抗LKM-1抗体	≥1∶40	2
抗SLA抗体	阳性	
IgG	＞正常值上限	1
	≥1.10倍正常值上限	2
肝组织学	符合AIH	1
	典型AIH	2
排除病毒性肝炎	是	2

注：确诊，≥7分；疑诊，＝6分。自身抗体部分同时出现时最多得2分。肝组织学部分，典型AIH指同时存在以下改变，界板性肝炎；汇管区和小叶内淋巴细胞、浆细胞浸润；肝细胞玫瑰花样改变。

- 对于糖皮质激素治疗3个月后无效的成年患者、儿童及同时存在炎症性肠病的患者，应行胆管造影检查，排除原发性胆汁性胆管炎。

5. 鉴别诊断

AIH应与下列疾病鉴别（表37）。

表37 与AIH鉴别的疾病

疾病	鉴别要点
病毒性肝炎	病毒标志物
原发性胆汁性胆管炎	AMA阳性
原发性硬化性胆管炎	胆管影像学检查
酒精性肝病	长期饮酒史
药物性肝炎	肝损害药物的用药史
感染中毒性肝病	相应的传染源接触史
α_1-抗胰蛋白酶缺乏症	α_1-抗胰蛋白酶的检测
肝豆状核变性（Wilson病）	青霉胺试验性治疗

6. 治疗

- 推荐糖皮质激素联合免疫抑制剂治疗，糖皮质激素用于诱导缓解，免疫抑制剂用于维持缓解。
- 建议将泼尼松（龙）联合硫唑嘌呤或吗替麦考酚酯（MMF）

作为初始一线标准治疗方案。根据病情严重程度，初始剂量可选择0.5～1.0mg/（kg·d），糖皮质激素建议逐渐减至维持剂量（5～10mg/d）甚至停用，仅以硫唑嘌呤或MMF单药维持。需注意，糖皮质激素的减量需要遵循个体化原则。硫唑嘌呤用药前注意检查巯基嘌呤甲基转移酶活性，用药期间监测白细胞计数，一旦出现严重的血细胞减少（白细胞<2.5×10^9/L或血小板<50×10^9/L），立即停药。

- 对一线治疗应答欠佳或不耐受糖皮质激素或硫唑嘌呤或MMF副作用的AIH患者，可选择二线治疗方案，药物包括吗替麦考酚酯、他克莫司、环孢素、甲氨蝶呤等；三线治疗药物包括西罗莫司、英夫利昔单抗和利妥昔单抗等。
- 辅助治疗包括加强营养支持，避免肝损药物，合理使用保肝药物、针对肝硬化并发症用药等。重症肝病需人工肝支持。终末期可能需要肝移植等手术治疗。

（王　旭　王　立）

IgG4相关性疾病

1. 概述

- IgG4相关性疾病（IgG4-RD）是一种免疫介导的慢性炎症伴纤维化的疾病，病因尚不明确。
- 好发于中老年男性，多表现为肿块样病变伴有血清IgG4水平显著升高，主要组织病理学表现为以$IgG4^+$浆细胞为主的淋巴浆细胞浸润和纤维化。
- IgG4-RD为良性炎症性疾病，对糖皮质激素反应良好，但肿块样病变和持续性免疫炎症反应导致的纤维化可对受累脏器及其周围组织造成压迫和不可逆的损伤，需要早期诊断和及时治疗。

2. 临床表现

- IgG4-RD通常为慢性隐匿性或亚急性起病，起病症状和临床表现因受累器官不同而多种多样。全身症状较轻，部分患者出现乏力、体重下降，发热罕见。合并过敏性疾病较常见，包括变应性鼻炎、哮喘、荨麻疹等。
- IgG4-RD几乎可累及身体各部位，少数患者仅有单器官受累，而大多数患者同时或先后出现多器官受累。IgG4-RD最常见受累部位包括大唾液腺（颌下腺和腮腺）、泪腺、胰腺、腹膜后组织、淋巴结，亦可累及肾、肺、胆道、鼻窦、纵隔、甲状腺、眼肌、垂体、硬脑膜/硬脊膜、前列腺、肠系膜、皮肤等。

✓唾液腺：典型表现为双侧或单侧颌下腺、腮腺和舌下腺无痛性肿大，触诊质地较硬，可伴有口干症状。初期症状不明显，易被忽视，器官肿大明显时易被误诊为肿瘤。

✓眶部及眶周病变：包括泪腺、眼肌及眶内炎性假瘤样病变。

◇ 泪腺受累常见，表现为双侧或单侧无痛性泪腺肿大，可有眼部异物及不适感，眼干症状不明显。

◇ 眼肌病变在影像学上表现为眼肌增粗，严重时出现眼球突出、视物模糊、复视等。

◇ 眶内炎性假瘤亦可表现为突眼，若压迫视神经，可出现视力下降。

✓耳鼻喉病变：IgG4-RD可累及鼻、鼻窦或中耳乳突等，主要表现为鼻塞、嗅觉减退或丧失等。有过敏性疾病史的患者更常见。

◇ 鼻窦病变多累及双侧上颌窦，其次是筛窦、蝶窦。内镜下可见质地中等或质韧的肿块，鼻窦黏膜组织水肿肥厚及腔内软组织占位。

◇ 耳部受累少见，症状包括耳痛、耳鸣、耳闷、耳溢液、听力下降及眩晕，部分患者伴面神经受累，表现为面瘫、感觉异常，可伴有颞部和枕部疼痛。

◇ CT或磁共振成像（MRI）可见中耳和乳突腔内的软组织密度影，偶可见鼓膜和中耳黏膜增厚。

✓胰腺

◇ IgG4-RD最常受累的内脏器官之一，主要表现为Ⅰ型自身免疫性胰腺炎（AIP）。多以无痛性梗阻性黄疸起病，部分患者出现上腹痛、脂肪泻及体重减轻，少数可表现为新发糖尿病。

◇ 典型影像学表现为胰腺弥漫性肿大，伴有胰周包壳样改变；亦可出现局灶性占位性病变，易与胰腺肿瘤混淆。

✓胆道

◇ 以硬化性胆管炎为表现，胆囊壁亦可受累。临床表现为梗阻性黄疸，以胆管酶、胆红素升高为主的肝功能异常。

◇ 影像学显示弥漫性或节段性肝内和/或肝外胆管狭窄、胆管壁增厚。

◇ 约90%的硬化性胆管炎患者同时合并AIP。

✓腹膜后组织

◇ IgG4-RD累及腹膜后可发生腹膜后纤维化/腹主动脉周围炎或腹主动脉炎。临床主要表现为腰腹部疼痛或不适、下肢水肿。

◇ 腹膜后纤维化典型影像学表现为腹膜后不规则的软组织病变，包绕腹主动脉、髂动脉、下腔静脉、输尿管及腰大肌等。

◇ 输尿管受压者可出现肾后性梗阻、肾盂积水，如不能及时解除梗阻可能造成肾衰竭。

✓ 胸腔器官

◇ 出现肺实质、气道、血管、胸膜及纵隔病变。患者临床可无症状，或出现干咳、气短、喘息、胸痛等表现。

◇ 影像学表现为支气管血管束增厚、小叶间隔增厚、胸膜病变、肺间质病变、肺内结节、硬化性纵隔炎等。胸膜病变可表现为局部增厚或肿块，少数患者出现双侧或单侧胸腔积液。

✓ 泌尿系统：肾实质、肾盂和输尿管均可受累。

◇ 肾实质受累主要表现为小管间质性肾炎，少数患者出现以蛋白尿为主的肾小球病变，严重者可引起急性或慢性肾功能不全。影像学表现为肾实质肿块或皮质多发结节、肾脏弥漫性增大、肾盂占位、肾盂或输尿管管壁增厚等。

◇ 前列腺受累主要表现为前列腺增大，导致排尿困难、尿频等症状。PET/CT提示前列腺摄取增高及糖皮质激素治疗后症状改善，上述特点有助于与前列腺增生进行鉴别。

✓ 内分泌系统：甲状腺、垂体均可受累。

◇ IgG4相关硬化性甲状腺炎，常表现为甲状腺弥漫性肿大、变硬或局部肿块。临床症状有局部肿胀、疼痛、吞咽困难、声音嘶哑、气管受压所致的呼吸困难等。绝大多数患者甲状腺功能减低，组织活检病理可明确诊断。

◇ IgG4相关性垂体炎受累较少见，临床表现为中枢性尿崩症和腺垂体功能减退，影像学上多提示垂体肿大和/或垂体柄增粗。

✓ 淋巴结：淋巴结肿大可见于50%以上的患者，表现为浅表或深部淋巴结肿大。浅表淋巴结为无痛性肿大，边界清晰。淋巴结病多与其他器官受累伴随发生，若仅有淋巴结病变需与Castleman病、淋巴增殖性疾病鉴别。

✓ 中枢神经系统：表现为肥厚性硬脑膜/硬脊膜炎及颅内炎性假瘤。

✓ 其他少见及罕见部位：皮肤受累表现为硬结或肿块，亦可出现非特异性丘疹或红斑、高球蛋白血症性紫癜等。心脏受累表现为心包积液、缩窄性心包炎、冠状动脉周围炎。此外，肠系膜、乳腺、睾丸、卵巢等亦可有受累。

3. 辅助检查

- 一般实验室检查

◇ 20%～30%的患者外周血嗜酸性粒细胞轻度增多，通常不高于3×10^9/L。

- ◇ 胰腺和胆道受累者可出现肝功能异常，表现为胆管酶、胆红素及肝酶升高。
- ◇ 间质性肾炎、肾小球肾炎患者可出现尿检异常及肾功能异常。腹膜后纤维化导致肾后性梗阻的患者亦可出现肾功能异常。
- ◇ 部分患者ESR、CRP升高。

- 免疫相关实验室检查
  - ✓血清IgG4：是IgG4-RD诊断、疾病活动、疗效判断、预测复发和预后评估的重要生物学标志物。
    - ◇ 约90%患者血清IgG4升高。血清IgG4水平越高，诊断特异性越高，且与受累器官数及IgG4-RD病情活动评分呈正相关。
    - ◇ 需注意，血清IgG4升高并非IgG4-RD所特有，还可见于其他疾病，且并非所有IgG4-RD患者的血清IgG4均会升高。
    - ◇ 经有效治疗后血清IgG4可下降，部分患者治疗后IgG4不能降至正常，尤其治疗前显著增高者。维持治疗期间IgG4高于正常并不代表疾病复发，但治疗下降后再次进行性升高提示疾病复发风险，需密切监测病情变化。
  - ✓约2/3患者血清IgG升高，血清总IgE升高在IgG4-RD常见，与病情活动有一定相关性。免疫固定电泳阴性。
  - ✓约30%患者血清RF阳性，20%～30%患者补体下降。少数患者血清抗核抗体低滴度阳性，但特异性自身抗体，如抗双链DNA抗体、抗SSA抗体、抗Sm抗体、抗RNP抗体、抗Jo-1抗体、ANCA应为阴性。
- 组织病理学：是诊断IgG4-RD的重要依据。
  - ✓受累组织中大量淋巴细胞和浆细胞浸润，$IgG4^+$浆细胞＞10/HPF，$IgG4^+/IgG^+$浆细胞比例＞40%。
  - ✓纤维组织增生，特征性表现为席纹状或轮辐状纤维化。
  - ✓闭塞性静脉炎。
  - ✓嗜酸性粒细胞浸润及管腔未闭塞的静脉炎。
- 影像学检查
  - ✓超声检查可对泪腺、唾液腺、胰腺、肝、胆等脏器进行评估。
  - ✓CT和MRI的典型影像学特征对IgG4-RD诊断和鉴别诊断有重要提示作用。CT表现为器官肿大或瘤样肿块，而在MRI的T2加权像上表现为低信号病灶。
  - ✓^{18}F-脱氧葡萄糖-正电子发射体层成像（^{18}FDG-PET/CT）是IgG4-RD辅助诊断、鉴别诊断、评估受累器官及疾病活动性的有效检查手段。

4. 诊断

IgG4-RD临床表现复杂多样，诊断需结合临床病史、血清学、影像学和组织病理学特征。推荐应用日本制定的2020年更新版IgG4-RD综合诊断标准（表38）、2019年ACR/ EULAR联合制定的IgG4-RD国际分类标准（表39）。

表38　IgG4-RD综合诊断标准（2020年更新版，日本）

项目	内容
1. 临床及影像学特征	一个或多个器官显示特征性的弥漫性/局限性肿大、特征性肿块或结节样。单一器官受累时，不包括单纯淋巴结肿大
2. 血清学	血清IgG4浓度升高（＞1350mg/L）
3. 组织病理学	下述3条标准中符合两条：①大量淋巴细胞和浆细胞浸润，伴纤维化。②组织中浸润的$IgG4^+$浆细胞/IgG^+浆细胞比值＞40%，且$IgG4^+$浆细胞＞10/HPF。③典型的组织纤维化，尤其是席纹状纤维化，或闭塞性静脉炎
诊断	符合第1＋2＋3项，确定诊断 符合第1＋3项，很可能诊断 符合第1＋2项，可能诊断

补充说明：

✓结合器官特异性诊断标准：若根据本综合诊断标准不能确诊IgG4-RD，亦可结合脏器特异性诊断标准进行诊断。

✓排除诊断：IgG4-RD必须与累及脏器的肿瘤鉴别（如癌、淋巴瘤），与类似疾病鉴别（如干燥综合征、原发性硬化性胆管炎、多中心型Castleman病、继发性腹膜后纤维化、肉芽肿性多血管炎、结节病、变应性肉芽肿性多血管炎）等。高热、C反应蛋白/中性粒细胞明显升高的患者，应除外感染、炎症相关疾病。

✓病理学诊断：与针吸活检或内镜活检获得的组织样本相比，$IgG4^+$浆细胞计数通常在手术切除器官，尤其是在剔除的组织中更多。因此，对针吸活检或内镜活检标本，可降低对$IgG4^+$浆细胞计数的要求。席纹状纤维化是指梭形细胞、炎症细胞和细胶原纤维排列整齐，形成席纹状或旋涡状。闭塞性静脉炎是指纤维静脉闭塞伴炎症细胞浸润。两者均有助于IgG4-RD诊断。上述病理学诊断中符合①＋③，仅适用于IgG4和/或IgG染色不佳者。

✓糖皮质激素治疗反应：不提倡糖皮质激素试验性治疗。若患者使用中高剂量糖皮质激素治疗反应不佳，建议重新考

常见风湿性疾病

虑诊断。

表39 ACR/EULAR的IgG4-RD分类标准（2019）

1. 纳入标准 包含以下器官的临床或影像学特征[①]，如胰腺、唾液腺、胆管、眼眶、肾脏、肺、主动脉、腹膜后、硬脑脊膜或甲状腺，或以上器官不明原因的炎症过程伴随淋巴浆细胞浸润的病理证据	是或否（如果不符合纳入标准，则该患者不能进一步考虑是否符合IgG4-RD）
2. 排除标准 临床 发热 对糖皮质激素治疗无客观血液学反应 血清学 不明原因的白细胞减少症和血小板减少症 外周血嗜酸性粒细胞增多 ANCA阳性（抗PR3或MPO抗体） 抗SSA抗体或抗SSB抗体阳性 抗dsDNA抗体、抗RNP抗体或抗Sm抗体阳性 其他疾病特异性自身抗体阳性 冷球蛋白血症 影像学 怀疑恶性肿瘤或感染，尚未充分证实 影像学进展迅速 长骨病变符合Erdheim-Chester病 脾大 病理学 支持恶性肿瘤的细胞浸润 符合炎性肌纤维母细胞瘤的标记 显著的中性粒细胞炎症 坏死性血管炎 显著的坏死改变 原发性肉芽肿性炎症 具有巨噬细胞/组织细胞病的病理特征 已知的以下诊断 多中心型Castleman病 克罗恩病或溃疡性结肠炎（如果只存在胰胆病变）	是或否（如果符合排除标准，则该患者不能进一步考虑是否符合IgG4-RD）

常见风湿性疾病

桥本甲状腺炎（如果只有甲状腺受累）	
若病例符合纳入标准，且不符合任一排除标准，进入步骤3	
3．包含标准	评估/分数（每项领域中只计入最高权重分数）
病理学	注意：每项领域中只计入最高权重分数
无信息病理	0
密集的淋巴浆细胞浸润	4
密集的淋巴浆细胞浸润和闭塞性静脉炎	6
密集淋巴浆细胞浸润和席纹状纤维化伴或不伴闭塞性静脉炎	13
免疫组化染色（淋巴结、胃肠道黏膜表面和皮肤的病理检查不计入免疫组化染色评分）	
$IgG4^+/IgG^+$浆细胞比值0～40%或不确定②，且$IgG4^+$浆细胞数0～9/HPF	0
以下情况中的一种：$IgG4^+/IgG^+$浆细胞比值≥41%，且$IgG4^+$浆细胞数0～9/HPF或不确定②；$IgG4^+$浆细胞/IgG^+浆细胞比值0～40%，且$IgG4^+$浆细胞数≥10/HPF或不确定②	7
以下情况中的一种：$IgG4^+/IgG^+$浆细胞比值41%～70%，且$IgG4^+$浆细胞数≥10/HPF；$IgG4^+/IgG^+$浆细胞比值≥71%，且$IgG4^+$浆细胞数10～50/HPF	14
$IgG4^+$浆细胞/IgG^+浆细胞比值≥71%，且$IgG4^+$浆细胞数≥51/HPF	16
血清IgG4水平	
正常或未检查	0
＞正常但＜2倍正常值上限	4
2～5倍正常值上限	6
≥5倍正常值上限	11
泪腺、腮腺、舌下腺和颌下腺	
无任何一组腺体受累	0
一组腺体受累	6
两组或更多腺体受累	14
胸部	
未检查或所列项目均未出现	0
支气管血管束周围和间隔增厚	4

续 表

胸椎旁带状软组织	10
胰腺及胆管系统	
未检查或所列项目均未出现	0
弥漫性胰腺增大（无分叶）	8
弥漫性胰腺增大和包壳状边缘，增强减弱	11
胰腺（上述任一种）和胆管受累	19
肾脏	
未检查或所列项目均未出现	0
低补体血症	6
肾盂增厚/软组织	8
双侧肾皮质低密度区	10
腹膜后	
未检查或所列项目均未出现	0
腹主动脉壁弥漫性增厚	4
肾动脉以下的主动脉或髂血管周围或前外侧软组织	8
4. 总评分：满足纳入标准（至少1个典型器官受累）、不符合任一排除标准、包含标准总分≥20分即可确诊IgG4-RD	

注：①受累器官肿大或肿瘤样肿块，但以下器官受累常为非肿块病变。a.胆管，更倾向发生狭窄；b.主动脉，典型特征是管壁增厚或动脉瘤形成；c.肺部，常见支气管血管束增厚。②在某些特殊情况下，无法清楚地量化染色阳性细胞浸润，无法精确计算$IgG4^+$浆细胞数，但仍可以将结果分组到适当的免疫染色类别中。

该标准分为3部分，包括纳入标准、排除标准及包含标准，依次进行。IgG4-RD的诊断需要满足纳入标准（至少1个典型器官受累）、不满足所有排查标准、包含标准总分≥20分。该标准提高了诊断的特异性，更适用于IgG4-RD的临床研究。但纳入标准以外的少见和罕见脏器受累则不能通过此标准进行诊断。

5. 鉴别诊断

该病临床表现异质性强，缺乏特异性血清标志物及病理表现，容易误诊，需谨慎与肿瘤、感染及其他免疫性疾病进行鉴别。

- 肿瘤性疾病
  - ✓实体瘤：根据受累部位不同需要与胰腺癌、胆管癌、炎性肌纤维母细胞瘤等肿瘤进行鉴别。
  - ✓血液系统肿瘤：多发淋巴结肿大的IgG4-RD患者，需与淋巴瘤、多中心型Castleman病进行鉴别。当出现腹膜后纤维化/主动脉周围炎、眶周病变、肺部等多系统病变时还需与Erdheim-Chester病（ECD）鉴别。ECD是一种罕见的非朗格汉斯细胞组织细胞增生症，常出现四肢长骨病变，骨扫描可以辅助鉴别。

- 感染性疾病
  - ✓细菌、病毒、真菌、寄生虫等长期慢性感染可促进IgG4⁺浆细胞产生，导致血清IgG4升高，组织IgG4⁺浆细胞浸润，需谨慎鉴别。
  - ✓当患者出现以下症状，应警惕感染，包括反复发热、糖皮质激素治疗无改善，CRP显著升高，影像学提示感染可能（如有空洞、分隔性腹盆腔积液）；组织病理学提示坏死、中性粒细胞浸润、病原体染色阳性。
  - ✓对难以鉴别的患者，抗感染治疗有效亦可帮助鉴别。
- 其他免疫病
  - ✓系统性血管炎：需与ANCA相关血管炎（AAV）中的肉芽肿性多血管炎（GPA）及嗜酸性肉芽肿性多血管炎（EGPA）鉴别。
    - ◇ GPA在受累脏器、影像学表现十分相似，亦可出现血清IgG4升高，IgG4⁺浆细胞浸润病理表现，有学者提示两种疾病重叠类型。
    - ◇ EGPA与IgG4-RD都易合并过敏性疾病，出现外周血嗜酸性粒细胞增多，病理组织中可见嗜酸性粒细胞浸润。但通常AAV患者炎症更为突出，组织病理学中存在血管壁纤维素样坏死、血管周围炎症、肉芽肿病变表现，则更支持AAV。
  - ✓干燥综合征：亦可出现Mikulicz病表现，好发于女性，口眼干症状更为突出，血清IgG4水平通常正常，存在抗SSA和/或抗SSB抗体，病理学检查也有助于鉴别。
- 其他疾病
  - ✓结节病：一种肉芽肿病变，可出现多系统受累，累及肺实质、肺门淋巴结肿大与IgG4-RD类似，但结节病可伴有血清血管紧张素酶（sACE）升高，特征性病理为非干酪样坏死性肉芽肿病变可辅助鉴别。
  - ✓Rosai-Dorfman病（罗道病）：一种罕见的良性淋巴组织增生性疾病，常见于青年或儿童，特征是淋巴结窦扩张，可累及淋巴结、中枢神经系统、鼻腔、眶周、唾液腺，且在受累组织中亦可出现淋巴IgG4⁺细胞增加。但病理检查可见伸入现象，即组织细胞胞质内可见吞噬的淋巴细胞、浆细胞、嗜酸性粒细胞或中性粒细胞，免疫组化染色可见

$CD68^+$、$S100^+$细胞有助于鉴别。

6. 治疗

- IgG4-RD是良性炎症性疾病，少数有自愈倾向，但多数患者病程呈逐渐进展趋势，即从治疗有效的增生和炎症阶段，进展至疗效较差的纤维化阶段，可能导致重要脏器功能障碍，甚至危及生命。
- 早期识别和治疗很重要。IgG4-RD的治疗强调个体化，治疗前应行全面的治疗前评估，以判断疾病范围及严重程度。
- 治疗目标是减轻病灶炎症，维持疾病缓解，保护脏器功能，同时尽量减少治疗相关的不良反应。IgG4-RD的治疗分为诱导缓解和维持治疗两个阶段。
  - ✓糖皮质激素：治疗IgG4-RD的一线药物，可用于疾病的诱导缓解和维持治疗。诱导缓解阶段初始剂量通常为中等剂量糖皮质激素，相当于泼尼松30～40mg/d，个体化调整。初始剂量治疗2～4周，逐渐减量，每1～2周减5mg，逐渐减少至最小可维持病情稳定的剂量。
  - ✓免疫抑制剂：诱导阶段和维持治疗阶段联合免疫抑制剂有助于提高疗效，减少糖皮质激素剂量和降低疾病复发率。
    - ◇ 传统免疫抑制剂包括吗替麦考酚酯（常用剂量为0.5～0.75g bid）、环磷酰胺（50～100mg qd）、硫唑嘌呤（50～150mg qd）、来氟米特（10～20mg qd）、艾拉莫德（25mg bid）、甲氨蝶呤（7.5～15mg/w）、环孢素（50～100mg bid）、他克莫司（1mg bid/tid）等。临床以吗替麦考酚酯、环磷酰胺的应用最为广泛。
    - ◇ 免疫抑制剂的用法和用量临床上可参考合并脏器损伤的其他结缔组织病进行选择，但考虑到IgG4-RD患者以中老年为主，且多数病情进展较缓，为减少相关不良反应，免疫抑制剂的剂量可适当调减。
  - ✓生物制剂
    - ◇ 利妥昔单抗为抗CD20单克隆抗体，可用于传统治疗失败、糖皮质激素减量过程中复发、存在糖皮质激素抵抗或不耐受的IgG4-RD患者。
    - ◇ 推荐利妥昔单抗的使用方法有两种：静脉输注每次1g，隔2周1次，共2次；或静脉输注每周375mg/m^2，连用4周。用药前可予地塞米松10mg或甲泼尼龙100mg预防输注反应。
    - ◇ 当应用利妥昔单抗治疗后，糖皮质激素通常相对快速减量，不联合应用免疫抑制剂。由于IgG4-RD的患者多为中老年患者，应用B细胞清除治疗后应警惕感染，监测B

细胞计数。

- 其他治疗
  - ✓当IgG4-RD特殊部位受累时可能引起压迫等导致器官功能障碍等紧急情况，如果药物治疗不能迅速解除，还应采取快速、有效的外科手术或介入治疗进行干预，尽快缓解症状，为后续药物治疗创造条件。
  - ✓IgG4相关性腹膜后纤维化导致输尿管梗阻而引起急性肾衰竭时，可置入输尿管支架或行肾造瘘术解除梗阻；IgG4相关性大动脉炎引起动脉瘤样扩张有破裂风险时，需紧急置入动脉支架、动脉内膜修复或动脉管壁置换等手术；IgG4相关性硬化性胆管炎引起严重胆道梗阻时，支架置入引流可快速减轻黄疸；IgG4相关性Riedel甲状腺炎引起气管、食管压迫时，需外科手术切除甲状腺以解除压迫等。
  - ✓对于存在长期、严重、不可逆转的器官纤维化，如眶周纤维性假瘤和硬化性肠系膜炎等，对糖皮质激素等药物治疗效果不佳时，可考虑手术治疗。部分患者可通过手术治疗获得减少并发症及复发等效果。

7. 预后

- 由于对IgG4-RD的认识时间较短，长期生存率尚无数据。
- 该病对糖皮质激素治疗反应佳，无重要脏器不可逆损伤的患者长期预后好，有重要脏器不可逆损伤的患者预后则相对较差，预后与重要器官损伤程度相关，如胰腺、肾脏、肺、肥厚性硬脑膜及垂体等。
- IgG4-RD为慢性病，容易复发，建议规律风湿免疫科随诊、监测病情，有助于改善预后。

（彭琳一）

■ 自身炎症性疾病

1. 概述

- 自身炎症性疾病（SAID）是一组由于基因突变致其编码蛋白改变，引起固有免疫失调，最终导致全身或器官炎症反应的罕见遗传性免疫性疾病。
- 临床特点为复发性全身性炎症，绝大多数患者表现为周期性发热、皮疹、浆膜炎、淋巴结肿大和关节炎等，伴急性期反应物升高，而在无症状的发作间期完全正常，往往缺乏自身反应性T细胞或自身抗体的产生。SAID分为单基因疾病和多基因疾病，以下介绍5种主要SAID的临床表现（表40）。

表40　5种单基因SAID的临床特点

临床特点	FMF	TRAPS	NLRR3-AID（FCAS/MWS/NOMID）	Blau综合征	DADA2
起病年龄	儿童或成人	儿童或成人	儿童或成人（FCAS）；儿童（MWS）；婴儿（NOMID）	儿童	常见于儿童
发作持续时间	12～72小时	数天至数周	12～24小时（FCAS）；数日（MWS）；持续性伴发作（NOMID）	常持续性，偶有发热	偶有发热，可有长时间无症状期
腹部受累	无菌性腹膜炎，便秘多于腹泻	严重腹痛，呕吐，腹膜炎	恶心（FCAS）；腹痛（MWS）；不常见（NOMID）	罕见	可见，与腹部血管炎和梗死有关，门静脉高压
胸膜受累	常见	常见	罕见（MWS、NOMID）	罕见	罕见
关节/骨骼受累	单关节炎，罕见持续性膝或髋关节炎	大关节关节炎/痛	多关节痛（FCAS、MWS）；寡关节炎（MWS）；杵状指（MWS、NOMID）；骨骺过度生长，挛缩，间断或慢性关节炎（NOMID）	肉芽肿性多关节炎，指挛缩	不常见
皮疹	下肢、踝和足部，丹毒样红斑	游走性红斑，可能伴肌痛	荨麻疹样皮疹（FCAS由寒冷诱发）	鱼鳞病样斑丘疹	网状青斑，皮肤血管炎，瘢痕皮损，坏死
血液系统	脾大，偶有淋巴结肿大	脾大，偶有淋巴结肿大	肝脾大，淋巴结肿大（NOMID，罕见于MWS）	罕见	血细胞减少包括纯红细胞再生障碍，低免疫球蛋白，肝脾大

续 表

临床特点	FMF	TRAPS	NLRR3-AID（FCAS/MWS/NOMID）	Blau综合征	DADA2
神经系统受累	无菌性脑膜炎？	存在争议	头痛（FCAS）；感音性聋（MWS，NOMID）；慢性无菌性脑膜炎，智力障碍（NOMID）	偶见	反复缺血性脑卒中
眼部受累	罕见	结膜炎，眶周水肿，罕见葡萄膜炎	结膜炎（均可），葡萄膜炎（MWS，NOMID），进行性视力丧失（NOMID）	葡萄膜炎	视网膜动脉阻塞
血管炎	过敏性紫癜，结节性动脉炎	过敏性紫癜，淋巴细胞性血管炎	未见，偶见于NOMID	未见	小血管和中血管，可表现为结节性多动脉炎
系统性淀粉样变	风险取决于*MEFV*和*SAA*的基因型，中东更常见	发生率约10%，半胱氨酸突变时发生风险增加	罕见（FCAS）；2%～5%（MWS）；可能在成人期出现（NOMID）	少见	偶有
自身抗体	不常见	不常见	不常见	不常见	可能伴低滴度自身抗体如抗磷脂抗体；ANCA通常阴性
有效治疗	秋水仙碱、IL-1拮抗剂	IL-1拮抗剂、依那西普	IL-1拮抗剂	TNF-α抑制剂、IL-1拮抗剂	TNF-α抑制剂

2. 家族性地中海热（FMF）

- 概述
  - ✓最常见的单基因SAID，致病基因*MEFV*位于第16号染色体。
  - ✓特点是周期性发作的发热，伴浆膜炎、滑膜炎或皮炎，部分患者最终发展为系统性AA型淀粉样变。通常认为FMF属于常染色体隐性遗传病，约30%患者为常染色体显性遗传。
- 临床表现
  - ✓急性发作
    - ◇ FMF主要表现为反复发作的发热及浆膜炎所致腹痛和胸痛，发作前通常无明确诱因。典型的发热持续时间一般只有12小时至3天，可自行好转，无症状间隔期可以从数周到数年不等。几乎每次发作都有发热，可能伴寒战。急性发热症状最早可出现在婴儿期，周期性发热可能是小儿FMF的唯一临床表现，婴儿病情严重时可能出现高热甚至热性惊厥。但有约20%患者可以成年后起病。
    - ◇ 90%以上的患者发作期伴腹痛，主要由无菌性腹膜炎所致。疼痛可从轻度不适到明显的腹膜炎，表现为板状腹、压痛和反跳痛，立位腹平片显示气液平，腹部CT平扫可发现腹腔有少量液体。腹腔镜探查可发现富含中性粒细胞的无菌性腹膜渗出液，有时可出现粘连。便秘比腹泻更常见，鲜有腹水。
    - ◇ 胸痛常表现为单侧锐痛或刀割样胸痛。胸部X线片可能表现为少量积液或肺不张。胸腔穿刺常可发现富含中性粒细胞的渗出液。反复发作可导致胸膜增厚。
    - ◇ 单关节或少关节痛/炎常见，主要影响大关节（膝关节、踝关节、髋关节或腕关节）。常见大量富含中性粒细胞的无菌性关节渗出液，不伴局部红斑和皮温升高。即使关节炎反复发作也罕见出现关节影像学改变（如侵蚀破坏）。
    - ◇ 特征性皮肤损害是丹毒样红斑，表现为高出皮面、痛性、分界清晰的红斑，最常见于小腿、踝周或足背，伴或不伴腹痛、胸膜炎或关节炎。组织学上可见血管周围混合性细胞浸润。
    - ◇ 其他表现包括单侧阴囊炎、肌痛和无菌性脑膜炎等，还可以出现多种形式的血管炎如过敏性紫癜、结节性多动脉炎等。
  - ✓淀粉样变
    - ◇ 在秋水仙碱预防治疗广泛应用之前，继发性淀粉样变是FMF患者主要死因。急性期反应蛋白血清淀粉样蛋白A（SAA）的片段沉积在肾脏、肾上腺、小肠、脾、肺和睾丸等器官，最终引起AA型淀粉样变。对于两次急性发作之间持续存在蛋白尿的患者应警惕淀粉样变。

◇ 淀粉样变的危险因素包括*MEFV* M694V纯合突变基因型、FMF家族史、SAA1基因型、男性、秋水仙碱治疗依从性差及生活在中东地区。

✓其他长期并发症包括腹膜粘连导致小肠梗阻、不孕或生育能力低下。

- 实验室检查

✓发作期实验室检查特征与急性炎症相符，包括ESR、白细胞、血小板、CRP、SAA、纤维蛋白原和血清免疫球蛋白升高等。还可出现一过性蛋白尿和血尿。

✓发作期间急性炎症指标降至正常。

✓*MEFV*基因纯合或复合杂合突变有助于确诊FMF，但是杂合突变或未发现明确突变也不能排除诊断。

- 诊断：主要基于临床表现，目前最广泛使用的临床诊断标准是1997年以色列Tel Hashomer医疗中心提出的标准，其敏感性和特异性均达95%以上。符合以下2项主要标准，或1项主要标准＋2项次要标准，排除其他疾病，方可诊断FMF。主要标准：①反复发热伴浆膜炎。②继发性AA型淀粉样变。③秋水仙碱治疗有效。次要标准：①单纯反复发热。②丹毒样红斑。③FMF家族史。
- 鉴别诊断：需考虑其他遗传性周期性发热综合征、PFAPA综合征（周期性发热、阿弗他口炎、咽炎、颈淋巴结炎）、幼年型特发性关节炎（全身型）、成人斯蒂尔病、卟啉病、遗传性血管性水肿、炎症性肠病等。
- 治疗

每日口服秋水仙碱可降低症状发作的频率和强度，还可以预防发生淀粉样变。通常成人的剂量是1.0～1.5mg/d，最大剂量3mg/d，可使2/3患者症状显著缓解，超过90%的患者部分改善。儿童可能需要适当减少剂量，但并不与体重成正比例关系。秋水仙碱的常见副作用包括腹胀、腹部绞痛、乳糖不耐受和腹泻。减轻副作用的方法包括：从小剂量开始，在可耐受的情况下逐渐加量；单次剂量分次服用；使用二甲硅油片以改善胃肠胀气；避免食用奶制品。妊娠期不应停用秋水仙碱。

秋水仙碱无效或者不耐受的FMF患者，可以选择IL-1拮抗剂如阿那白滞素、利纳西普或卡纳单抗，也可选择TNF-α抑制剂。

3. 肿瘤坏死因子受体相关周期性发热综合征（TRAPS）

- 概述

✓TRAPS是第二常见的遗传性周期性发热综合征，由55kD的

TNF受体（TNFRSF1A，p55）胞外结构域出现显性遗传突变所致。

✓除与FMF相似的腹痛、胸痛和滑膜炎外，TRAPS还常出现眼炎（最常见结膜炎和眶周水肿），以及特征性游走性肌痛，伴或不伴表面痛性红斑。

- 临床表现：通常在儿童期（3岁）起病。反复发热，每次持续1～3周，间隔数周或数月。皮疹通常表现为游走性红斑和丘疹，皮肤活检显示真皮血管周围淋巴细胞和单核细胞浸润。常伴肌痛，因为肌痛常在大片红斑皮损的下方，故称为假性蜂窝织炎。眼部受累包括特征性眶周水肿、结膜炎和/或葡萄膜炎。约2/3患者发作时伴关节痛/炎。浆膜炎所致腹痛等也很常见。长期并发症主要是继发淀粉样变。
- 诊断：依赖于典型的临床表现和检测出*TNFRSF1A*基因突变。
- 治疗

✓秋水仙碱无效。糖皮质激素可有效减轻病情程度和缩短病程时间，但常需加用其他抗炎药物，并且长期用药会导致诸多不良反应。

✓TNF-α抑制剂依那西普和阿达木单抗对于缓解症状和肾脏淀粉样变有效。部分患者应用英夫利昔单抗后反而加重炎性反应。

✓IL-1拮抗剂对控制部分患者的临床症状具有良好且持久的作用。

4. NLRP3相关自身炎症性疾病（NLRP3-AID）

- 概述

✓NLRP3-AID曾称冷炎素（冷吡啉）相关周期性综合征，是*NLRP3*基因功能获得性突变引起的一组常染色体显性遗传病，多于幼年时发病。

✓以周期性发热、荨麻疹样皮疹、多系统炎症为主要特征，累及皮肤、肌肉、骨骼、关节、眼、耳及中枢神经系统。

✓发作期常有外周血白细胞增多、急性期反应物升高，发作间期多恢复正常。

- 临床表现：依据临床表现的轻重分为3种亚型。

✓家族性寒冷性自身炎症综合征（FCAS）：曾称家族性寒冷性荨麻疹。临床表型最轻，主要为与寒冷暴露相关的周期性发热伴寒战、头痛、弥漫性荨麻疹样皮疹、关节痛和结膜炎。通常临床表现轻微，常为一过性症状，每次发作持续不超过24小时。淀粉样变罕见。

✓Muckle-Wells综合征（MWS）

◇ 病情中度严重，主要表现为周期性发热、寒战，每次发作持续数日，伴荨麻疹样皮疹、肢体疼痛、关节炎，发作与寒冷暴露无明确关系。

◇ MWS常见感音神经性聋，眼部受累表现为结膜炎和视盘水肿，还可出现头痛、颅内压增高、无菌性脑膜炎等中枢神经系统炎症表现。发热发作期上述症状加重，ESR、CRP等炎症指标升高，而在发作期间，症状减轻或消退，临床指标也下降，但仍然可以持续轻度升高。症状长期反复发作最终可导致淀粉样变。

✓新生儿起病的多系统炎症性疾病（NOMID）

◇ 又称慢性婴儿神经皮肤关节综合征（CINCA），病情最严重，多为散发性。通常出生后不久即发病，症状持续伴随终生。

◇ 患者常具有典型面容：前额突出、鞍鼻和面中部发育不良。

◇ 发热和全身炎症几乎每天都发生，伴全身荨麻疹样皮疹。慢性关节炎最终导致骨侵蚀。骨骼受累还表现为以长骨骨骺过度生长为特点的特征性关节病。

◇ 多数患者出现感音神经性聋。眼部除结膜炎外还可以出现葡萄膜炎、慢性视盘水肿伴视神经萎缩和视力下降。

◇ 中枢神经系统症状常十分严重，包括慢性无菌性脑膜炎、脑萎缩、颅内压增高、脑室扩张、脑积水、智力发育迟滞、癫痫等。

◇ 实验室检查可发现CRP等急性期反应物持续升高，合并慢性贫血。该病可导致智力障碍、失明和失聪等严重并发症，患者很难存活到成年。

• 诊断

✓主要依据典型临床表现，对所有出现周期性发热、荨麻疹样皮疹、中枢神经系统炎症、关节炎、不能解释的全身炎性反应，特别是幼年起病的患者均应怀疑该病的可能。

✓NLRP3-AID的临床诊断标准主要依据炎症标志物（ESR、CRP）升高，以及出现下述6种典型体征/症状≥2种：荨麻疹样皮疹、寒冷/压力引起的发作、感音神经性聋、肌肉骨骼症状（关节痛、关节炎、肌痛）、慢性无菌性脑膜炎、骨骼异常（骨骺过度生长、额部隆起）。

✓存在*NLRP3*基因突变可以证实疾病的存在。需要与FMF、Schnitzler综合征、Blau综合征等鉴别。

• 治疗

✓由于患者终生携带突变的*NLRP3*基因，理论上无彻底治愈的可能性。主要治疗目标为控制炎症，改善患者生活质量，延缓并发症的发生。

✓针对较轻的周期性发热、皮疹、关节炎等症状可短期应用非甾体抗炎药和糖皮质激素减轻炎症。但糖皮质激素或免疫抑制剂对NLRP3-AID的治疗效果有限，不能作为初始基础治疗。

✓IL-1拮抗剂是目前治疗NLRP3-AID的一线用药，包括阿那白滞素、卡纳单抗及利纳西普。TNF-α抑制剂（依那西普或阿达木单抗）能够在一定程度上改善患者症状如发热、皮疹和关节肿痛等，降低炎症指标，因此在IL-1拮抗剂未上市的国家和地区，TNF-α抑制剂可以作为治疗NLRP3-AID的用药选择。

- 预后：脑积水、脑膜炎、感音神经性聋、视力下降等严重并发症提示预后较差。

5. Blau综合征（BS）

- 概述：BS是一种由于核苷酸寡聚化结构域（*NOD*）*2*基因功能获得性突变引起的常染色体显性遗传性肉芽肿性疾病。发病年龄一般在4岁以前，但成人发病者并不少见。
- 临床表现：主要特点是非干酪样坏死性肉芽肿炎症反应。

✓关节炎：超过90%的患者关节受影响，表现为多关节慢性肉芽肿性关节炎。近端指间关节炎可导致手指进行性屈曲挛缩。显著腱鞘炎致沼泽样外观的对称性多关节炎最具特征。

✓葡萄膜炎：见于80%患者，表现为肉芽肿性前葡萄膜炎和后葡萄膜炎，有时可导致视网膜脱离、青光眼、白内障和失明。

✓皮炎：皮疹典型特征是鱼鳞病样红斑丘疹。

✓其他表现：包括淋巴结病、血管炎、脑神经病变和内脏器官肉芽肿（如肝、肺等）。很少出现发热和腹痛。

- 诊断：主要基于特征性临床表现。组织病理学检查发现肉芽肿是支持诊断的强有力证据。*NOD2*基因突变更有助于确诊。
- 治疗

✓糖皮质激素和免疫抑制剂（甲氨蝶呤、环孢素）疗效不一。

✓TNF-α抑制剂对于关节炎、葡萄膜炎有效。

✓少数病例报道IL-1拮抗剂或IL-6拮抗剂治疗有效。

6. 腺苷脱氨酶2缺乏症（DADA2）

- 概述：DADA2是一种由编码腺苷脱氨酶的*ADA2*基因功能丧失性突变引起的常染色体隐性遗传性自身炎症性疾病，主要表现为全身多系统自身炎症、血管炎、早发性脑卒中、血细胞减少及免疫缺陷。

- 临床表现：DADA2的临床症状广泛且复杂。
  - ✓全身炎症表现：大多数DADA2患者表现为发热、体重减轻、生长迟缓和炎症指标升高等。
  - ✓中小动脉血管病变：是DADA2主要的临床特征，皮肤和中枢神经系统最常受累，其他组织也会受到不同程度的影响。约半数患者在病程中发生一次或多次脑卒中，主要表现为早发脑梗死或脑出血。
  - ✓部分患者伴血细胞减少，甚至以首发症状出现。儿童患者常见骨髓衰竭、纯红细胞再生障碍等。
  - ✓免疫缺陷：部分患者表现为低丙种球蛋白血症、B细胞减少等。
- 诊断：目前尚无诊断标准，确诊需要结合临床表现、ADA2酶活性及*ADA2*基因突变检测。对于临床表现为早发脑卒中伴炎症、免疫缺陷等疑诊DADA2的患者，需检测血清或血浆中ADA2酶活性，酶活性水平降低有助于诊断。基因检测发现*ADA2*纯合变异或复合杂合变异有助于确诊。
- 治疗
  - ✓应根据疾病的临床表现及严重程度经专科医师综合评估后决定。多数患者对大剂量糖皮质激素治疗有反应，但糖皮质激素减量后易复发，而传统免疫抑制剂效果不佳，目前推荐TNF-α抑制剂（依那西普、英夫利昔单抗和阿达木单抗）作为一线治疗。
  - ✓对于以严重血液系统表现（如纯红细胞再生障碍、骨髓衰竭和免疫缺陷）为主的患者，糖皮质激素和免疫抑制剂治疗效果不佳，TNF-α抑制剂效果也较差，应考虑造血干细胞移植。但移植后可能出现自身免疫病并发症，应慎重。
  - ✓对于以免疫缺陷为表型的患者，可考虑免疫球蛋白补充治疗如静脉输注IVIg，对于合并显性感染者需给予抗生素和抗病毒治疗。

（沈　敏）

■ 儿童风湿性疾病

1. 概述

- 儿童风湿性疾病与成年人风湿性疾病相比有如下特点：疾病谱更广，遗传因素更多，如单基因或多基因导致的炎症性疾病等；脏器损伤更多且更重，如儿童系统性红斑狼疮、幼年型特发性炎性肌病和系统性硬化症等；治疗难度更大，既要兼顾免疫抑制时机体的抗感染能力，也要注意疾病和药物对患儿生长发育的影响。
- 临床常见的有幼年型特发性关节炎、系统性红斑狼疮、皮肤黏膜淋巴结综合征（又称川崎病）、过敏性紫癜、特发性炎性肌病等。
- 在诊断方面，随着实验室检查技术的不断进展，对风湿免疫性疾病的早期诊断和明确诊断都有很大帮助。
- 在治疗方面，大部分疾病还只能是控制病情进展，尽可能减少疾病对患儿身心发育的不良影响，达到长期控制病情和减少后遗症的目的。

2. 幼年型特发性关节炎（JIA）

- 概述：JIA是儿童期常见的风湿免疫性疾病，以慢性关节炎为其主要特点，可伴有全身系统性受累，包括关节、肌肉、肝、脾、淋巴结等。
- 临床表现：具有极强的异质性，不同亚型临床表现各异。

✓全身型幼年型特发性关节炎（sJIA）

◇ 定义：每日发热至少持续2周以上，伴有关节炎，同时伴随以下一项或更多症状。①短暂的非固定的红斑样皮疹。②淋巴结肿大。③肝大或脾大。④浆膜炎：如心包炎、胸膜炎等。

◇ 应排除下列情况：银屑病或一级亲属有银屑病病史；6岁以上HLA-B27阳性的男性关节炎患者；家族中一级亲属有HLA-B27相关的疾病（强直性脊柱炎、与附着点炎症相关的关节炎、骶髂关节炎伴炎症性肠病、反应性关节炎或急性前葡萄膜炎）；间隔3个月以上两次IgM型类风湿因子阳性。

◇ 本型可发生于任何年龄，但以5岁前居多，多呈弛张高热，每天体温波动于36～41℃；皮疹随体温升降而出现或消退；关节症状为关节痛或关节炎，常在发热时加重，退热后减轻。约10%的sJIA伴肝损害、出血及神经系统症状，发生巨噬细胞活化综合征（MAS），危及生命。

✓少关节型幼年型特发性关节炎

◇ 定义：发病最初6个月有1～4个关节受累，分为两个亚型。①持续型少关节型JIA：整个疾病过程中关节受累在4个及以下。②扩展型少关节型JIA：病程6个月后关节受累数≥5个。

◇ 应排除下列情况：银屑病或一级亲属有银屑病病史；6岁以上HLA-B27阳性的男性关节炎患者；家族中一级亲属有HLA-B27相关的疾病（强直性脊柱炎、与附着点炎症相关的关节炎、骶髂关节炎伴炎症性肠病、Reiter综合征或急性前葡萄膜炎）；间隔3个月以上两次IgM型类风湿因子阳性；全身型JIA。

◇ 本型多见于女孩，多在5岁前起病，常见大关节受累，非对称性，预后较好。20%～30%患者伴慢性虹膜睫状体炎而致视力下降。

✓多关节型幼年型特发性关节炎（类风湿因子阴性型）

◇ 定义：发病最初6个月有≥5个关节受累，类风湿因子阴性。

◇ 应排除下列情况：银屑病或一级亲属有银屑病病史；6岁以上HLA-B27阳性的男性关节炎患者；家族中一级亲属有HLA-B27相关的疾病（强直性脊柱炎、与附着点炎症相关的关节炎、骶髂关节炎伴炎症性肠病、Reiter综合征或急性前葡萄膜炎）；间隔3个月以上两次IgM型类风湿因子阳性；全身型JIA。

◇ 本型可发生于任何年龄，以1～3岁和8～10岁女性多见，受累关节多为对称性，部分患儿出现严重关节炎。

✓多关节型幼年型特发性关节炎（类风湿因子阳性型）

◇ 定义：发病最初6个月有≥5个关节受累，至少间隔3个月2次或以上类风湿因子阳性。

◇ 应排除下列情况：银屑病或一级亲属有银屑病病史；6岁以上HLA-B27阳性的男性关节炎患者；家族中一级亲属有HLA-B27相关的疾病（强直性脊柱炎、与附着点炎症相关的关节炎、骶髂关节炎伴炎症性肠病、Reiter综合征或急性前葡萄膜炎）；全身型JIA。

◇ 本型多见于女孩，与成人类风湿关节炎相似，关节症状严重，严重者发生关节强直变形。

✓银屑病性幼年型特发性关节炎

◇ 定义：关节炎合并银屑病，或关节炎合并以下最少2项。①指/趾炎。②指甲凹陷或甲沟炎。③家族中一级亲属有银屑病。

◇ 应排除下列情况：6岁以上HLA-B27阳性的男性关节炎患者；家族中一级亲属有HLA-B27相关的疾病（强直性脊柱炎、与附着点炎症相关的关节炎、骶髂关节炎伴炎症性肠病、反应性关节炎或急性前葡萄膜炎）；间隔3个月以上两次类风湿因子阳性；全身型JIA。

◇ 本型罕见，女孩居多，表现为一个或几个关节受累，多为不对称性，部分患儿有指甲凹陷，常有银屑病家族史。

✓与附着点炎相关的幼年型特发性关节炎

◇ 定义：关节炎和附着点炎，关节炎或附着点炎症伴有下列情况中至少2项。①骶髂关节压痛和/或炎症性腰骶痛。②HLA-B27阳性。③一级亲属中有HLA-B27相关疾病家族史（强直性脊柱炎、与附着点炎症相关的关节炎、骶髂关节炎伴炎症性肠病、反应性关节炎、急性前葡萄膜炎）。④急性症状性前葡萄膜炎。⑤6岁以上男孩患关节炎。

◇ 应排除下列情况：银屑病患者或一级亲属患银屑病；IgM型RF阳性；全身型JIA。

◇ 本型多有家族史，多见于6岁以上男孩，常以四肢关节炎为首发症状。可有反复发作的急性虹膜睫状体炎，以及跟腱与跟骨附着处炎症而致的足跟疼痛。

✓未分化的关节炎：不符合上述任何一项或符合上述两项以上亚型的关节炎。

- 诊断及鉴别诊断

✓以发热等全身症状为主要表现，疑诊sJIA者，应注意与以下疾病鉴别。

◇ 感染性疾病：包括各种病原体所致感染。

◇ 恶性肿瘤：包括儿童多见的白血病、淋巴瘤、神经母细胞瘤等，建议对所有疑诊sJIA的病例应常规行外周血涂片、骨髓穿刺，必要时行淋巴结等组织活检，特别是对于病史相对较短的患儿。影像学检查如同位素骨扫描、磁共振弥散加权成像（DWI）等也可以帮助除外肿瘤性疾病。

◇ 自身炎症性疾病：包括家族性地中海热（FMF）、高IgD综合征、肿瘤坏死因子受体相关周期性发热综合征（TRAPS）、慢性婴儿神经皮肤关节综合征/新生儿起病的多系统炎症性疾病（CINCA/NOMID）、幼年结节病及炎症性肠病等。

◇ 其他的风湿性疾病：风湿热、系统性红斑狼疮、川崎病、幼年型特发性炎性疾病、贝赫切特病、各种血管炎等。

✓以关节症状为主要表现者，需与以下疾病鉴别。

◇ 化脓性关节炎：多为单个关节受累，局部红、肿、热、痛明显，同时伴有全身感染中毒症状。关节穿刺可抽出脓液，脓液涂片检查可见大量中性粒细胞浸润，细菌培养阳性，抗感染治疗可缓解。

◇ 结核性关节炎：可伴有其他部位结核病变和结核中毒症状，且多为单关节受累，X线检查以关节骨质破坏为主，有时可出现冷脓肿。

◇ 感染后反应性关节炎：以单关节受累为主，多有前驱感染史，抗感染治疗有效。

◇ 系统性红斑狼疮：有典型面部蝶形红斑，肾脏受累发生率高，可伴关节表现，但关节畸形少见。外周血白细胞及血小板减少，抗核抗体阳性等可以鉴别。

◇ 其他肿瘤性疾病：如骨肿瘤，儿童较少见，X线检查可见浸润性骨质破坏及不连续的骨膜反应。其他累及关节的肿瘤，如白血病等。

- 治疗

✓一般治疗：注意休息，功能锻炼和加强营养。

✓药物治疗

◇ 非甾体抗炎药物（NSAIDs）：包括传统NSAIDs和COX-2抑制剂。传统NSAIDs中只有少数药物可用于JIA的治疗，包括萘普生10～15mg/（kg·d），分2次；布洛芬30～40mg/（kg·d），分2～3次；双氯芬酸2～3mg/（kg·d）等。

◇ 改善病情抗风湿药（DMARDs）：早期应用可阻止病情进展，明显减少关节破坏和致残率。常用药物有甲氨蝶呤、柳氮磺吡啶、来氟米特、羟氯喹等。

◇ 糖皮质激素：在初始治疗中糖皮质激素与DMARDs短期联合使用，有益于疾病的诱导缓解。糖皮质激素治疗JIA的适应证：①用于有严重并发症者如合并MAS。②NSAIDs或其他治疗无效的sJIA，可加用泼尼松1～2mg/（kg·d）（≤60mg/d），分次或顿服，2周后依病情调整剂量。③NSAIDs和DMARDs未能控制的多关节型患儿短期应用。④用于少关节炎型患儿的关节腔注射，可很快缓解局部症状。

◇ 生物制剂：常规治疗不能改善的JIA，以及早期出现预后不良因素者，可选择生物制剂治疗。常用的TNF-α抑制剂，如依那西普、英夫利昔单抗、阿达木单抗等，与DMARDs药物联用可显著改善JIA预后。sJIA患儿推荐使用IL-6拮抗剂或IL-1拮抗剂。

✓其他：物理治疗及运动康复治疗对保持关节活动、肌力强度极为重要。对严重或难治病例自体造血干细胞移植可作为传统药物和生物制剂治疗失败后的一种选择。

3. 儿童系统性红斑狼疮（cSLE）

- 概述

✓cSLE是一种以多系统损害和血清中出现自身抗体为特征的自身免疫病，15%～20%的SLE在儿童时期起病。

✓cSLE也是儿童常见风湿性疾病之一，与成人SLE相比，cSLE病情更重，器官损害（特别是肾脏和神经系统）发生率高，发展迅速，预后差。

- 临床表现
  - ✓全身症状：cSLE较成人多见，如发热、疲乏、体重下降、脱发及全身炎症性改变（如淋巴结肿大、肝脾大）等。
  - ✓皮肤和黏膜：皮肤、黏膜是cSLE最常见的受累器官，发生率30% ～ 90%。约40%患儿以皮疹为首发症状，其中面部蝶形红斑最常见，是SLE的标志性表现。还可见脱发、光过敏、盘状红斑、血管炎性皮疹、雷诺现象及肢端溃疡等，也可见口腔及鼻黏膜溃疡。
  - ✓关节、肌肉：最常见表现为关节痛、关节炎，表现为对称性、多发性大小关节的肿、痛、积液、活动受限、晨僵，但无破坏性改变。其他如腱鞘炎、肌痛及肌无力，真性肌炎少见。
  - ✓狼疮肾炎：肾脏在cSLE的受累率为40% ～ 90%，比成人多见且严重。90%在发病第1年内出现，症状从轻度蛋白尿或镜下血尿到终末期肾衰竭，蛋白尿是最常见的临床表现，还可表现为镜下血尿、高血压和肾功能不全。最常见的病理类型为弥漫增生性肾小球肾炎。
  - ✓血液系统：最常见的表现是贫血，还可表现为白细胞减少、血小板减少等。儿童病例中有近15%以免疫性血小板减少症（ITP）为首发症状，有20% ～ 30%抗核抗体（ANA）阳性的血小板减少患儿最终发展为SLE，故慢性ITP应注意检测狼疮指标。狼疮抗凝物阳性的患儿易发生深静脉血栓或颅内静脉血栓。
  - ✓神经系统：17% ～ 95%的cSLE患者在病程中出现神经精神症状。25%患儿于病后第1年内出现。最常见的表现是头痛，其他表现包括情绪异常、认知功能障碍、精神病、惊厥、脑血管疾病、横贯性脊髓炎、周围神经病和假性脑瘤等。
  - ✓心血管系统：以心包炎最常见（占58.3%），心内膜炎、心肌炎或瓣膜病相对少见。肺动脉高压（PAH）的发生通常与雷诺现象有关，cSLE合并PAH的发生率为5% ～ 14%。
  - ✓呼吸系统：肺部受累见于50%的cSLE，其中以胸膜炎及胸腔积液最多见，主要表现为呼吸困难，其他还有间质性肺疾病、弥漫性肺泡出血、急性间质性肺炎和急性呼吸窘迫综合征，膈肌受累、血管炎及肺栓塞较少见。
  - ✓消化系统：20% ～ 40%的cSLE可出现各种消化系统表现，包括腹痛、食欲减退、恶心、呕吐、腹胀、腹泻、消化道出血和穿孔及肝脾大，还可以有胰腺炎、假性肠梗阻或蛋白丢失性肠病。
  - ✓其他系统：可出现内分泌系统异常，35%有抗甲状腺抗体阳性，其中10% ～ 15%发展为明显的甲状腺功能减退，也可为甲状腺功能亢进。此外，可出现月经异常、青春期延迟等。眼部受累较普遍，可出现巩膜炎、虹膜炎、结膜炎和视网膜病变，少数有视力障碍。

✓狼疮危象：指急性的危及生命的重症SLE，如急进性狼疮性肾炎，严重的中枢神经系统损害，严重的溶血性贫血、血小板减少性紫癜、粒细胞缺乏症，严重心脏损害，严重狼疮性肺炎或肺出血、急性呼吸窘迫综合征，严重狼疮性肝炎，严重的血管炎，灾难性抗磷脂综合征等。儿童较成人尤易发生危象。

- 辅助检查

✓实验室检查

◇ 根据受累系统的不同，SLE可出现各种血细胞异常、血尿、蛋白尿及便常规异常。患儿的急性炎症指标明显增高，包括ESR及急性期蛋白等，同时存在低补体血症，特别是C3降低常与病情活动度及肾脏损害有关。

◇ 出现多种自身抗体是SLE的特征性表现，ANA诊断SLE的敏感性为100%，特异性为90%，特别是高滴度的ANA高度提示SLE的可能，抗dsDNA抗体和抗Sm抗体对SLE诊断的特异性近100%。抗磷脂抗体也是SLE患儿较常见的自身抗体，包括抗心磷脂抗体（22%～50%）、狼疮抗凝物（20%～30%）和抗β_2GP1抗体；SLE患儿还可出现类风湿因子、抗核糖体P抗体等的阳性，后者可能在神经精神性狼疮中阳性率更高。

✓其他辅助检查：由于SLE可以出现各个系统器官的累及，所受累脏器的异常都可出现相应的其他辅助检查的异常。

- 诊断：SLE的分类诊断标准有1997年ACR分类标准、2012年系统性红斑狼疮国际合作组织（SLICC）分类标准及2019年EULAR/ACR分类标准。对于cSLE患者，推荐使用2012年SLICC标准或2019年EULAR/ACR分类标准。

- 鉴别诊断

✓应与各个系统可出现相似症状的不同疾病相鉴别。全身症状应与各种感染、全身炎症反应综合征等鉴别。

✓与血液系统疾病鉴别，如特发性溶血性贫血、免疫性血小板减少症、白血病及恶性组织细胞病等恶性肿瘤。

✓与其他风湿性疾病鉴别，如急性风湿热、幼年型特发性关节炎、特发性炎性疾病、干燥综合征及各种血管炎等。

✓特别是对于发病年龄小、临床表现不典型及治疗反应差的患儿应注意除外遗传相关单基因狼疮的可能。

- 治疗

✓SLE尚无特效的治疗方法，治疗原则为积极控制狼疮活动、改善和阻止脏器损害，遵循早期、规范、个体化治疗原则，坚持长期、规律治疗，加强随访，尽可能减少药物副作用，以改善患儿生活质量。

✓一般治疗：适当的休息和营养、防治感染及防晒。加强宣教，为患儿树立治疗的信心。

✓药物治疗

◇ 根据病情活动度选择治疗方案。①轻度活动SLE：针对轻度活动SLE的皮肤黏膜和关节症状，可选用NSAIDs、羟氯喹（HCQ）及甲氨蝶呤（MTX），必要时小剂量糖皮质激素。②中度活动SLE：采用口服足量糖皮质激素［1.5～2.0mg/（kg·d），最大剂量每日60mg］，如果需要长时间应用0.3mg/（kg·d）的糖皮质激素维持治疗，则有必要联合免疫抑制剂治疗，常用药物为MTX、来氟米特（LEF）、硫唑嘌呤（AZA）等。③重度活动SLE：治疗分为诱导缓解和维持治疗两个阶段，诱导缓解阶段应用足量糖皮质激素加免疫抑制剂治疗，特别是对于临床表现严重和狼疮危象的患儿，应积极给予甲泼尼龙冲击治疗，同时联合环磷酰胺（CTX）冲击治疗。其他免疫抑制剂可选用吗替麦考酚酯（MMF）、环孢素（CsA）和他克莫司（Tac）。维持治疗阶段应根据病情逐渐减少糖皮质激素的用量，最后小剂量维持，并选用适当的免疫抑制剂。

◇ 常用药物：糖皮质激素是治疗cSLE的基础用药。常用泼尼松，根据病情轻重初始足量糖皮质激素应维持3～6周，据病情酌情缓慢减量，至≤5mg/d维持数年。甲泼尼龙冲击剂量为每次15～30mg/kg（最大量每次不超过1g），连用3天为1疗程，每周1个疗程，连用2～3个疗程。强调甲泼尼龙冲击治疗前应充分除外各种感染特别是结核、真菌等感染。应用糖皮质激素的同时应加用维生素D和钙剂。HCQ已经被推荐为SLE的基础治疗，对孕妇和胎儿安全。主要不良反应为视网膜病变和视野缺损，推荐每6～12个月进行一次眼科检查。CTX早期与糖皮质激素联合应用是降低病死率的关键。其他可选择的免疫抑制剂还有MMF、CsA、Tac、LEF、AZA、MTX等。目前贝利尤单抗已获得批准用于5岁及以上cSLE患者的治疗。

◇ 其他治疗：静脉注射免疫球蛋白（IVIg）、血浆置换对SLE患者有短期的治疗效果；干细胞移植对常规治疗无效的严重自身免疫病可达到超过5年的持续缓解，可用于常规药物治疗无效、病情进行性发展且预后不良、累及重要脏器危及生命或不能耐受药物毒副作用者。另外，需注意并发症，如骨质疏松的预防，股骨头坏死、肺动脉高压等的治疗。

4. 皮肤黏膜淋巴结综合征（MCLS）

- 概述
  - ✓ MCLS又称川崎病（KD），是一种由全身血管炎性病变引起的急性发热、出疹性疾病，由于可遗留严重的心血管病变而引起人们重视。
  - ✓ 发病率是风湿热的2倍，为小儿后天性心脏病的主要病因之一，80%以上在5岁以内发病。
- 临床表现
  - ✓ 持续高热39℃以上，抗生素治疗无效。
  - ✓ 双侧眼结膜充血，无脓性分泌物。
  - ✓ 口腔及咽部黏膜弥漫充血，口唇发红及干裂，杨梅舌。
  - ✓ 病初手足硬性水肿和掌跖发红，恢复期指/趾端出现膜状脱皮。
  - ✓ 躯干部多形红斑。
  - ✓ 颈部淋巴结肿大，非化脓性，单侧多见。
- 实验室检查
  - ✓ 血白细胞明显增多，核左移。ESR增快，CRP升高。
  - ✓ 血小板多在第2周开始增多，通常在（600～1000）$\times 10^9$/L以上。
  - ✓ 心电图表现各种心律失常，冠状动脉超声可见扩张及动脉瘤样改变（大多数动脉瘤呈自限性经过，多在1～2年消退），以主干近端及左前降支多见。
- 诊断
  - ✓ 发热5天以上，伴下列5项临床表现中4项者，排除其他疾病后，即可诊断为KD：①四肢变化，急性期掌跖红斑，手足硬性水肿；恢复期指/趾端膜状脱皮。②多形性皮疹。③眼结合膜充血，非化脓性。④唇充血皲裂，口腔黏膜弥漫充血，舌乳头突起、充血呈杨梅舌。⑤颈部淋巴结肿大。
  - ✓ 如5项临床表现中不足4项，但超声心动图有冠状动脉损害，亦可确诊为该病。
- 鉴别诊断
  - ✓ 猩红热：与猩红热不同之处在于，KD皮疹在发病第3天出现，皮疹形态接近麻疹和多形红斑，好发于婴幼儿，青霉素治疗无效。
  - ✓ 全身型幼年型特发性关节炎（sJIA）：sJIA发热时间长，关节症状明显，无膜状脱皮，病程中无冠状动脉受累。

✓病毒感染性皮疹：KD特点为有口唇、口腔黏膜潮红，皲裂，杨梅舌，手足端硬，恢复期有膜状脱皮，眼结膜充血，无分泌物，血白细胞增多，核左移，第2周血小板增多，ESR增快，CRP升高。

- 治疗

✓静脉注射免疫球蛋白（IVIg）：一旦确诊应及早应用，可减少冠状动脉瘤的发生率。剂量1～2g/kg，推荐剂量为2g/kg，于8～12小时静脉缓慢输入，宜于发病早期（10天以内）应用，可迅速退热，预防冠状动脉病变发生。应同时合并应用阿司匹林，剂量和疗程同上。部分患儿对IVIg输注后无效，可重复使用1次，或选择使用糖皮质激素。

✓阿司匹林：早期应用可控制炎症过程，减少冠状动脉病变的发展。剂量30～50mg/（kg·d），分次口服，至急性症状消失。随后改为3～5mg/（kg·d）顿服2～3个月，若有冠状动脉病变，应口服至其恢复正常。

✓糖皮质激素：针对IVIg治疗无效，或存在IVIg耐药风险的患儿可考虑早期使用糖皮质激素，可与阿司匹林和双嘧达莫合并应用。醋酸泼尼松剂量为每日1～2mg/kg，用药2～4周逐渐减量并停药。

✓抗血小板聚集：除阿司匹林外，可加用双嘧达莫，每日3～5mg/kg。如合并严重冠状动脉病变和血小板增多，可选择阿司匹林联合氯吡格雷加强抗血小板聚集。

✓对症治疗：根据病情给予对症及支持疗法，如补充液体、保肝、控制心力衰竭、纠正心律失常等，有心肌梗死时应及时进行溶栓治疗。

✓心脏手术：严重的冠状动脉病变需要进行冠状动脉旁路移植术。

✓IVIg非敏感型KD的治疗

◇ 继续IVIg治疗：首剂IVIg后36小时仍发热（体温＞38℃）者，可再次应用足量IVIg（2g/kg），可有效预防冠状动脉损伤。

◇ 糖皮质激素联合阿司匹林治疗或应用TNFi。

- 随诊：无冠状动脉病变患儿于出院后第1、3、6个月及1～2年进行1次全面检查（包括体格检查、心电图和超声心动图等）。未经有效治疗的患儿，10%～20%发生冠状动脉病变，应长期密切随访，每6～12个月1次。

（马明圣）

■ 结缔组织病相关肺动脉高压

1. 概述

- 肺动脉高压（PH）是结缔组织病（CTD）的严重并发症之一，其中以第一大类即动脉型肺动脉高压（PAH）最为常见。
- CTD-PAH发病机制尚不明确，可能与肺血管炎及肺血管重构等因素相关。
- 系统性红斑狼疮（SLE）、系统性硬化症（SSc）、混合性结缔组织病（MCTD）及原发性干燥综合征（pSS）是最常合并PAH的CTD。
- 不同于欧美人群，我国SLE-PAH占CTD-PAH的50%。
- 因PAH起病隐匿、临床表现缺乏特异性、早期诊断困难、治疗效果不佳，PAH是导致CTD患者死亡的重要原因之一。

2. 临床表现

- CTD-PAH的临床表现主要分为两个部分：CTD原发病的表现和PAH的临床表现，包括活动后气促、乏力、头晕、胸痛、胸闷、心悸、黑矇、晕厥等。
- 合并严重右心功能不全时可出现下肢水肿、腹胀、食欲减退、腹泻和肝区疼痛等。
- PAH早期无特异性临床表现，部分患者早期可能仅表现为基础疾病相关症状。

3. 辅助检查

诊断PAH的主要辅助检查包括胸部X线、心电图、肺功能检查、经胸超声心动图（TTE）、右心导管检查（RHC）等。

- TTE：是最常用的无创性筛查方法，通过估测肺动脉收缩压并观察左右心大小、主肺动脉直径和射血分数等对病情、疗效和预后进行评估。对于TTE提示PAH的患者，推荐进行RHC进一步确诊。
- RHC：是诊断PAH的金标准，可以获得多种准确的血流动力学指标（平均肺动脉压力、肺动脉楔压、心输出量、肺血管阻力、混合静脉血氧饱和度等）。
- 急性肺血管扩张试验：是评估PAH肺血管痉挛等可逆性因素的有效手段。但CTD-PAH患者仅有少数符合急性肺血管扩张试验阳性标准，且难以从单纯钙通道阻滞剂治疗中持续获益，因此，目前不推荐CTD-PAH患者常规进行急性肺血管扩张试验。

4. 诊断

- 2015年，欧洲心脏病学会/欧洲呼吸学会（ESC/ERS）发布的肺高压指南中PAH定义为海平面静息状态下，RHC测得平均肺动脉压（mPAP）≥25mmHg，肺动脉楔压（PAWP）≤15mmHg，肺血管阻力（PVR）＞3WU。
- 2022年，ESC/ERS对于PAH的定义进行了更新，毛细血管前肺高血压，需满足mPAP＞20mmHg，PAWP≤15mmHg，PVR＞2WU。

5. 鉴别诊断

- CTD-PH并不仅限于PAH，还可出现其他类型PH，包括第2、第3及第4类PH，因而临床医师需注意鉴别可能存在或并发的其他类型PH。CTD患者因出现左心疾病或瓣膜病变（如无菌性心内膜炎、二尖瓣或主动脉瓣大量反流）导致PH，超声心动图或TTE可明确提示。
- 间质性肺疾病（ILD）是CTD常见并发症之一，采用肺功能检查筛查PAH时出现通气功能障碍提示ILD相关PH，进一步行胸部HRCT排查ILD。
- CTD患者是静脉血栓栓塞事件的高危人群，特别是抗磷脂抗体阳性的患者，故对CTD-PH患者，推荐采用核素肺通气/灌注显像进行筛查，如阴性可除外慢性血栓栓塞性PH（CTEPH），而CT肺动脉造影（CTPA）阴性不能作为除外CTEPH的依据。如核素肺通气/灌注显像提示CTEPH，肺动脉造影可作为确诊或除外CTEPH的依据。

6. 病情评估

- CTD评估：需确定原发病是否处于疾病活动状态，脏器受累是否存在可逆性，针对不同类型CTD进行全面评估。
- PAH评估：针对PAH采用包括功能评估、影像学评估、血清学标志物评估及血流动力学评估在内的综合评估方式。
  - ✓功能评估包括：WHO心功能分级、6分钟步行试验、心肺运动试验。
  - ✓影像学评估包括：超声心动图、心脏MRI。
  - ✓血清学标志物：利钠肽（BNP）和N末端B型利钠肽原（NT-proBNP）。
  - ✓血流动力学评估：是最可靠的评估PAH严重程度的方法。

根据患者上述指标进行风险分层。推荐使用2018年全球肺动脉高压大会（WSPH）提出的简化版PAH风险分层标准（表41）。

表41　WSPH简化版PAH风险分层量表（2018）

序号	预后因素	低危	中危	高危
A	WHO功能分级	Ⅰ、Ⅱ级	Ⅲ级	Ⅳ级
B	6分钟步行试验	＞440m	165～440m	＜165m
C	BNP/NT-proBNP	BNP＜50ng/L，NT-proBNP＜300ng/L，或RAP＜8mmHg	BNP 50～300ng/L，NT-proBNP 300～1400ng/L，或RAP 8～14mmHg	BNP＞300ng/L，NT-proBNP＞1400ng/L，或RAP＞14mmHg
D	血流动力学	CI≥2.5L/（min·m^2），SvO_2＞65%	CI 2.0～2.4L/（min·m^2），SvO_2 60%～65%	CI＜2.0L/（min·m^2），SvO_2＜60%

注：低危为至少符合3项低危标准且不具有高危标准；高危为符合2项高危标准，其中包括心指数（CI）或混合静脉血氧饱和度（SvO_2）；中危为不属于低危和高危者；WHO，世界卫生组织；BNP，利钠肽；NT-proBNP，N末端B型利钠肽原；RAP，右心房压。

7. 治疗

- CTD-PAH治疗原则是早期、个体化治疗，最大限度地延缓疾病进展、降低器官损害，最终延长患者生存期，提高生活质量，改善预后。治疗目标应是CTD和PAH“双重达标”。
- CTD基础病的治疗：应根据CTD类型、疾病活动度、病程、受累器官及严重程度制订个体化的免疫抑制治疗方案。
  ✓在疾病早期和病情活动者，尤其是SLE或MCTD-PAH患者，使用大剂量糖皮质激素联合免疫抑制剂抗炎诱导缓解治疗可有效控制甚至“治愈”PAH。免疫抑制剂可考虑环磷酰胺、吗替麦考酚酯、钙调蛋白抑制剂等作用较强的药物，其中环磷酰胺治疗CTD-PAH拥有最多的循证医学证据，建议结合患者原发病类型及脏器受累情况进行个体化选择。
  ✓对病程长、CTD病情稳定的患者，建议维持缓解期的免疫抑制治疗，即小剂量糖皮质激素，以及能长期应用的免疫抑制剂，如吗替麦考酚酯、硫唑嘌呤、甲氨蝶呤或羟氯喹等药物。
  ✓对SSc-PAH，糖皮质激素和免疫抑制剂不能改善患者症状、血流动力学及预后。建议转至有PAH治疗经验的中心进行针对PAH的治疗。
- PAH的治疗：包括以下3方面。
  ✓一般支持治疗：患者教育至关重要，包括避免妊娠、过度运动，接种流感和肺炎球菌疫苗（CTD病情稳定者），鼓励患者在严密监测下进行康复锻炼。支持治疗包括吸氧、抗凝、利尿、强心治疗。
  ✓靶向治疗：推荐CTD-PAH患者根据PAH危险分层决定靶向药物单药或联合治疗，并在规律随访过程中根据PAH危险分层调整治疗方案，最终实现PAH“低危状态”。
    ◇ 前列环素途径：有抑制血小板凝聚和血管平滑肌细胞增殖的作用，还具有扩血管作用。包括前列环素类似物（伊洛前列素、贝前列素、曲前列尼尔）及前列腺素受体激动剂（司来帕格）。副作用包括面色潮红、头痛、低血压等。
    ◇ 内皮素受体拮抗剂（ERA）：可拮抗内皮素导致的血管收缩、平滑肌细胞增殖。主要副作用是肝毒性，应用初期常出现水肿加重。药物有波生坦、安贝生坦和马昔腾坦。与环孢素、格列本脲和氟康唑联合应用时需谨慎。
    ◇ 一氧化氮途径：包括5型磷酸二酯酶抑制剂（PDE-5I）及鸟苷酸环化酶激动剂。PDE-5I可灭活cGMP并抑制其介导的促血管舒张和抗肺动脉平滑肌细胞增殖效应，

PDE-5I则可进一步抑制该酶活性，药物有西地那非、他达拉非和伐地那非。鸟苷酸环化酶激动剂包括利奥西呱。

✓介入和手术治疗：虽然PAH的治疗取得了很大进展，但仍有许多患者出现进行性心功能下降，很大程度上是由于右心衰竭加重。这些患者可考虑介入治疗和外科手术，包括房间隔造口术、肺移植术或心肺联合移植术。慢性肺血栓栓塞性PAH患者进行肺动脉血栓内膜剥脱术可能有效。

8. 预后

CTD-PAH往往病情严重、预后差。决定生存率最重要的因素是右心室功能，最常见死因是右心衰竭和心源性猝死。近年来，PAH的药物治疗取得明显的进展，患者长期预后逐步提高。早期识别、早期诊断、早期干预对于CTD-PAH预后尤为重要。

（钱君岩）

■ 结缔组织病相关间质性肺疾病的诊治

1. 概述

- 间质性肺疾病（ILD）是一组以肺泡单位的炎症和间质纤维化为基本病变的异质性、非肿瘤、非感染性肺部疾病的总称。并发于结缔组织病（CTD）的ILD称为结缔组织病相关间质性肺疾病（CTD-ILD），是CTD常见的肺部并发症。
- 常见易并发ILD的CTD包括系统性硬化症（SSc）、混合性结缔组织病（MCTD）、特发性炎性肌病（IIM）、类风湿关节炎（RA）、干燥综合征（SS）等。
- CTD-ILD类型可参考特发性间质性肺炎的分类。因基础CTD及肺部病变异质性强、个体差异大，CTD-ILD的治疗反应及转归各异，常需多学科协作诊治，需要CTD、ILD双达标治疗。

2. 临床表现

CTD-ILD的临床表现包括CTD和ILD两方面，二者可同时或先后出现。

- ILD表现

✓咳嗽与呼吸困难最常见。多数患者有不同程度的干咳，部分可伴少量白痰。呼吸困难多呈隐匿性发展，从不易察觉的气短渐进发展到明显的劳力性呼吸困难。症状的程度、进展速度与ILD病理类型、基础CTD、合并症（如肺动脉高压、感染等）有关。

✓部分CTD-ILD（如抗MDA5抗体阳性皮肌炎相关ILD）发生、发展迅速。肺部听诊常可闻及吸气末爆裂音，合并感染时可闻及湿啰音。

✓基础疾病所导致的贫血、心肌及呼吸肌受累等可加重临床症状程度。合并肺部感染使原有症状恶化、痰量增多及性状改变。患者可因低氧出现心率加快等。

- CTD表现：因基础CTD不同而临床表现各异。若罹患ILD者具有某些自身免疫特征但又不符合具体CTD诊断，且无其他明确病因，可归类为具有自身免疫特征的间质性肺炎（IPAF）。

3. 辅助检查

- 常规实验室检查：对ILD的诊断价值有限。血清涎液化糖链抗原（KL-6）、表面活性蛋白A（SP-A）、表面活性蛋白D（SP-D）被认为与ILD严重程度有相关。
- 胸部HRCT：是诊断ILD和观察疗效的重要工具，表现为弥漫性磨玻璃影、实变影、小叶间隔增厚、胸膜下线、网格影伴囊腔形成或蜂窝状改变、牵拉性支气管扩张等。根据影像学特征或结合病理可将CTD-ILD分为普通型间质性肺炎（UIP）、非特异性间质性肺炎（NSIP）、机化性肺炎（OP）、淋巴细胞性间质性肺炎（LIP）、弥漫性肺泡损伤（DAD）等。不同CTD有一定ILD类型偏好（如RA多见于UIP、SS多见于LIP等）但并不限于单一类型，同一CTD可并发不同类型的ILD。相较于其他原因所致的ILD，CTD-ILD中NSIP占比更高。
- 肺功能检查（PFT）：是评估、监测ILD严重程度和进展的常用工具，包括用力肺活量（FVC）、一氧化碳弥散量（DLCO）等，常表现为限制性通气功能障碍和弥散功能障碍。
- 支气管肺泡灌洗液检查：对诊断和病情评估价值未定，肺活检为有创检查，二者对疑难病例及需要与肺部感染、过敏、肿瘤性疾病鉴别诊断者可提供帮助。侵入性操作有诱发ILD急性加重的风险，检查前需谨慎评估其必要性、获益和风险。经支气管镜冷冻肺活检（TBCB）安全性较外科肺活检高，诊断率85%，可用于难以明确原因的ILD。
- 首发为ILD的患者应常规进行自身抗体检测以早期发现可能存在的CTD，包括ANA谱、ANCA、IIM抗体谱、RA相关抗体等。CTD患者需常规筛查有无ILD。确诊的CTD-ILD患者需3～6个月定期监测胸部HRCT、肺功能等。

4. 诊断

- CTD-ILD尚无公认诊断标准，需根据病史、血清学、胸部HRCT、肺功能等分别对CTD和ILD进行诊断，常需多学科合作并排除其他原因引起的肺间质病变。

- IPAF采用2015年欧洲呼吸学会和美国胸科学会（ERS/ATS）提出的如下分类标准。
  ✓存在间质性肺炎（通过胸部HRCT或肺活检证实）。
  ✓排除其他已知病因。
  ✓尚不能确定符合某一确定的CTD诊断。
  ✓至少有以下3个特征中的2个。
    ◇ 临床表现：远端手指皮肤裂纹（技工手）；远端指尖皮肤溃疡；炎性关节炎或多关节晨僵≥60分钟；手掌或指腹毛细血管扩张症；雷诺现象；不明原因的手指水肿及不明原因的手指背侧固定性皮疹（Gottron征）。
    ◇ 血清学表现：ANA阳性＞1∶320（弥漫型、斑点型、均质型）或ANA核仁型（任何滴度）或ANA着丝粒型（任何滴度）；RF＞正常值上限2倍；存在以下抗体之一阳性，抗CCP、抗dsDNA、抗Ro（SSA）、抗La（SSB）、抗RNP、抗Sm、抗Scl-70、抗tRNA合成酶（如Jo-1、抗PL-7、抗PLI2，其他包括抗EJ、抗OJ、抗TS、抗Zo、抗tRS）、抗PM-SCL、抗MDA-5。
    ◇ 形态学表现：胸部HRCT提示以下类型，NSIP、OP、NSIP重叠OP、LIP。外科肺活检提示以下类型，NSIP、OP、NSIP重叠OP、LIP、肺间质淋巴细胞的浸润伴有生发中心形成、弥漫性淋巴浆细胞浸润（伴或不伴有淋巴滤泡形成）。

胸腔多部位受累（除间质性肺炎外）：原因不明的胸腔积液/胸膜增厚、原因不明的心包积液/心包增厚、原因不明的内源性气道疾病（包括气流受阻，细支气管炎或细支气管扩张，经肺功能、影像学或病理学检查证实）、原因不明的肺血管病变。

5. 鉴别诊断

- 过敏性肺炎：急性病程者胸CT呈斑片、云絮状边界不清实变影，慢性病程者多呈蜂窝影、网格影等纤维化型表现。应仔细追查患者工作、生活环境和接触史，TBCB有助于明确诊断。避免接触变应原至关重要，药物治疗包括糖皮质激素和免疫抑制剂。甲氨蝶呤、来氟米特等有引起过敏性肺炎的可能，需注意与原CTD-ILD鉴别。
- 肺尘埃沉着病（尘肺）：因长期吸入大量含游离二氧化硅粉尘所致。可无症状，或干咳、胸闷，少数有血痰。胸部X线是诊断的主要方法，表现为结节阴影、网状阴影和/或大片融合病灶；有时可见蛋壳样钙化的淋巴结、胸膜斑。一旦确诊，需脱离粉尘作业，目前尚无有效药物。CTD-ILD和尘肺可发生于同一个患者，而有些尘肺患者也可伴随自身抗体异常，需要注意鉴别。

- 病毒性肺炎：可表现为咳嗽、胸闷等，多有发热、疲乏等系统症状，影像学可呈间质性肺炎、斑片影等。在长期使用糖皮质激素、免疫抑制剂的CTD-ILD患者中更易发生。根据用药史、病程、影像学特点、病原学及血清学等可鉴别。
- 肺孢子菌肺炎：可表现为弥漫性肺间质浸润，以磨玻璃密度影为主，由肺门向外扩展，可进展为肺泡实变，病变广泛而呈向心性分布。对高危人群可结合临床过程和影像学进行诊断，确诊需病原学检查，痰找病原体阳性率低，支气管肺泡灌洗阳性率高。长期治疗的CTD-ILD患者，出现发热、胸闷/间质性肺炎加重需要注意鉴别此病。
- 间质性肺疾病急性加重（AE-ILD）：患者在短期内（通常1个月内）出现显著的急性呼吸功能恶化，胸部HRCT在原ILD背景上出现双肺弥漫性磨玻璃影和/或实变影并排除心力衰竭或液体负荷过重所致。AE-ILD病理学表现为DAD、OP或急性纤维素性机化性肺炎（AFOP）。AE-ILD预后差，及早发现和诊断是关键，常见诱因为感染、误吸、有创的侵入性操作等，主要治疗药物是糖皮质激素，支持治疗包括氧疗等。
- 进展性肺纤维化（PPF）：曾称进展性纤维化表型的间质性肺疾病（PF-ILD）。部分ILD患者即便经过积极治疗，肺纤维化进程仍持续进展，主要依据1年内呼吸道症状恶化、疾病进展的生理学证据、一种或多种疾病进展的放射学证据判定，诊断可参考2022年ATS/ERS/JRS/ALA成人特发性肺纤维化和进展性肺纤维化的临床实践指南。PPF不是疾病诊断，其意义在于发现经治疗肺纤维化仍在快速恶化者，此类患者在原治疗基础上更宜积极抗纤维化治疗。

6. 病情评估

- CTD-ILD的评估包括CTD和ILD两方面，准确的评估是制订治疗方案的基础。
- CTD的评估主要依据相应的疾病活动性评估体系。
- ILD的评估主要依据活动耐量、肺功能、胸部HRCT、血气分析等，需全面评估对肺部病变范围、类型/性质、肺功能受损程度、治疗可逆性、纤维化进展风险等。

7. 治疗

- CTD-ILD治疗原则为早期、规范、个体化，治疗方案应根据CTD和ILD的评估情况综合考虑，决定免疫抑制治疗和抗纤维化治疗的权重及主次关系。
- CTD-ILD治疗目标是双重达标，即CTD和ILD同时达到病情缓解。

✓CTD主要根据相应的疾病活动性评估体系，达到完全缓解或低疾病活动度状态。

✓ILD达标需考虑肺病变的可逆性，可逆性病变需达到临床无干咳、呼吸困难等症状，胸部HRCT上活动性病变消失或仅遗留少许纤维化病灶，肺功能提示FVC占预计值%恢复至≥70%；不可逆病变则要求原症状无恶化或加重，胸部HRCT上原有病变范围不扩大，肺功能提示FVC占预计值%恶化，每年＜10%。

- CTD-ILD治疗药物包括糖皮质激素、免疫抑制剂及抗纤维化药物等，根据CTD和ILD主次关系、各自病情程度和肺部病变可逆性等选择。

✓糖皮质激素：对OP、富细胞型NSIP效果较佳，对UIP无效，常规剂量为泼尼松0.8～1mg/（kg·d），4周后开始减量，逐渐减至个体化的维持剂量，减量过快或过早停药会增加复发风险。病变重、进展迅速的CTD-ILD常需冲击量的糖皮质激素，甲泼尼龙0.5～1.0g/d，连续3天。以慢性纤维化病变为主的CTD-ILD不需要积极使用糖皮质激素。一般建议同时联合免疫抑制剂治疗，有利于糖皮质激素顺利减量。

✓免疫抑制剂：需兼顾基础CTD肺外受累情况，环磷酰胺（CTX）和吗替麦考酚酯（MMF）是临床常用药物，MMF更适合需要保护卵巢功能的女性。CTX可静脉输注，每次0.4g，1次/2周，或每次0.8～1.0g，1次/月；也可口服CTX每次100mg，隔日一次。MMF常规剂量0.75g bid。CTX或MMF疗效不佳时可考虑其他免疫抑制剂如他克莫司、硫唑嘌呤等。也可联合应用雷公藤多苷等。

✓生物制剂或小分子靶向药物：治疗CTD-ILD尚缺乏高级别证据，多应用于难治性病例，其中利妥昔单抗是报道相对较多的药物，JAK激酶抑制剂在部分类型的CTD-ILD中有效。仅有肺部受累的CTD-ILD患者较少应用IVIg治疗，重症或合并感染时可应用。

✓抗纤维化药物：主要应用于慢性肺纤维化为主的患者和PPF患者，可和糖皮质激素及免疫抑制剂治疗联合应用，常用药物为尼达尼布和吡非尼酮。尼达尼布150mg bid，与饭同服，常见不良反应有腹泻、肝功能异常等。合并严重心脏疾病并应用抗血小板药物的患者需谨慎应用尼达尼布。吡非尼酮一般以200mg tid起始，每周加量，至600mg tid，常见不良反应有胃肠道不适、肝功能异常、光敏反应等，若不耐受，减至可耐受剂量维持。

- CTD-ILD的支持治疗：包括氧疗、肺康复等。
- 以纤维化为主要表现的CTD-ILD病情恶化时，可予机械通气，作为肺移植前的支持手段，但需注意气压伤；体外膜氧合也可作为肺移植前的桥接支持治疗。肺移植是改善终末期CTD-ILD患者生活质量和生存率的有效手段。
- 临床治疗时需考虑不同CTD-ILD各自的特殊关注点。使用糖皮质激素治疗SSc-ILD时需考虑到SSc肾危象的风险；尼达尼布可减缓SSc-ILD患者肺功能的下降，对皮肤硬化也有效，更适于SSc-ILD的治疗。RA-ILD治疗中若因兼顾关节炎的治疗而选择MTX、LEF等药物，应注意识别可能发生的药物所致过敏性肺炎或纤维化。IIM-ILD包括一大类异质性疾病，临床特征和治疗反应相差甚多，抗合成酶抗体综合征相关ILD对糖皮质激素治疗反应较佳，但减量过程容易复发；抗MDA5抗体阳性皮肌炎相关ILD（$MDA5^+$DM-ILD）通常进展迅速，病死率极高，需尽早识别并及时进行糖皮质激素和免疫抑制剂治疗，重症者可用IVIg，支持治疗很重要。目前对IPAF的管理无公认建议，治疗上可参考其他CTD-ILD的治疗。

（史旭华）

风湿性疾病合并巨噬细胞活化综合征的诊治

1. 概述

- 巨噬细胞活化综合征（MAS）为继发性噬血细胞性淋巴组织细胞增多症（HLH）的一种，由风湿性疾病诱发者称为MAS。MAS为风湿性疾病的高危并发症，常由巨噬细胞、NK细胞和细胞毒性T细胞（CTLs）持续活化产生细胞因子风暴引起。
- 临床表现为持续发热、肝脾大、全血细胞减少，以及骨髓、肝、脾、淋巴结出现噬血现象，重者可出现呼吸、循环、中枢神经等系统功能障碍，预后差。

2. 临床表现

- 多种风湿性疾病可诱发MAS。全身性幼年型特发性关节炎（sJIA）、系统性红斑狼疮（SLE）、成人斯蒂尔病（AOSD）、川崎病等是常见病因。
- MAS可发生于风湿性疾病病程中任意时间，疾病活动期更易出现。持续高热最多见，也常为首发症状，对非甾体抗炎药反应欠佳。肝脾大、淋巴结肿大常见。皮肤表现多样，如泛发性皮疹、皮肤水肿、瘀斑和紫癜。
- 多系血细胞减少常见，血小板减少可导致自发性出血、皮肤瘀斑。纤维蛋白原过度降解导致低纤维蛋白原血症。肝脏受累出现肝酶增高、高甘油三酯血症，乳酸脱氢酶（LDH）常增高。稀释性低钠血症常见。

- 神经系统受累可有精神萎靡、易激惹、惊厥、癫痫发作、共济失调、脑膜刺激征、偏瘫和意识障碍等，亦可作为首发症状出现。脑MRI可表现为局部低密度或坏死，可有脑脊液异常。部分患者可发生可逆性后部脑病综合征（PRES）。神经系统受累者病情重、预后差。
- 肺部受累表现为弥漫性浸润影、呼吸困难、低氧血症等。病程长者可累及心肌，出现心力衰竭、心律失常。可有顽固性低血压，血流动力学监测呈低排低阻型。肾脏受累出现肾功能下降甚至肾衰竭。

3. 辅助检查

- 血常规有多系血细胞减少，因风湿性疾病本身也影响血液系统，观察动态变化较绝对值更有助于早期识别MAS。肝脏受累出现转氨酶、胆红素、LDH、甘油三酯等升高。
- 发生MAS时，炎症指标CRP升高，而由于低纤维蛋白原血症使ESR进行性下降，二者相反的变化趋势是诊断MAS的重要线索。血清铁蛋白显著增高，常＞10 000μg/L，部分风湿性疾病（如AOSD）、脓毒症、感染、肝衰竭等也会有血清铁蛋白升高，但很少达到MAS时的水平。
- MAS患者可出现可溶性CD25（sCD25，或称sIL-2R）水平显著增高、NK细胞功能下降。因细胞因子风暴的存在，MAS患者血浆中常可检测到高水平的细胞因子，如IFN-γ、TNF-α、IL-6、IL-10、IL-12、IL-18等。
- 对反复发作MAS的成人风湿性疾病患者应考虑进行HLH相关功能学检查和基因检测以确认是否存在原发性HLH的可能。
- 部分患者骨髓涂片/活检及淋巴结、肝活检可发现噬血现象，但噬血现象并非诊断MAS的必要条件，未合并MAS的风湿性疾病也可伴发噬血现象，也不能因缺乏噬血现象而排除MAS。
- MAS可多系统累及，需依病情行相应检查评估如心电图、超声心动图、胸片/胸部CT、动脉血气、头颅MRI、脑脊液分析、PET/CT等。

4. 诊断

- 尚无公认的MAS诊断标准，主要参考国际组织细胞协会于2004年修订的HLH诊断标准进行诊断。根据该标准，符合以下两条标准中任何一条时可以诊断。
  ✓分子诊断符合HLH：在已知的HLH相关基因，如*PRF1*、*UNC13D*、*STX11*、*STXBP2*、*Rab27a*、*LYST*、*SH2D1A*、

常见风湿性疾病

BIRC4、*ITK*、*AP3β1*、*MAGT1*、*CD27*等位点发现致病性突变。

✓符合以下8条指标中的5条：①发热，体温＞38.5℃，持续＞7天。②脾大。③血细胞减少（累及外周血两系或三系），血红蛋白＜90g/L，血小板＜100×10^9/L，中性粒细胞＜1.0×10^9/L且非骨髓造血功能减低所致。④高甘油三酯血症和/或低纤维蛋白原血症，甘油三酯＞3mmol/L或高于同年龄正常值上限的3个标准差，纤维蛋白原＜1.5g/L，或低于同年龄正常值下限的3个标准差。⑤在骨髓、脾、肝或淋巴结内找到噬血细胞。⑥血清铁蛋白升高，铁蛋白≥500μg/L。⑦NK细胞活性降低或缺如。⑧sCD25升高，高于同年龄正常值上限的2个标准差。

- HLH-2004适用于以MAS为首发表现的患者的诊断。MAS不同于原发性HLH，很多患者难以达到该标准而延误诊治。国际儿童风湿性疾病试验组织（PRINTO）于2016年针对sJIA合并MAS患者制定的标准较为宽松和易于临床实施，可以在sJIA患者中早期发现MAS患者。

✓该标准要求：sJIA患者满足发热及铁蛋白＞684μg/L，并符合以下任意2条及以上标准，即可诊为MAS。①血小板≤181×10^9/L。②AST＞48U/L。③甘油三酯＞4.1mmol/L。④纤维蛋白原≤3.6g/L。同时需排除其他疾病对实验室结果的影响，如免疫相关的血小板减少症、传染性肝炎、内脏型利什曼病或家族性高脂血症。

✓PRINTO标准来自sJIA患者，是否适用于成人及是否适用于其他风湿性疾病尚未得到确证，临床应用时勿生搬硬套。

- 还有MAS/sJIA（MS）评分（用于鉴别sJIA伴与不伴MAS）、MAS-HLH（MH）评分（用于区分HLH与sJIA中的MAS）、Hscore评分系统（估算存在继发性HLH的概率）等，这些评分工具可在临床高度疑诊MAS但不符合HLH-2004标准时作参考。

常见风湿性疾病

5. 鉴别诊断

- 风湿性疾病活动：风湿性疾病的病情活动是MAS发作最常见的诱因，二者在临床表现上也有重叠，如AOSD的发热、铁蛋白升高、肝脾淋巴结肿大，SLE的发热、血细胞减少、狼疮脑病等，均会干扰对并发MAS的判断；另外，风湿性疾病并发MAS早期可能出现部分指标假性正常化现象，如AOSD活动期常有血白细胞、血小板、纤维蛋白原增多和ESR增快，发生MAS时可能变得正常，需要警惕。
- 其他原因诱发的HLH：感染是HLH的常见诱因，最常见为病毒感染，尤其是EB病毒和巨细胞病毒，其他病原体如细菌、真菌、病毒、寄生虫等也可诱发。风湿性疾病活动期、免疫制剂治疗等使患者感染风险增加，在按MAS处理效果不佳时需警惕是否为感染诱发的HLH，应仔细寻找病原学并针对病原学进行治疗。部分风湿性疾病合并肿瘤的风险增高，尤其血液系统肿瘤如淋巴瘤等，而肿瘤也可诱发HLH；其他如某些药物、妊娠等均可诱发HLH。因此，风湿性疾病患者出现HLH表现时，不能简单归为MAS，需要对可能的MAS诱因进行认真排查。

- 原发性HLH：通常发病年龄早，反复发作，症状相对重，可有家族史或家族背景，基因检测可有相关的基因缺陷。MAS常发生在风湿性疾病活动期，一般容易根据以上特点鉴别。但需注意，反复发生MAS的风湿性疾病患者可能会携带突变的杂合型*HLH*基因，仍需进行基因方面的检测。

6. 治疗

- 风湿性疾病患者发生MAS时，常选择大剂量糖皮质激素［1.5～2.0mg/（kg·d）］，重症者予甲泼尼龙冲击治疗［15～30mg/（kg·d），最大剂量为1g/d，持续3～5天］，可联合环孢素治疗，一般75mg bid；病情危重者尽早静脉输注静脉注射免疫球蛋白，尤其合并感染的患者；血浆置换可清除大量炎症因子和有毒物质，有助于减轻炎性风暴。及时治疗常可使患者免于接受HLH特异性化疗。
- MAS作为首发表现者往往因风湿性疾病诊断未明，需要按HLH处理；已确诊风湿性疾病的患者发生MAS且大剂量糖皮质激素治疗效果不佳时，应尽早采用1994年组织细胞协会制定的HLH治疗方案（HLH-94）治疗。HLH-94方案为连续给予地塞米松及依托泊苷（VP-16）诱导治疗，疗程8周，对于中枢神经系统受累的患者还要给予鞘内注射甲氨蝶呤及地塞米松。临床应用HLH-94治疗方案需进行个体化调整。对于经初始诱导治疗未能达到部分应答及以上疗效的患者，建议尽早接受挽救治疗如DEP联合化疗方案等。也可以考虑应用JAK2抑制剂芦可替尼、IFN-γ单克隆抗体治疗。
- 对于常规治疗效果不佳的患者，部分生物制剂可能有效，如IL-6拮抗剂、IL-1拮抗剂等。进展迅速的重症患者需多学科密切协作，及早开始HLH特异性化疗；要始终警惕器官功能障碍的征象，脏器支持可帮助危重患者渡过危险期。其他支持治疗包括适当输血、预防和治疗出血，纤维蛋白原降低的患者如伴出血倾向，应输注新鲜冰冻血浆、纤维蛋白原等。
- 在救治过程中，始终需要重视防治感染。另外，需要注意有些风湿性疾病患者发生MAS实际上是潜在感染诱发的HLH，这时应积极寻找感染病灶和病原学证据，并早期使用敏感抗生素，从根本上解决问题。

- 治疗过程中需权衡原发病和MAS的主次关系，最好选择能够兼顾二者的药物。MAS较重时以MAS的治疗为主，稳定后过渡到针对风湿性疾病的治疗。

7. 预后

诊治不及时MAS患者的死亡风险增高。神经系统受累、血清铁蛋白水平高且治疗反应差、血小板计数低、AST升高、LDH升高、高龄等与不良预后有关。

（史旭华）

■ 风湿性疾病患者相关妊娠期管理

1. 概述

- 风湿性疾病是一大类主要累及关节及其周围组织的系统性疾病，涵盖病种包括系统性红斑狼疮、抗磷脂综合征、类风湿关节炎、干燥综合征、系统性硬化症、特发性炎性肌病、系统性血管炎、脊柱关节炎等。
- 部分风湿性疾病发病高峰为育龄期，在疾病稳定的前提下，患者应在风湿免疫科、妇产科、新生儿科等共同指导下合理规划生育事宜。患者围产期管理的最终目标是减少疾病与妊娠之间的相互影响，降低妊娠并发症发生率，最大限度地提高妊娠成功率和母婴生存率；根据妊娠不同阶段、母亲病情、药物安全性及药物是否通过胎盘屏障等多方面因素，及时调整治疗方案。
- 如何恰当合理管理妊娠期风湿性疾病患者，仍然是风湿免疫科、产科医师面临的难题。

2. 风湿性疾病的妊娠的前提/时机

- 关于风湿性疾病妊娠的最佳时机、禁忌证目前并无高质量循证医学证据支持，主要是临床观察研究与临床专家认识。一般风湿性疾病患者需在妊娠前维持疾病至少处于缓解期≥6个月，口服泼尼松≤15mg/d或等剂量非含氟类糖皮质激素。停用可能影响胎儿的药物（后续将进一步阐述）。
- 不推荐以下任意情况妊娠：未能控制的肺动脉高压、重度限制性肺疾病、严重心力衰竭、慢性肾功能不全（血肌酐≥247μmol/L）、既往严重子痫或子痫前期难以控制的溶血肝功能异常血小板减少综合征（HELLP综合征）导致胎儿丢失，既往6个月内疾病活动、脑卒中等一系列重要脏器功能不可逆且一定程度丧失。

3. 风湿性疾病患者妊娠前后的药物选择

- 一般风湿性疾病妊娠期间仍需服用基础药物。以保障患者及胎儿的良好妊娠结局。
- 可以考虑使用的药物
  - ✓糖皮质激素：最常见，是系统性红斑狼疮、ANCA相关血管炎、大动脉炎等多种疾病的基础药物，在妊娠期合理使用是安全的，胎盘中11β-羟类固醇脱氢酶可降解不含氟的糖皮质激素，因此，醋酸泼尼松剂量＜20mg/d时基本不进入胎儿循环。由于糖皮质激素有增加妊娠高血压、糖尿病、感染等风险，因此应尽量减少至最小可控制病情的剂量，一般建议维持剂量为泼尼松≤15mg/d（或等效的其他不含氟的糖皮质激素）。对妊娠前病情稳定的风湿性疾病患者，妊娠期间无必要额外增加糖皮质激素的剂量。
  - ✓羟氯喹：也可在风湿性疾病患者妊娠期使用，对新生儿无不良影响。尤其是对于SLE妊娠患者，可降低妊娠患者的疾病活动度及复发风险，改善妊娠结局，并在预防子痫前期及新生儿心脏传导阻滞方面发挥作用。
  - ✓其他免疫抑制剂：硫唑嘌呤、钙调磷酸酶抑制剂（环孢素、他克莫司）未发现其导致胎儿畸形，也可降低疾病复发风险，有助于改善病情及胎儿结局。如临床需要，可考虑使用。
- 应避免使用的药物
  - ✓部分药物有致畸作用，对于女性患者来讲在备孕期应停用沙利度胺、甲氨蝶呤、吗替麦考酚酯、环磷酰胺、来氟米特等药物，强烈建议在妊娠前一定时间内停用这些药物，其中沙利度胺、甲氨蝶呤和吗替麦考酚酯应停用3个月，环磷酰胺应停用6个月。来氟米特可经肝肠循环被再吸收，停药后2年方可自然消除，也可以应用螯合剂考来烯胺清除（8g tid，连续11天）后停药6个月方可备孕。
  - ✓用于风湿性疾病治疗的生物靶向药物，包括贝利尤单抗、泰它西普和利妥昔单抗的妊娠期安全性数据有限，因此妊娠期间应尽量避免应用，仅当对患者的潜在获益大于风险时，在仔细权衡利弊后方可考虑应用。
  - ✓男性风湿性疾病患者在备孕期推荐使用的药物有羟氯喹和硫唑嘌呤；条件允许时可继续应用甲氨蝶呤、吗替麦考酚酯、柳氮磺吡啶、来氟米特、钙调磷酸酶抑制剂和非甾体抗炎药。柳氮磺吡啶可能会可逆性影响精子数量和质量，建议停用。男性备孕前环磷酰胺至少停用12周，沙利度胺至少停用4周。尽管利妥昔单抗、贝利尤单抗、泰它西普等生物制剂在男性生殖方面无相关安全性数据，但考虑到男性精子IgG浓度仅为外周血IgG浓度的10%，且孕妇接受上述药物治疗时并未发现明确的致畸效应，因此在临床医师权衡利弊下可考虑继续使用。

4. 妊娠期随访

- 风湿性疾病患者一旦确定妊娠后，应由风湿免疫科、产科等相关科室医师共同根据患者的个体情况制订妊娠期随诊计划，密切监测患者病情变化及胎儿生长、发育情况。鉴于风湿性疾病患者妊娠期间病情的复杂多变性，由风湿免疫科医师主导的多团队协作更有利于风湿性疾病患者的妊娠管理，降低妊娠丢失率。
- 在确定妊娠后，应根据患者的具体情况考虑整个妊娠期间的随诊频率。推荐妊娠28周前每4周随诊1次，自第28周始每2周随诊1次。但由于患者在妊娠28周后病情变化较快，因此随诊间隔应由风湿免疫科、产科医师根据具体情况确定。在明确妊娠后，需行胎儿彩色多普勒超声检查，明确胎儿的确切胎龄。
- 产科随访内容包括常规产科检查、血压监测、胎心监测，在妊娠16周后定期进行胎儿彩色多普勒超声检查，以监测胎儿的生长情况及是否发生畸形。
  - ✓ 如出现胎儿生长受限或有子痫前期表现，则应缩短随诊间隔；在妊娠28周后，每2周行1次脐带动脉血流多普勒超声检查，监测胎儿血供情况；自妊娠28周始，原则上应每2周进行1次胎儿监测。如有异常，可每周行脐带动脉血流多普勒超声检查和胎儿监测。
  - ✓ 如抗SSA抗体和/或抗SSB抗体阳性，在条件允许情况下，从妊娠16周开始定期行胎儿超声心动图检查，监测胎儿心脏结构及传导系统情况。
- 风湿性疾病患者产后42天，也应至风湿免疫科及妇产科复诊评估。

5. 处理系统性红斑狼疮患者妊娠期出现的疾病复发或进展

- 风湿性疾病患者妊娠期出现疾病复发或进展，应根据疾病与脏器损害严重程度进行分层治疗。
- 妊娠过程中出现轻度活动者可考虑予中等剂量非含氟类糖皮质激素治疗；中重度活动者可考虑使用大剂量非含氟类糖皮质激素或甲泼尼龙冲击治疗，必要时联合妊娠期可用的免疫抑制剂治疗。病情控制后应尽快将糖皮质激素减至最小有效剂量，减少患者及胎儿风险。
- 静脉注射免疫球蛋白（IVIg）是妊娠期可以选择应用的治疗方案，可有效地改善患者血液系统及肾脏损害。
- 如风湿性疾病患者妊娠期间出现病情进展明显或病情严重，需及时终止妊娠。

6. 风湿性疾病终止妊娠时糖皮质激素的使用

- 对病情稳定且口服糖皮质激素剂量≤泼尼松5mg/d（或等效剂量其他糖皮质激素）的患者行人工流产、中期引产、正常分娩或剖宫产手术时，建议继续使用原剂量糖皮质激素。
- 当长期口服糖皮质激素剂量＞泼尼松5mg/d（或等效剂量其他糖皮质激素）或存在临床库欣综合征时，建议围手术期依据应激程度补充糖皮质激素以预防肾上腺皮质功能不全。
- 对行人工流产、中期引产手术或正常分娩者，在原糖皮质激素基础上，手术当日或产程启动时服用泼尼松5mg或静脉滴注氢化可的松25mg，次日恢复原口服剂量即可。
- 行剖宫产手术者，在原糖皮质激素基础上，手术当日术前或术中增加静脉注射氢化可的松50～75mg，术后次日改为增加静脉滴注氢化可的松20mg，每8小时1次，术后第3天恢复原口服维持剂量即可。

7. 风湿性疾病患者哺乳及其他注意事项

- 若患者本人有意愿且无禁忌，鼓励SLE患者哺乳，建议产后应用哺乳期可使用的药物包括口服糖皮质激素、羟氯喹、硫唑嘌呤、钙调磷酸酶抑制剂。
- 哺乳期禁用环磷酰胺、吗替麦考酚酯、来氟米特、甲氨蝶呤。
- 口服小剂量糖皮质激素不会对婴儿造成不良影响，建议口服泼尼松＜20mg/d（或同等剂量糖皮质激素）者正常母乳喂养。为减少婴儿的糖皮质激素暴露风险，建议服药4小时后再进行哺乳。
- 生物制剂目前证据少，不建议哺乳期使用。
- 产褥期是血栓事件的高危风险期，尤其是系统性红斑狼疮、抗磷脂综合征的风湿性疾病患者，建议抗磷脂综合征患者在分娩后继续使用相同剂量的低分子量肝素至少6周以降低产后静脉血栓栓塞事件风险。

（杨云娇）

风湿性疾病的治疗

风湿性疾病范围广泛，种类繁多，用于治疗这类疾病的方法除药物外，还有物理、免疫、生物、手术和移植等疗法，同时加强对患者的教育必不可少。

■ 一般治疗

1. 患者教育

风湿性疾病是一种全身性的慢性疾病，由于缺乏对疾病的了解，许多患者患病后消极、悲观，治疗不规律、不合理，使得病情恶化，甚至危及生命。因此，对患者乃至其亲朋好友的教育应放在首位，让他们了解所患疾病的长期性、复发性、难治性，树立起长期与疾病做斗争的勇气和信心。

2. 饮食疗法

- 食物中的某些成分可以影响机体的免疫过程和炎症反应，某些维生素及锌、硒、铁的缺乏可导致免疫功能缺陷。因此，饮食对风湿性疾病的影响备受重视，许多医师正在将饮食治疗纳入风湿性疾病的综合治疗中。
- 长期服用糖皮质激素的系统性红斑狼疮（SLE）患者可有水钠潴留及血钾偏低，因此，宜进低盐、低脂肪、高蛋白饮食，并多进食水果（如西红柿、橘子、香蕉、苹果等），但当并发狼疮肾炎出现高血钾时，则应减少高钾食物。
- 类风湿关节炎（RA）患者不必太在意饮食，可补充患者体内缺乏的或对缓解病情有益的食物，如富含硒、铁、锌的食物及鱼油等。
- 痛风的饮食原则是避免进食含高嘌呤的食物（指每100g食物含嘌呤＞150mg），如动物内脏、沙丁鱼、鱼干、酵母粉、干贝、蛤蜊、鸡汤、肉汤等；少食含中嘌呤的食物（每100g食物含嘌呤50～150mg），如鸡肉、猪肉、牛肉、羊肉、黑豆、花生、腰果、芝麻等；宜食低嘌呤的食物（每100g食物含嘌呤＜50mg），如米、麦、甘薯、鸡蛋、皮蛋、牛奶、果汁、蔬菜等。同时应严格戒酒，多饮水，促进尿酸排泄，防止急性发作。

（杨华夏）

■ 药物治疗

1. 概述

用于抗风湿的药物主要分为非甾体抗炎药（NSAIDs）、改善病情抗风湿药（DMARDs）或慢作用抗风湿药（SAARDs）及免疫抑制剂。

2. NSAIDs

- 概述

✓NSAIDs指一大类具有相同的作用机制、非糖皮质激素而具有抗炎、镇痛和解热作用的药物，在风湿性疾病中起效快、镇痛效果好，是抗风湿性疾病的一线药物（表42）。

表42　NSAIDs按化学结构分类

化学分类			代表性药物	
羧酸类	甲酸类	水杨酸类	乙酰水杨酸	二氟尼柳
	乙酸类	吲哚乙酸类	吲哚美辛	阿西美辛
		茚乙酸类	舒林酸	
		萘乙酸类	萘丁美酮	
		邻氨苯乙酸类	双氯芬酸	
		苯乙酸	芬布芬	
	丙酸类	苯丙酸类	布洛芬	酮洛芬
		杂环芳酸类	噻洛芬酸	丙秦
		萘丙酸类	萘普生	
	灭酸类		甲灭酸	氯灭酸
烯酸类	苯丙噻嗪类	昔康类	吡罗昔康	美洛昔康
	吡唑酮类		保泰松	扑热息痛
磺酰丙胺类				尼美舒利
昔布类		塞来昔布	依托考昔	伐地昔布

✓风湿免疫科医师应该明确，NSAIDs的使用应强调个体化，一般药物使用数日后即可生效，如服用足量3～4周仍无效，则应考虑换药。

✓NSAIDs不主张联合应用，因为其疗效不仅不优于单用，反有增加不良反应的可能。用药期间应定期检查血常规、尿常规和肝肾功能。

- 作用机制

✓NSAIDs主要通过抑制环氧合酶（COX）的活性，使花生四烯酸不能经环氧合酶氧化成前列腺素，从而起到抗炎、解热、镇痛的作用。

✓已知COX有两种异构体：COX-1和COX-2。COX-1称为体质酶，存在于胃、肾脏、血小板中，具有明确的生理功能；COX-2称为诱导酶，作用于炎症部位，合成与炎症有关的前列腺素。由此可知，NSAIDs的抗炎作用是由于抑制COX-2，而胃黏膜刺激和肾毒性等不良反应是因为抑制了COX-1，因此，目前NSAIDs的研究方向即是寻找抑制COX-2而不抑制或少抑制COX-1的药物，即同时具有抗炎活性高而对胃黏膜、肾脏不良反应少的特点。

✓1996年先后上市的美洛昔康、尼美舒利则主要抑制COX-2，对COX-1抑制作用较小，但仍出现消化道等症状。选择性COX-2抑制剂塞来昔布和依托考昔等已用于类风湿关节炎的急慢性期治疗，它们的抗炎效果与传统NSAIDs相似，但胃肠道不良反应少。

- 适应证

✓各种急慢性关节炎、各种软组织风湿性疾病，也用于各种疾病所致的疼痛、运动性损伤及退热等。

✓这类药物对疾病过程不产生重要影响，不能阻止病情进展，停药后症状会反复甚至加重。

✓依据药物半衰期合理用药，对半衰期短的NSAIDs应每日3次足量给药。关节炎患者的疼痛多发生于午夜12点至凌晨2点，合理给药是早晨用量略减少，晚间加服一次。

- 常用NSAIDs

✓阿司匹林：具有较强的抗炎抗风湿作用，镇痛作用较温和，其作用与剂量呈正相关。阿司匹林用于控制风湿性关节炎时，成人一般口服3～5g/d，分次服用。体重在25kg以下者，100mg/（kg·d）；25kg以上者，2.4～3.6g/d分次服用。

◇ 阿司匹林短期应用不良反应少，用量较大时常易发生食欲减退、恶心、呕吐，严重时可致消化道出血，长期服用有一定诱发溃疡的作用。

◇ 对血液系统的影响：用药后出血时间延长，大剂量可引起血小板减少症，应用维生素K可防治。

◇ 对肝肾的影响：表现为转氨酶升高、肝细胞坏死。长期服用本品，可出现不同程度的肾损害。肝肾损害是可逆的，及时停药后可恢复。

◇ 水杨酸反应：使用本品剂量过大（5g/d），可出现头痛、头晕、视听减退，重者有精神紊乱、酸碱平衡失调和出血等，应立即停药并对症治疗和输氧，给维生素K及碱化尿液。

◇ 过敏反应：阿司匹林在水杨酸类药物中较易产生过敏反应，较常见的是哮喘，故有哮喘病史者慎用。

✓吲哚美辛：为吲哚衍生物。用法为50～200mg/d，分3次服用，对于不能耐受口服者可选用栓剂50～100mg/d，分两次应用。其主要不良反应是胃肠道反应，可诱发胃溃疡，有时可出现出血及穿孔；神经系统损害如头痛、头晕、幻觉、精神抑制或错乱等；并可诱发潜在感染的暴发。另外，还有肝损害、皮疹、哮喘、血压下降、粒细胞减少、再生障碍性贫血等。

✓布洛芬及其缓释剂（芬必得）：为丙酸衍生物，该类化合物还包括苯酮苯丙酸、苗酮苯丙酸、萘普生及氟酸苯丙酸，其中布洛芬和萘普生最常用。口服吸收良好，1～2小时血浆药物浓度达高峰，半衰期为2小时，代谢产物主要经尿排泄，同时也可经胆汁排泄。用法：布洛芬1200～3200mg/d分次服，芬必得600～1200mg/d bid，萘普生250～1500mg/d bid。胃肠道不良反应发生率为5%～10%，主要表现为腹泻，也可产生头痛。

✓双氯芬酸钠（扶他林）：在胃肠道吸收迅速而完全，存在首过效应，口服1～4小时达血药浓度峰值，99%与血浆蛋白结合，半衰期为1～2小时。其镇痛、消炎和退热作用比阿司匹林强26～50倍，主要通过抑制COX-2而起作用。剂量为75～150mg/d，分次服。不良反应为胃肠道反应、水肿、皮疹、瘙痒、头痛、黄疸和出血倾向，肝肾功能不全、消化性溃疡患者慎用，妊娠早期3个月内禁用。有报道，该药能引起地高辛和锂血浓度增高，与其他NSAIDs不同，对口服抗凝剂和降糖药无潜在不良作用。

✓萘丁美酮：商品名有瑞力芬、麦力通，为非酸性NSAIDs，是一较弱的前列腺素合成抑制剂。胃肠道吸收后，经肝迅速代谢成活性代谢物。成人：口服，1g qd，睡前服，不宜咀嚼。胃肠道副作用较轻，偶有头痛、头晕、瘙痒、皮疹。活动性消化性溃疡、严重肝损害及对萘丁美酮过敏者禁用。

✓尼美舒利：国产商品名为普威，是一种新型NSAIDs，能较好地选择性抑制COX-2并能全面抑制炎症过程，具有抗炎、解热、镇痛作用。成人：50～100mg bid，饭后服用，可以增加到200mg bid。偶尔出现的副作用为胃灼热、恶心、胃痛，但症状都很轻微、短暂，有时出现过敏性皮疹。对本品、乙酰水杨酸或其他NSAIDs过敏者忌用。胃肠出血的患者或正处于溃疡病活动期的患者禁用。

✓美洛昔康：商品名为莫比可，是一种新型NSAIDs，对COX-2的抑制程度大于对COX-1的抑制。用量：7.5～15mg/d，目前只限于成人使用。偶见的不良反应为消化不良、腹痛、短暂肝功能异常、食管炎、胃十二指肠溃疡、贫血、瘙痒、皮疹、头晕、水肿及肾功能异常。

✓吡罗昔康（炎痛喜康）：为苯丙噻嗪类衍生物，半衰期为40小时，口服吸收好，用法为20mg/d，餐后顿服，少数患者可出现头晕、水肿、胃部不适、腹泻或便秘等，停药后可消失。长期服用注意检查血常规及肝肾功能，孕妇慎用，阿司匹林过敏者禁用。

✓塞来昔布：为选择性COX-2抑制剂，在抗炎、镇痛方面与双氯芬酸相同。空腹口服吸收良好，达到血浆峰值浓度时间为2～3小时，血浆蛋白结合率97%，在肝内充分代谢。半衰期11.2小时，少于1%的药物由尿原型排出。用法：100～200mg bid。对于慢性疼痛急性发作者，可首次加倍。对磺胺类药物过敏的患者慎用。

✓依托考昔：是一种选择性COX-2抑制剂，具有抗炎、镇痛和解热作用，适用于治疗骨关节炎急性期和慢性期的症状和体征，也可以治疗急性痛风性关节炎。治疗骨关节炎最大推荐剂量为每天不超过60mg。治疗急性痛风性关节炎最大推荐剂量为每天不超过120mg。

- 不良反应

✓消化系统：胃肠道反应是NSAIDs最常见的不良反应，主要表现为上腹不适、恶心、腹痛等，严重者可出现溃疡、出血和穿孔。肝损害虽然比较少见，但因后果严重，亦应予以重视。

✓泌尿系统：许多NSAIDs对肾脏均有损害，表现为尿蛋白、管型及镜下红、白细胞，并可发生急性间质性肾炎，极少数病例出现急性肾衰竭、氮质血症及肾乳头坏死。

✓血液系统：常见粒细胞减少、再生障碍性贫血和凝血功能障碍。

✓神经系统：发生率＜5%，常见症状为头晕、耳鸣、失眠，偶有多动兴奋、共济失调，中毒时可出现谵妄、惊厥。

✓过敏反应：可发生皮疹及哮喘等。

3. SAARDs或DMARDs

该类药物的共同特点是不具备即刻的抗炎和镇痛作用，但有改善病情和延缓病情进展的作用。通常要在治疗2～4个月才显效，病情缓解后宜长期维持治疗。另外，该类药物不能使已受破坏的关节恢复正常。因此，强调尽早应用，以达到减缓和防止关节破坏的目的。该类药包括抗疟药、青霉胺、金制剂、柳氮磺吡啶及雷公藤多苷等。

- 抗疟药：作为抗风湿药，主要是氯喹和羟氯喹。

✓抗风湿机制：口服吸收后沉积于结缔组织，能使成纤维细胞和白细胞活力受抑制，以及DNA和抗体合成障碍，抑制IL-1释放；能使自身抗原反应下调，起到抗光敏感、稳定溶酶体膜和保护软骨的作用。

✓适应证及用法：临床上主要用于类风湿关节炎、盘状狼疮和系统性红斑狼疮等。口服起效慢，服药后3～4个月疗效达高峰，至少连服6个月才能宣布无效，有效后一般需持续用药2年，有效率达65%～75%。用法：氯喹250mg/d bid，羟氯喹200～600mg/d bid，每周5天，停药2天。

✓不良反应：该药有蓄积作用，易沉积于视网膜的色素上皮细胞，可引起视网膜变性而致失明，服用半年左右，最好检查眼底一次（包括视野检查），防止出现视网膜病变。另一类较严重的不良反应为心肌损害，用药前及用药后均应定期查心电图，有心脏疾病者禁用。其他如胃肠道反应、头痛、头晕、皮疹、皮肤瘙痒和耳鸣等，一般症状较轻，停药可恢复。近年来国外已有报道为防止疾病复发如系统性红斑狼疮患者妊娠期可以使用。

- 青霉胺：是青霉素的代谢产物。

✓原用于治疗肝豆状核变性及汞、铅等多种金属中毒。现除用于治疗类风湿关节炎、系统性硬化症及其他关节炎外，还用于治疗脉管炎等多种自身免疫病。

✓可能的作用机制是能与体内铜离子协同作用产生超氧离子，攻击细胞膜，特别是T细胞膜，从而抑制淋巴细胞转化，使抗体产生减少；能阻止新生血管形成，清除自由基，减少抗原表达；还能抑制内皮细胞增殖，减少滑膜的血管翳形成，以及抑制胶原的合成。

✓青霉胺和金制剂有类似的功效和适应证，80%患者对这两种药物中的一种是敏感的。当金制剂无效时，可试用青霉胺，反之亦然。青霉胺与青霉素无交叉过敏反应，不需做皮试。

✓用法为250mg/d，饭前1.5小时口服，2个月后如无效，可加至500mg/d，3～4个月可再增至750mg/d。一般6个月左右可见效，显效后可逐渐减至维持量125～500mg/d。因青霉胺起效慢，无论增量或减量均需8～12周才能看到效果。

✓不良反应较多，20%发生于服药后12个月内，肾脏损伤引起蛋白尿和肾病综合征，还可有骨髓抑制，此时均应停药，停药后多能恢复。其他不良反应如淋巴结肿大、关节痛、食欲减退、恶心、口腔溃疡、味觉改变和皮疹等。开始治疗时每2周查血细胞计数和尿常规1次，以后每1～3个月1次。

- 柳氮磺吡啶（SASP）：20世纪30年代就已合成，由5-氨基水杨酸（5-ASA）与磺胺吡啶（SP）通过偶氮键结合而成，作为抗菌药物用于临床，经反复验证，可用于类风湿关节炎、强直性脊柱炎及银屑病关节炎的治疗。

✓作用机制：抑制肠道中某些抗原性物质；抑制前列腺素的

合成；抑制脂肪氧化酶代谢物的形成；抑制中性粒细胞趋化和淋巴细胞转化，抑制血管生成。

✓用法：从250～500mg/d开始逐渐加量，每周增加500mg，直到总量2g/d，如效果不明显可增至3g/d，出现疗效后剂量可减少，但低于1.5g/d时疗效难以维持。一般服用4～8周见效。

✓不良反应多不严重，50%在服药后4个月内出现，主要为胃肠道反应，如恶心、呕吐、食欲减退、消化不良、腹痛、腹泻等，还可致转氨酶增高，无症状的转氨酶增高并不影响治疗。SASP可引起可逆性精子减少，停药几周后可恢复。另外有白细胞减少及皮疹，轻度光过敏。对磺胺过敏者禁用该药。一般服药后的前3个月每2周查血细胞计数和肝功能1次，以后每个月1次。

- 雷公藤多苷：为细胞毒免疫抑制剂。

✓研究发现雷公藤多苷有抗炎和免疫抑制作用，可使免疫球蛋白及自身抗体滴度下降，由于其细胞毒作用，部分患者服用雷公藤多苷后可出现白细胞和血小板减少。

✓雷公藤多苷的优点为起效快，对类风湿关节炎能消肿镇痛，改善关节功能。雷公藤多苷与糖皮质激素联合应用治疗狼疮肾炎与单独使用雷公藤多苷组比较，尤其对系膜增殖型和局灶增殖型肾病疗效较好。雷公藤多苷亦用于紫癜性肾炎、慢性肾小球肾炎、难治性肾病、贝赫切特病、干燥综合征、血管炎、盘状红斑及多种皮肤病如银屑病和带状疱疹。对成人斯蒂尔病及幼年型类风湿关节炎，与糖皮质激素合用有协同作用，可减少糖皮质激素的用量。

✓临床上主要应用雷公藤多苷，用法为30～60mg/d，分3次饭后服。一般用药后1～2周开始起效，首次宜足量，病情控制后可逐渐减量至停药。该药无反跳作用，停药后再用仍有效。

✓不良反应主要是性腺抑制导致精子生成减少、闭经和男性不育，胃肠道反应不严重，可自行缓解，极少数可引起消化道出血，偶出现肝肾功能损害、粒细胞缺乏、一过性红细胞减少等。

✓应注意以下使用原则：在青年人中最好是已婚或已有子女的患者，以免疗程较长而影响生殖功能；在疾病活动期，不宜单用雷公藤多苷治疗；雷公藤多苷可能对肝肾功能及造血系统产生毒性，因此对伴有这些脏器功能障碍者应慎用；肾小球肾炎急性期不宜用雷公藤多苷治疗，因为可能引起急性肾衰竭；老年患者应适当减小剂量；孕妇及哺乳期妇女禁用。

4. 免疫抑制剂

免疫抑制剂又称细胞毒药物，通过抑制细胞代谢途径或杀灭增殖细胞而发挥抗肿瘤的作用。最初用于治疗恶性肿瘤，随后又用于器官移植。近年来广泛用于治疗风湿性疾病，可能的依据是：风湿性疾病由免疫系统介导；疾病的症状和体征是炎症所致；免疫抑制治疗可使病情减轻；杀伤不需要的细胞可能对疾病有利。使用免疫抑制剂应注意以下几个原则。

- 免疫抑制剂对初次免疫应答更敏感。
- 大多数免疫抑制剂选择性不高，可影响机体正常的免疫应答，因此，长期应用可降低机体抗感染能力，并诱发感染，故病情稳定时，只用维持治疗。
- 许多免疫抑制剂在接近毒性时才能产生免疫应答作用，临床应用时应系统研究疗程及剂量，仔细观察患者情况，抓住各时期的主要矛盾，如并发感染时，应有针对性地抗感染，停用或减少免疫抑制剂，以免加重病情。警惕诱发肿瘤和合并感染。

该类药物在一定程度上能改变病程，阻止或延缓病变组织器官的破坏。风湿性疾病常用的免疫抑制剂有三大类，分别为烷化剂、抗代谢药及新型免疫抑制剂。

- 烷化剂：环磷酰胺（CTX）。
  - ✓作用机制：作用于细胞各个周期，但主要作用于S期。它与DNA结合导致细胞死亡或与其他细胞内大分子结合，以烷化DNA杀伤淋巴细胞，引起T细胞和B细胞数目减少，并抑制细胞免疫和体液免疫反应，使抗体生成减少。
  - ✓CTX经肝脏代谢才有活性，代谢后和未经代谢的药物均经肾脏清除，半衰期为2～10小时，有口服和注射两种剂型，常用的口服剂量为0.7～3mg/（kg·d），由于其有慢性骨髓抑制、出血性膀胱炎、性腺抑制等不良反应，而且口服疗效比冲击疗效差，口服方式已逐渐减少。静脉注射（目前尚无统一的标准）分为小剂量和冲击疗法两种，前者一般为0.2g隔日1次或0.4g每周1次，后者常规为0.5～1.0g/m^2（体表面积）静脉滴注，每3～4周1次，连续6～12个月，待病情控制，则改为3个月1次维持治疗。有经验表明CTX累积至4g时方能起效，如累计至9～12g仍不见效者，则停用CTX。近年来，CTX冲击治疗SLE有许多新进展，现认为CTX的冲击间隔期应灵活掌握，对严重的病例，如神经精神损害、大量蛋白尿、肾病综合征等，可缩短冲击间隔期，但需密切监测血常规，以迅速达到起效量，发挥免疫抑制作用。
  - ✓不良反应
    - ◇ 恶心、呕吐：常见，多在注射3～4小时发生，可持续

12小时，一般可耐受。

◇ 骨髓抑制：白细胞在用药后7～14天降至最低，第3周恢复，其抑制程度与用药剂量及治疗周期有关，用前应每周查血常规和尿常规，后改为每月查1次。

◇ 致癌作用：与总剂量和疗程有关。国外报道累计总量53g，平均诱导52个月，可引发肿瘤。亦有经验总结，累计30g便成为高诱发致癌剂量的界限。但近期有人认为该药如果不出现严重的毒副作用，应该不限总量。我国很少有出血性膀胱炎及膀胱癌的报道。

◇ 其他有肝损害、黄疸、脱发、感染、带状疱疹，以及致畸和不育等。少数患者在静脉滴注后出现头痛。

• 抗代谢药

✓ 甲氨蝶呤（MTX）：是一种叶酸拮抗剂，它与二氢叶酸还原酶的亲和力比二氢叶酸大10万倍，可竞争性地与二氢叶酸还原酶结合，并阻止二氢叶酸向四氢叶酸转化，导致细胞内池还原叶酸的耗竭，从而干扰胸腺嘧啶脱氧核苷酸的合成，发挥抗细胞增殖作用。

◇ 作用机制：降低腺苷合成酶活性，从而抑制DNA合成，减少中性粒细胞的趋化作用；使可溶性IL-2受体减少；抑制病变部位的细胞增殖，如类风湿关节炎的滑膜细胞、银屑病的上皮细胞，以及抑制炎症部位的单个核细胞功能而起到抗炎和免疫抑制作用。

◇ 适应证：类风湿关节炎、银屑病及银屑病关节炎、强直性脊柱炎、系统性红斑狼疮、多发性肌炎/皮肌炎及贝赫切特病等。

◇ 剂量与用法：MTX溶解度好，局部刺激小，口服、肌内注射或静脉注射给药均有效。口服60%吸收，半衰期2小时，每日应用可导致明显的骨髓抑制和毒性作用，现多采用每周1次给药，每次剂量为7.5～25mg，从小剂量开始逐渐递增，最大剂量不宜超过0.7mg/kg。维持疗程因人因病而异。为提高溶解度，促进排出，用前多饮水，服碱性药，并可给予叶酸，防止骨髓抑制。

◇ 不良反应：常见的是胃肠道反应，少数出现骨髓抑制、溃疡性口腔炎、皮炎、脱发、肝损害和肺间质炎症。应每2周查1次血常规和肝功能，以后每1～3个月查1次。与其他细胞毒药物一样，也可引起流产、畸胎及影响生育力。当出现MTX中毒症状时，可以用四氢叶酸拮抗，以克服MTX诱导的叶酸代谢阻断及骨髓毒性。

✓ 硫唑嘌呤（AZA）：是一种嘌呤类似物，为经典的免疫抑制剂。

◇ 作用机制：AZA在体内转换为巯嘌呤（6-MP），再经次黄嘌呤－鸟苷酸转移酶代谢才能成为具有活性的抗嘌呤化合物6-硫代肌苷酸，可抑制肌苷酸转变为腺苷酸，结果抑制腺嘌呤和鸟嘌呤合成，进而抑制DNA合成，抑制淋巴细胞增殖。AZA及6-MP抗风湿作用机制仍未阐明，可能与其免疫抑制作用有关。

◇ 适应证：该药用途广泛，在风湿性疾病中多用于弥漫性结缔组织病，如系统性红斑狼疮、皮肌炎/多发性肌炎、成人斯蒂尔病、系统性血管炎、肉芽肿性多血管炎、结节性多动脉炎及类风湿关节炎等，其免疫抑制作用不如CTX强，但抗炎作用较CTX强。

◇ 剂量和用法：AZA口服吸收率为50%，剂量为50～150mg/d［0.8～4.0mg/（kg·d）］，分1～3次口服，对系统性红斑狼疮用糖皮质激素控制症状后，加用AZA 50～100mg/d口服比单用糖皮质激素效果好，可提高患者的生存率。对皮肌炎/多发性肌炎、肉芽肿性多血管炎，AZA的意义在于减少糖皮质激素的用量和不良反应。

◇ 不良反应：在常规剂量下［2～2.5mg/（kg·d）］最常见的不良反应是骨髓抑制，包括红细胞、血小板减少，贫血；胃肠道反应如恶心、呕吐等亦常见；同时还可有肝损害、胰腺炎，少数出现过敏反应、皮疹；长期应用可增加患肿瘤的机会；对精子、卵子亦有一定的损伤。开始治疗时每1～2周查1次血常规，以后每1～3个月查1次；肝功能每1～3个月查1次。

✓来氟米特（LEF）：为GFDA4异噁唑类衍生物。

◇ 作用机制：①抑制细胞黏附和酪氨酸激酶的活性，从而影响细胞激活过程中信号转导。②可逆性抑制乳酸脱氢酶，从而抑制嘧啶核苷酸从头合成途径。研究证实，LEF通过在体内转化活性物质A771726，而后者通过上述两条途径显著抑制T细胞的激活及增殖，从而有效抑制细胞免疫反应，LEF对RA的作用与此有关。

◇ 适应证：适用于类风湿关节炎、狼疮肾炎、银屑病关节炎等。

◇ 剂量及方法：维持剂量为20mg/d，在使用该药治疗期间可继续使用NSAIDs或低剂量糖皮质激素，起效时间为1～2个月。

◇ 不良反应：主要表现为腹泻、瘙痒、高血压、可逆性肝酶（ALT和AST）升高，一过性白细胞减少、脱发、皮疹等，服药初始阶段应定期检查肝功能和白细胞。孕妇禁用。

- 新型免疫抑制剂
  - ✓环孢素（CsA）：从真菌中提取的多肽，由11个氨基酸组成的真菌性中性环状多肽，含有N-甲基化氨基酸，可抵抗胃酸及水解酶而不被消化，最初用于器官移植的抗排斥反应，目前作为新型免疫抑制剂应用于风湿性疾病的治疗中。
    - ◇ 作用机制：主要抑制T细胞的激活，阻止其基因转录，阻断单核细胞和辅助性T细胞合成和释放IL-1和IL-2，抑制抗免疫球蛋白诱导的B细胞增殖反应，抑制依赖T细胞的干扰素-γ产生，从而抑制NK细胞的活性。
    - ◇ 适应证：CsA的主要优点为起效快和无骨髓抑制作用，对系统性红斑狼疮、类风湿关节炎、多发性肌炎/皮肌炎、系统性硬化症、干燥综合征及白塞病等多种风湿性疾病均有明显疗效，但停药容易复发，长期使用又因毒副作用和价格昂贵难以坚持。
    - ◇ 禁忌证：肿瘤或有肿瘤病史者；未能控制的高血压；肝肾功能不全；免疫缺陷病；3个月内曾用过其他免疫抑制剂者；不宜与氨基糖苷类抗生素、酮康唑、氟康唑、西咪替丁、地尔硫䓬及NSAIDs同用。对青少年的肾病综合征，蛋白尿＞2.0g/24h，可以选择CsA，认为其不影响儿童的性腺发育。
    - ◇ 用法和剂量：常用剂量3～5mg/（kg·d），维持量为2～3mg/（kg·d）。
    - ◇ 不良反应：包括肝肾毒性、神经系统损害、高血压、继发感染、肿瘤、胃肠道反应、牙龈增生、多毛等。如果发生CsA继发感染，尤其是真菌感染致死率达40%，诱发肿瘤发生率较一般人群高约30倍。不良反应的严重程度、持续时间均与剂量和血药浓度有关，大剂量［75mg/（kg·d）］对肾毒性作用不可逆。每周查血常规、血肌酐和血压；维持剂量时每2～4周查1次。
  - ✓他克莫司：与CsA相似，也是一种真菌性环状多肽，能抑制多种细胞因子的产生，具有强大的免疫抑制作用，毒性与CsA相同。
  - ✓沙利度胺：能促进mRNA降解，激活单核细胞和巨噬细胞，从而抑制TNF-α产生。主要用于治疗口唇黏膜溃疡、免疫病相关皮损等。
  - ✓吗替麦考酚酯（MMF）：在体内可迅速水解为霉酚酸，选择性、可逆性地抑制次黄嘌呤单磷酸脱氢酶，从而阻断鸟苷酸合成。特异性作用于T细胞、B细胞，对非淋巴细胞器官无毒性作用，通过抑制B细胞增殖，有效降低黏附分子活性，抑制抗体形成，抑制血管平滑肌增殖。用量为0.75～2.0g/d。MMF可用于多种治疗自身免疫病，包括增殖性狼疮肾炎、系统性血管炎、间质性肺疾病等。

5. 糖皮质激素（GC）

- 药理特性

✓大多数糖皮质激素口服后容易被吸收，如泼尼松口服后可吸收80%～90%，而且不受进食的干扰，血浆中糖皮质激素主要与α转运糖皮质激素球蛋白结合，少数与白蛋白结合，和白蛋白结合不牢固，造成约25%的糖皮质激素游离于血浆，且只有这部分糖皮质激素能发挥生物活性。人工合成的外源性糖皮质激素（泼尼松龙除外）与球蛋白的亲和力均降低，大部分与白蛋白结合。因此，血浆中白蛋白水平决定结合与游离两种药物形式的比例，从而直接影响疗效和毒副作用的大小。当白蛋白水平下降时将引起大量游离糖皮质激素，如不及时调整药量则会增加不良反应。

✓糖皮质激素在肝内代谢，75%的结合产物自肾排出，其余的从肠道排出，但氢化可的松和泼尼松龙可不经过肝直接发挥生理效应，故肝功能不全时可选用。血中糖皮质激素的代谢率与其作用强度密切相关，通常用血浆半衰期来表示清除率。清除慢的作用更强，但也增加了不良反应的发生率。

- 糖皮质激素分泌的调节：糖皮质激素的分泌直接受促肾上腺皮质激素（ACTH）的调节，而ACTH则受下丘脑分泌的促肾上腺皮质激素释放因子（CRF）的调节，CRF-ACTH-糖皮质激素的释放是在中枢神经系统的统一调节下完成的，相互之间有着复杂的反馈关系。下丘脑作为生物节律性中枢之一，其糖皮质激素合成与分泌都以24小时为1个周期呈节律性改变，如早晨分泌最多，而夜晚最低。人血浆中糖皮质激素的含量凌晨2～4点起开始增高，8～10点达顶峰，然后逐渐降低，至夜间10点左右降至最低。当口服泼尼松5～7.5mg/d时，则抑制肾上腺分泌内源性糖皮质激素，因此，临床上对所有糖皮质激素的剂量和疗程的安排都需权衡利弊，保护下丘脑-垂体-肾上腺（HPA）轴。尽量安排在晨起一次服药，尽可能用小剂量维持。

- 作用机制：临床上利用糖皮质激素的抗炎和免疫抑制作用治疗风湿性疾病，其主要药理作用可归纳为“四抗”，即抗炎、抗免疫、抗毒素和抗休克作用。

✓抗炎作用：糖皮质激素可抑制感染性和非感染性（免疫、

物理、化学、缺血、肿瘤）因素所致的炎症。急性炎症期可抑制毛细血管扩张，降低毛细血管通透性，抑制炎症细胞（淋巴细胞、粒细胞、巨噬细胞等）向炎症部位移动，阻止炎症介质如激肽类、组胺、慢反应物质等释放，抑制吞噬细胞功能，稳定溶酶体膜，阻止补体参与炎症反应，抑制炎症后组织损伤的修复等，从而减轻炎症的红、肿、热、痛。炎症后期，糖皮质激素能抑制成纤维细胞活力，使组织中可溶性胶原成分减少，减轻粘连和瘢痕形成。

✓免疫抑制作用：许多风湿性疾病的发病与免疫异常有关，大剂量糖皮质激素可通过多个环节抑制免疫反应，机制如下。抑制巨噬细胞吞噬和处理抗原的作用；改变淋巴细胞数量和分布，减少参加免疫过程的淋巴细胞；抑制敏感动物抗体反应；阻碍一种或多种补体成分附着于细胞表面；干扰和阻断淋巴细胞的识别；抑制炎症因子生成如巨噬细胞和淋巴细胞生成的IL-1、IL-2及干扰素-γ；强大的抗炎作用亦参与抑制免疫反应。

✓抗毒素作用：提高人体对有害刺激的应激能力，减轻细菌内毒素对机体的损害，缓解毒血症症状，也能减少内源性致热原的释放，对毒血症的高热有良好的退热作用。

✓抗休克作用：通过增加循环血容量，改善循环灌注不良，稳定溶酶体膜，防止溶酶体酶释放损伤组织等，以发挥抗休克作用。

- 常用糖皮质激素的种类和等效剂量：临床上糖皮质激素品种很多，各具特点（表43）。

✓按结构分类：11-位羟基化合物，如氢化可的松及泼尼松龙，可直接发挥生理效应；11-位酮基化合物，如可的松及泼尼松，要在肝内还原后显效，故肝功能不全者及局部用药时应使用11-位羟基化合物，不应使用11-位酮基化合物。氢化可的松的盐皮质激素性质很弱，主要用于抗炎。甲泼尼龙和泼尼松相似，在肝内还原为活性型，但后者在转变中约损失20%。含氟的皮质激素如去炎松，实际上无盐皮质作用，但因其不良反应多，临床上已很少使用。

✓按作用时效分类：短效的包括可的松、氢化可的松；中效的泼尼松、泼尼松龙、甲泼尼龙、曲安西龙；长效的地塞米松、倍他米松。

表43 常用糖皮质激素制剂特点的比较

药物	等效剂量（mg）	抗炎效力	受体亲和力	滞钠作用	血清半衰期（min）	药理半衰期（h）	HPA抑制时间（d）	与白蛋白亲和力
短效								
氢化可的松	20	1.0	100	++	90	8～12	1.25～1.50	100
可的松	25	0.8	1.0	++	30	8～12	1.25～1.50	128
中效								
泼尼松	5	4.0	5	+	60	12～36	1.25～1.50	68
泼尼松龙	5	4.0	220	+	200	12～36	1.25～1.50	61
甲基泼尼松	4	5.0	1190	0	180	12～36	1.25～1.50	74
曲安西龙	4	4.0	5	0	>200	12～36	1.25～1.50	
长效								
地塞米松	0.75	25	710	0	200	36～72	2.75	>100
倍他米松	0.75	25	540	0	>300	36～72	3.25	>100

- 适应证
  - ✓替代疗法：如腺垂体功能减退症、肾上腺皮质功能不全。
  - ✓自身免疫病：几乎所有的弥漫性结缔组织病都有全身使用糖皮质激素的适应证，如系统性红斑狼疮、多发性肌炎或皮肌炎、各种血管炎、混合性结缔组织病、风湿性多肌痛及某些关节炎。
  - ✓严重感染：如败血症、脑膜炎（同时应加足量而有效的抗生素）。
  - ✓各种休克：过敏性、中毒性、心源性、低血容量性休克等。
  - ✓过敏性疾病：如血清病、接触性皮炎、药物过敏等。
  - ✓其他：如风湿性心肌炎，各种炎症后遗症，可减少渗出，防止瘢痕粘连，以及用于器官移植的排斥反应。
- 禁忌证：严重精神病；活动性溃疡或新近的胃肠道手术；糖尿病；妊娠期（尤在初期）；重症高血压；耐药性细菌、真菌感染不能控制者；水痘，单纯疱疹角膜炎；皮质醇增多症；骨质疏松。
- 临床应用

✓一般原则：使用前注意有无禁忌证，应用期间给予低钠、高钾饮食，并补充蛋白质，同时适当补钙和维生素D；小剂量有效则避免大剂量使用，适用短疗程的不长期用，能口服的不用肠道外用药；大剂量糖皮质激素起效后要缓慢减量，否则病情可能会复发；要注意预防感染。

◇ 小剂量：泼尼松15mg/d以下，适用于病情控制后的维持治疗，使病情维持于亚状态，防止病情复发，可作为类风湿关节炎初始用药，或作为慢作用药（如金制剂、青霉胺等）起效前的过渡用药。持续小剂量疗法对HPA轴影响较少，但如遇手术、分娩、创伤、精神刺激等严重应激情况时，亦需适当增加剂量。该疗法如长期使用仍有停药困难或引致自发性骨折之虑。

◇ 中剂量：泼尼松30～40mg/d，适用于无重要脏器损害的系统性红斑狼疮及一些过敏性疾病等。

◇ 大剂量：泼尼松＞40mg/d，适用于多发性肌炎/皮肌炎、系统性红斑狼疮、结节性多动脉炎、巨细胞动脉炎等活动期。

◇ 冲击疗法：甲泼尼龙1g/d，静脉滴注，连用3天，必要时1～3周可重复，间隔期和冲击后继续大剂量口服给药，该法适用于系统性红斑狼疮脑危象、严重狼疮肾炎、结节性多动脉炎及重症多发性肌炎/皮肌炎等。甲泼尼龙是短效类固醇制剂，冲击给药1～3次，不会引起或加重HPA轴反应，因而此疗法为应急方案。除口腔金属异味、面部潮红、乏力不适及关节酸痛外，较少有毒副作用，比较安全，且可使病情转危为安。

✓给药及减量方法

◇ 每日给药法：最常见的用法，每日分次口服泼尼松对HPA轴的抑制很明显，长期使用引起的合并症很多。每日晨间给药（6～8时）模拟了正常的皮质激素分泌规律，不致影响正常的昼夜分泌，但等效剂量的长效制剂（地塞米松、倍他米松）抗炎作用强，血浆半衰期也长，即使每日晨间给药，亦对HPA轴产生抑制作用，故不适宜每日晨间口服。

◇ 隔日给药法：隔日给药能更有效地减少糖皮质激素的毒副作用及对HPA轴的抑制，系统性红斑狼疮、多发性肌炎等疾病很难做到完全停药，因此，待疾病得到控制后采用隔日减药法，直至隔日用药。

◇ 减量方法：若泼尼松＞40mg/d，主张在4～6周开始逐渐减量，每周减5mg，至30mg/d时，如病情稳定，可按每月减少5mg，至15mg/d后更缓慢减药，可采用隔日减药法，即每月隔日减2.5mg，最终为隔日服药。

◇ 局部给药法：关节腔局部注射糖皮质激素是治疗关节炎症及减少全身用药所致的毒副作用的手段之一，多用于仅单个或少数关节的滑膜炎。优点：较小的局部注射剂量取得的疗效与较大的全身剂量相当；极少影响机体本身糖皮质激素水平的正常调节。地塞米松棕榈酸酯注射液和复方倍他米松注射液用于关节内局部注射治疗，但不宜次数太多，以免产生类固醇结晶造成的关节炎。另外，关节腔注射应严格无菌操作，避免导致化脓性关节炎。

总之，糖皮质激素治疗风湿性疾病很难制定统一的标准，强调因病因人而异，主要目标在于获得最好疗效而又尽量减少其不良反应。

● 不良反应（表44）

表44　糖皮质激素的不良反应

	临床表现
皮肤	皮肤萎缩、痤疮、多毛、紫纹、脂膜炎、创口愈合不良
肌肉骨骼	肌痛、肌无力、骨质疏松、自发骨折、无菌性骨坏死
胃肠道	消化性溃疡、胃出血、小肠穿孔、胰腺炎
心血管	高血压、脂质沉淀而加速动脉硬化
神经系统	性格改变、情绪不稳、睡眠倒错、精神失常
眼	白内障、青光眼、葡萄膜炎、眼球突出、视盘水肿
内分泌	库欣综合征、生长迟滞、肾上腺皮质功能低下、糖尿病
生殖系统	月经不调、流产、勃起功能障碍
代谢	高脂血症、水钠潴留、低血钾
其他	继发感染、外周血白细胞增多、胎儿体重过轻

6. 抗痛风药

用于治疗痛风的药物分为3类：①抗炎及镇痛药，主要用于急性发作期，其中秋水仙碱最具特异性。②排尿酸药。③抑制尿酸生成药。后两类临床上主要用于间歇期和慢性痛风关节炎。

● 抗炎及镇痛药

✓秋水仙碱：从成熟的秋番红花中提取的生物碱，为典型的抑制细胞有丝分裂药物，可使细胞有丝分裂停止于中期，作用与长春新碱类药物相似，故为化疗药，同时是控制痛风急性发作的首选和经典药，可在几小时内减轻疼痛和炎症，这种快速解除症状的特点可以帮助确定诊断。

◇ 抗炎机制：可能是干扰吞噬尿酸盐的中性粒细胞及滑膜细胞趋化性，以停止和减少分泌趋化因子和IL-6，终止急性发作和防止发作。

◇ 用法：急性发作的早期应用疗效最好，治疗无效常与延误治疗时机有关。首次0.5～1.0mg口服，以后每小时0.5mg直至出现恶心、呕吐、腹泻等胃肠反应或症状有缓解时即停用，一般总量为4～8mg。不能耐受口服者，可用秋水仙碱1～2mg溶于生理盐水20ml，10～20分钟缓慢静脉注射，药液切勿外漏，6～8小时依病情可再注射，一般24小时总量不超过4mg。有肾功能减退者，24小时不应超过3mg，口服48小时和静脉注射12小时，即达到最大效果。1次足量静脉使用秋水仙碱后7天内不能再口服或静脉给药。

◇ 不良反应：胃肠道反应，如恶心、呕吐、腹泻等；骨髓抑制，可出现粒细胞、血小板减少及贫血等，通常停药后恢复；一过性肝损害，与剂量过大或疗程过长有关；其他如脱发等。如果注射时漏出血管外，应皮下注射半胱氨酸甲酯（0.5g溶于10ml生理盐水）。有肝肾疾病者和老年人应酌情减量。

✓非甾体抗炎药：见前述。

● 排尿酸药

此类药物主要通过抑制近端肾小管对尿酸的重吸收，并促进肾小管对尿酸的排泄来降低血尿酸，主要用于慢性期的治疗。优点为不影响嘌呤和嘧啶的代谢，对于年龄＜60岁、肌酐清除率＞80ml/min及尿尿酸＜4.1μmol/L且无泌尿道结石者，多应用排尿酸药。在排尿酸药治疗最初2个月内，可能出现急性痛风发作，这可能与血浆尿酸盐浓度的下降和不稳定，从而促使尿酸自痛风石上溶解并重新结晶有关，此时秋水仙碱和NSAIDs可以用来作为痛风急性发作的治疗。为防止尿酸在肾脏大量排出时引起肾损害及肾结石，应从小剂量开始应用，主要药物如下。

✓丙磺舒：开始剂量为0.25g bid，并根据血尿酸浓度每隔1～2周增加0.5g，直至血尿酸浓度降至正常水平。最大剂量不超过3g/d。不良反应有皮疹、药物热及胃肠道反应，该药属磺胺类药，对磺胺过敏者禁用。同时还需注意该药有耐药性，1/3患者长期服用可产生耐受性。为防止使用丙磺舒时肾结石的形成，可以在最初1个月内口服碳酸氢钠或柠檬酸钾，使尿液碱化至pH 6.0～6.5，并增加饮水量（每日3L），以避免机械性的阻塞和结石形成。

✓苯磺唑酮：是保泰松的衍生物。排尿酸作用较丙磺舒强，初始剂量为50mg bid，逐渐增至100mg tid，最大剂量不超过800mg/d，一般维持量为300～400mg/d，分3～4次服用。该药与丙磺舒合用有协同作用，其不良反应和禁忌证与保泰松相同。

✓苯溴马龙：又称痛风利仙，为苯丙呋喃衍生物，是较前两者更强的排尿酸药，且毒性低，对肝肾功能无影响，肾功能减退的患者也可使用，故目前临床应用较广泛。开始时剂量为25mg/d，逐渐可达100mg/d，约90%患者可有效抑制高尿酸血症。可有胃肠反应，少数有皮疹、发热及肾绞痛等。

- 抑制尿酸生成药

✓别嘌呤醇：化学结构类似次黄嘌呤，通过竞争性抑制黄嘌呤氧化酶而阻断次黄嘌呤向黄嘌呤和黄嘌呤向尿酸的代谢转化，由此降低血尿酸水平。服用别嘌呤醇后，患者尿中尿酸减少，黄嘌呤和次黄嘌呤增多，这些化合物不仅在肾衰竭时较易排出，而且比尿酸的溶解度大，因此很少形成尿石。

◇ 适应证：高尿酸血症；对排尿酸药过敏、无效或不能耐受者；肾衰竭或尿酸盐肾病或尿酸性尿结石者；白血病等血液系统疾病放化疗前，因为放化疗使白细胞破坏引起大量核酸的释放和降解，造成肾脏的高尿酸负荷。别嘌呤醇能预防利尿剂引起的高尿酸血症，故可以与利尿药配合使用。

◇ 用法：别嘌呤醇口服吸收完全，半衰期1～3小时，服药1～2天血尿酸开始下降，7～14天达高峰，3～6个月血尿酸降至正常。一般每次100mg，每日2～3次，严重者可每次200mg，每日2～3次，最大剂量不超过1000mg/d，维持量视血尿酸水平而定。如与排尿酸药合用，剂量可酌增，因排尿酸药可促使别嘌呤醇的活性代谢物排出增加。

◇ 不良反应：胃肠道反应如腹痛、腹泻、消化道出血及肝损害；骨髓抑制可出现白细胞及血小板减少；皮疹、药物热等变态反应。用药过程中定期查血常规及肝功能，溃疡病患者慎用。

✓复方别嘌醇片（通益风宁片）：是由别嘌呤醇100mg和苯溴马龙20mg组成的复方制剂。既能抑制血尿酸合成，又可促进尿酸的排泄。

✓非布司他：2-芳基噻唑衍生物，是一种黄嘌呤氧化酶抑制剂，通过抑制尿酸合成降低血清尿酸浓度。在降尿酸药物治疗初期可能导致血尿酸值急速降低并诱发痛风性关节炎

（痛风发作）。推荐降尿酸治疗的初始剂量为20mg qd，且可在给药开始4周后根据血尿酸值逐渐增加用量，每日最大剂量为80mg，血尿酸值达标（＜6mg/dl或＜360μmol/L）后，维持最低有效剂量。

（杨华夏）

■ 靶向药物治疗

1. 概述

- 近20年来，随着分子生物学和免疫学的不断发展，风湿性疾病的治疗逐步迈向了靶向治疗时代。从第一个肿瘤坏死因子（TNF-α）抑制剂上市，到目前已经出现了数十种生物制剂及多种小分子靶向药物，在以类风湿关节炎（RA）、强直性脊柱炎（AS）、银屑病关节炎（PsA）、系统性红斑狼疮（SLE）为代表的风湿性疾病治疗中取得了重要进展，具有重大的里程碑意义。
- 按照作用机制，靶向药物可分为以下4类。
  - ✓针对致病性细胞因子（或受体）的拮抗剂：代表药物有TNF-α抑制剂如依那西普、英夫利昔单抗、阿达木单抗、戈利木单抗和赛妥珠单抗；IL-6受体拮抗剂如托珠单抗；IL-17拮抗剂如司库奇尤单抗、依奇珠单抗；IL-1拮抗剂如阿那白滞素；以及Ⅰ型干扰素受体拮抗剂如阿尼鲁单抗。
  - ✓B细胞调节剂：如利妥昔单抗、贝利尤单抗和泰它西普。
  - ✓T细胞调节剂：如阿巴西普。
  - ✓小分子药物：主要包括JAK抑制剂如托法替布、巴瑞替尼、乌帕替尼；磷酸二酯酶4抑制剂（PDE4）如阿普斯特。

2. 细胞因子（或受体）拮抗剂

- TNF-α抑制剂：在RA及其他炎症性疾病的发病机制中有众多促炎细胞因子参与，而TNF-α是最重要的细胞因子之一，可直接导致RA的滑膜炎和骨侵蚀。因此，抑制TNF-α的作用对控制RA的病情和改善预后非常重要。目前，临床上有5种常用的TNF-α拮抗剂。
  - ✓依那西普/重组人Ⅱ型TNF受体–抗体融合蛋白：依那西普是一种可溶性p75-TNF-受体/Fc二聚体融合结构，其TNF受体域与TNF-α三聚体3个受体结合位点中的2个结合，从而阻断TNF-α和TNF受体的相互作用。适用于RA和AS，中至重度活动性RA患者对包括甲氨蝶呤（MTX）在内的csDMARDs无效时，可使用依那西普与甲氨蝶呤联用以控制病情。推荐剂量为25mg，每周2次，或50mg，每周1次。

✓阿达木单抗：采用抗体库技术克隆产生的全人源化IgG1κ抗TNF单克隆抗体。它通过与可溶性和跨膜TNF-α高亲和性结合，阻止TNF-α与其受体结合，达到中和TNF-α生物活性的目的。阿达木单抗适用于RA、AS、PsA、葡萄膜炎、多关节型幼年型特发性关节炎。在RA，阿达木单抗用于对csDMARDs包括MTX疗效不佳的成年中重度活动性RA，与甲氨蝶呤联用可减缓关节损伤，改善机体功能。对RA、AS的推荐剂量为40mg，每2周1次，皮下注射。

✓英夫利昔单抗：是一种人鼠嵌合型抗TNF-α单克隆抗体，由人IgG1κ的恒定区偶联高亲和力鼠抗人TNF-α的可变区组成。

◇ 英夫利昔单抗可迅速与人类可溶性或膜形式的TNF-α形成稳定的复合物，并终止TNF-α的生物活性及信号。适用于RA、AS、成人及6岁以上儿童克罗恩病、银屑病及成人溃疡性结肠炎。

◇ 对中重度活动性RA，可与MTX联用减轻疾病症状和体征，改善身体功能。首次静脉注射推荐剂量为3mg/kg，其后于第2周和第6周再次给药，以后每隔8周给药1次。英夫利昔单抗应用前，可给予患者如抗组胺药物、地塞米松和/或对乙酰氨基酚预处理，同时降低输注速度，以减少输液相关反应的风险。

✓戈利木单抗：一种人源化抗TNF-α单克隆抗体，是采用基因工程技术用人源化的TNF-α免疫小鼠生成人源化的可变区和恒定区组成的抗体。戈利木单抗适用于RA和AS，皮下注射给药，每次50mg，每月1次。

✓赛妥珠单抗：一种重组的Fab片段，与相对分子质量为40 000的聚乙二醇结合的人源化抗TNF-α单克隆抗体。鉴于这种结构，赛妥珠单抗不具备完全单克隆抗体才有的Fc介导的激活补体依赖性或抗体依赖性细胞毒作用。赛妥珠单抗可与血清和组织中的TNF-α结合，导致其失活和降解。赛妥珠单抗与MTX联用，可治疗对csDMARDs（包括MTX）疗效不佳的中重度活动性RA成年患者。推荐剂量：首次、第2周、第4周为400mg，以后每2周1次200mg皮下注射。

✓生物类似物（仿制药）：国内已经自行开发出多种TNF-α抑制剂的生物类似物，疗效、使用方法与原研药物相仿。

不同种类的TNF-α抑制剂，其注射部位反应、输液反应及免疫原性不同，潜在感染和肿瘤发病风险增加，诱导自身免疫病，引起脱髓鞘疾病、骨髓抑制，甚至引起充血性心力衰竭等，均是相关性不良事件。英夫利昔单抗会引起输液反应，主要表现为头痛、恶心，通常是短暂性的。其余4种生物制剂，局部注射反应是最常见的不良反应，但这些不良反应很少导致治疗中断。TNF-α抑制剂会诱导相应抗体产生，应用依那西普治疗者中约有3%产生药物相关抗体；应用3mg/kg英夫利昔单抗治疗者中，21%产生抗体；应用阿达木单抗、戈利木单抗和赛妥珠单抗治疗者中，有4%～12%产生相应抗体；这些药物与MTX联用时，产生抗体的比例降至1%。TNF-α抑制剂可使感染和严重感染的风险增高，但其他因素如病情严重性、应用其他药物（如糖皮质激素）及存在合并症亦有关。机会性感染，特别是播散性结核分枝杆菌感染，与使用TNF-α抑制剂有关，治疗前需进行潜伏结核的筛查，可显著降低用药后结核的发生率。

- IL-6受体拮抗剂
  - ✓IL-6是一种小型多肽，由多种细胞分泌，包括单核细胞、T细胞、B细胞和成纤维细胞。IL-6在免疫系统的炎症反应中发挥重要作用，包括激活Th17的生成、对B细胞和破骨细胞的活化和分化有重要作用等。这些功能使阻断IL-6通路成为治疗RA及其他自身免疫病的一种生物靶向治疗方法。
  - ✓托珠单抗：一种重组人源化抗IL-6受体的IgG1单克隆抗体。可用于RA、sJIA的治疗。托珠单抗治疗RA推荐的起始剂量为8mg/kg，每4周静脉滴注1次，可联用或不联用MTX。若出现肝酶异常、中性粒细胞计数降低、血小板计数降低，可将托珠单抗的剂量减至4mg/kg。用于sJIA时，推荐每2周静脉滴注1次，患者体重＜30kg，按照12mg/kg给药；若体重≥30kg，按照8mg/kg给药。
- IL-17拮抗剂
  - ✓IL-17：一种参与正常免疫反应和炎症的天然细胞因子，包括A～F 6个亚基。现有研究已明确，IL-17A在银屑病、银屑病关节炎（PsA）和AS的发病机制中具有关键作用。在上述疾病患者血中及银屑病患者的受累皮肤中已发现，产生IL-17A的淋巴细胞和固有免疫细胞数量增加及IL-17A水平升高。PsA患者的关节滑液中有更多的IL-17生成细胞。在AS患者小关节的软骨下骨髓中，IL-17生成细胞的数量亦显著增多。IL-17A还会促进组织炎症、中性粒细胞浸润、骨和组织破坏，以及包括血管生成和纤维化在内的组织重塑等，因此拮抗IL-17A可实现对风湿性疾病的治疗和缓解。
  - ✓司库奇尤单抗：一种全人源IgG1单克隆抗体，能选择性结合IL-17A，并抑制其与IL-17受体的相互作用，减少IL-17A介导的对自身免疫和炎症性疾病作用的影响。司库奇尤单抗在我国获批的适应证：符合系统治疗或光疗指征的中至重度银屑病成年患者，以及常规治疗效果不佳的AS成年患者。治疗AS的推荐剂量为每次150mg或300mg，于第0、1、

2、3、4周皮下注射给药，随后维持该剂量每4周给药1次。而治疗银屑病的推荐剂量为每次300mg，对体重＜60kg的银屑病患者，给药剂量可考虑150mg。

✓依奇珠单抗：由中国仓鼠卵巢细胞生产的重组人源化单克隆抗体，保留了1.8%的鼠源，即保留来自鼠源的捕捉抗原功能必需的6个CDR环，从而达到较强效的亲和力，可以高亲和力、特异性结合IL-17-A/A和IL-17-A/F，阻断IL-17A在疾病中的异常表达。依奇珠单抗适于治疗中重度斑块型银屑病成年患者，推荐剂量为第0周皮下注射160mg，其后分别于第2、4、6、8、10、12周注射80mg，然后维持每4周1次80mg皮下注射。65岁及以上的老年患者无须调整剂量。

- IL-1拮抗剂

✓阿那白滞素：可以单独或与MTX合用，用于活动性RA的治疗，剂量为100mg/d皮下注射。阿那白滞素在16周内能够显著改善RA的症状、体征和实验室指标，并能减慢影像学进展速度。如果在16周内无效，是否继续使用应重新评估。鉴于停药后病情复发迅速，目前阿那白滞素逐渐退出RA的治疗。

✓对于传统药物治疗效果不佳的成人斯蒂尔病或巨噬细胞活化综合征，可以考虑使用阿那白滞素；痛风急性发作期，秋水仙碱、非甾体抗炎药及糖皮质激素有禁忌或不耐受、无效的患者，可以应用阿那白滞素。

- Ⅰ型干扰素受体拮抗剂

✓阿尼鲁单抗：一款首创Ⅰ型干扰素受体拮抗剂，2021年8月已成功获美国FDA批准用于治疗中至重度SLE。

✓两项Ⅲ期研究（TULIP-1和TULIP-2）显示，在接受标准治疗仍有活动性的中至重度系统性红斑狼疮患者中，阿尼鲁单抗在改善疾病活动度、总体和器官特异性指标方面具有积极作用。

3. B细胞调节剂

B细胞源自骨髓干细胞，具有独特可变区的抗体受体。在从骨髓腔经血液迁移至淋巴组织的滤泡生发中心及记忆区的过程中，B细胞经过一系列成熟和活化步骤，最终成为成熟的浆细胞回到骨髓。在风湿性疾病中，B细胞会产生针对自身抗原的病理性自身抗体，参与疾病的致病机制。

- 贝利尤单抗

✓B细胞刺激因子（BLyS）和APRIL在调节B细胞成熟、增殖、功能和存活等方面发挥重要作用。BLyS与3种不同的

B细胞受体（TACI、BCMA和BAFF受体）结合，而APRIL通过TACI和BCMA两条途径起作用。

✓贝利尤单抗是首个作用于BLyS的重组完全人源化IgG2 λ单克隆抗体，可与可溶性BLyS高亲和力结合并抑制其活性。与常规治疗药物联合，适用于在常规治疗基础上仍具有高疾病活动性（如SLEDAI≥8）、自身抗体阳性的SLE成年患者和5岁及以上SLE患儿。

✓贝利尤单抗通过静脉输液给药，推荐给药方案为10mg/kg，前3次为每2周1次，随后每4周1次。贝利尤单抗耐受性良好，最常见的不良反应为病毒性上呼吸道感染、支气管炎和腹泻，未明显增加严重感染的风险，但临床可发生输注反应，因此对该活性物质过敏者禁用。

- 泰它西普

✓为融合蛋白类药物，是重组人B细胞TACI胞外区融合IgG1 Fc，泰他西普同时靶向BLyS和APRIL。BLyS和APRIL是B细胞分化成熟的关键因子，其过度表达是SLE等多种B细胞相关自身免疫疾病的重要原因，抑制BLyS/APRIL可有效降低机体免疫反应，达到治疗目的。

✓泰他西普与常规治疗联合，适用于在常规治疗基础上仍具有高疾病活动性（如SLEDAI≥8）、自身抗体阳性的SLE成年患者。

✓泰它西普为皮下给药，推荐剂量为160mg/次，每周1次。若需减量，可将每次剂量下调为每次80mg。泰它西普不良反应发生率≥5%，主要是上呼吸道感染、泌尿系感染、注射部位反应、带状疱疹、支气管炎、球蛋白减少、腹泻和咳嗽。

- 利妥昔单抗

✓一种人鼠嵌合型单克隆抗体，它可以特异地与B细胞表面的CD20抗原结合，从而诱导B细胞凋亡，导致B细胞失去分泌抗体的能力，从而达到对B细胞活化类疾病如SLE的治疗。

✓对于难治性血小板减少症或自身免疫性溶血性贫血、ANCA相关血管炎的患者，可考虑使用利妥昔单抗治疗。

✓诱导缓解阶段：375mg/m^2，每周1次，共4次；或每次1g，第1天和第15天各1次；维持治疗阶段：500～1000mg，每6个月1次。

✓每次滴注前应预先使用解热镇痛药物和/或抗组胺药，亦应预先使用糖皮质激素，尤其是治疗方案不包括糖皮质激素时，以降低输液反应的发生频率及严重程度。

✓常见的不良反应主要是感染，如细菌、病毒感染等；中性粒细胞减少、白细胞减少；血管性水肿、恶心、皮肤瘙痒或皮疹、IgG水平降低等。

✓治疗中注意监测可能出现的致命性输液反应、严重的皮肤黏膜反应、HBV再激活及进行性多灶性白质脑病。

4. T细胞调节剂

- 作用机制：T细胞活化是RA发病机制中的关键机制，而成功活化T细胞需要多种信号。一种信号来自抗原与抗原提呈细胞表面主要组织相容性复合体分子结合后，所提呈给特异性T细胞受体的过程中。如果缺少进一步的信号刺激，T细胞将不会反应并通过凋亡被清除。抗原提呈细胞上的B7家族成员（CD80或CD86）与T细胞上CD28之间的相互作用提供了重要的共刺激信号。共刺激是诱导适应性免疫反应的重要步骤。T细胞活化后会表达细胞毒性T细胞相关蛋白4（CTLA-4），干扰B7-CD28相互作用，使T细胞恢复静止状态。
- 代表药物：阿巴西普是一种全人源化的融合蛋白，由人源CTLA-4细胞外功能区与经过修饰的人源IgG1 Fc片段（铰链区-CH2-CH3结构域）组成。阿巴西普是选择性T细胞共刺激调节剂，通过与抗原提呈细胞表面的CD80和CD86结合，阻止这些分子与其配体即T细胞表面的CD28结合，抑制T细胞有效活化。该药与联用，适用于对DMARDs包括MTX疗效不佳的成人中重度活动性RA。对患有RA的成年患者，建议皮下注射阿巴西普125mg，每周1次。

5. 小分子药物

- JAK抑制剂

JAK/STAT信号转导通路广泛参与细胞增殖、分化、凋亡以及免疫调节等过程。JAK是一类胞质内非受体型可溶性酪氨酸蛋白激酶，目前发现有4个家族成员，分别为JAK1、JAK2、TYK2、JAK3，前三者广泛存在于各种组织和细胞内，而JAK3仅存在于骨髓和淋巴系统。多种细胞因子需通过JAK/STAT信号通路发挥作用，阻断JAK则可以控制炎症、抑制免疫反应，从而达到治疗疾病的目的。

✓托法替布：主要通过与JAK1、JAK3的ATP结合位点相作用，抑制激酶磷酸化，阻断JAK途径，直接或间接抑制IL-1、IL-6、TNF-α等细胞因子的产生。托法替布目前用于MTX疗效不佳或对其无法耐受的中重度活动性RA成年患者，可与MTX或其他DMARDs联合使用，成年患者托法替布用量为口服5mg bid。当出现血红蛋白低于80g/L或降低超过20g/L时，建议中断给药，直至血红蛋白恢复正常。

✓巴瑞替尼：是选择性JAK1和JAK2抑制剂，适用于对一种或多种DMARDs疗效不佳或不耐受的中重度活动性RA成年患者，可与MTX或其他非生物DMARDs联用。推荐剂量为口服2mg qd，若经3个月治疗效果仍不佳者，可考虑4mg qd。

✓乌帕替尼：是选择性JAK1抑制剂，用于治疗对一种或多种TNF-α抑制剂应答不佳或不耐受的中度至重度活动性RA成年患者。口服15mg qd，如应答不佳，考虑将剂量增加至30mg qd。

JAK抑制剂总体，安全性良好，最常见的不良事件是上呼吸道感染、头痛、鼻咽炎和腹泻。与安慰剂组对比，托法替布组的不良事件发生率除带状疱疹发病率增加外，均与生物DMARDs相似。带状疱疹感染的总发病率在长期临床观察中稳定，且大多数病例并不严重。JAK抑制剂效果明确，但对于特殊人群的应用需谨慎（吸烟、肥胖、高龄、有心血管危险因素），临床应用时需重视国家药品监督管理局对JAK抑制剂新增的黑框警告，包括严重感染、死亡、恶性肿瘤、重大心血管不良事件和血栓形成的风险。

• 磷酸二酯酶4抑制剂（PDE4）

✓阿普斯特：可抑制PDE4活性，提高细胞内环磷酸腺苷水平，进一步调控TNF-α和其他炎症因子的表达，最终抑制炎症反应。

✓阿普斯特是过去20年中获批用于银屑病治疗的首个口服药物，在风湿免疫科主要用于银屑病关节炎和贝赫切特病的治疗。

（孙金磊）

■ 细胞治疗及基因治疗

自身免疫病的细胞疗法，包括自体疗法和异体疗法。当前研究较多的是造血干细胞移植（HSCT）、同种异体间充质干细胞（MSCs）移植、嵌合抗原受体T细胞（CAR-T）治疗、增强Treg细胞功能疗法等。

• HSCT

✓造血干细胞具有强大的分化能力与组织修复能力。HSCT治疗难治性SLE的临床研究取得了一定效果。

✓自体HSCT最初用于危及生命的SLE挽救治疗，现已成为对当前标准治疗应答不佳患者的临床选择之一。经HSCT治疗后，有应答的患者临床症状消退，并可能恢复血清抗核抗体阴性，这在传统疗法中较少见。早期使用HSCT也有可能预防器官衰竭及与HSCT毒性相关不良事件的发生率。

✓同种异体HSCT（allo-HSCT）也是SLE患者可选择的治疗，

但受移植物抗宿主病风险和其他并发症的限制而未广泛应用。HSCT治疗系统性硬化症的RCT研究未证明其疗效。

- MSCs移植
  - ✓MSCs具有一定的分化能力、再生能力和低免疫原性的特点。
  - ✓迄今有限的Ⅰ期和Ⅱ期研究表明，MSCs治疗难治性SLE、难治性RA及系统性硬化症、干燥综合征、强直性脊柱炎和儿童皮肌炎可能是安全有效的。
  - ✓2022年1月我国发表了《异体间充质干细胞治疗系统性红斑狼疮专家共识》，提到异体MSCs对难治性SLE患者的治疗安全有效，尤其对狼疮肾炎、血液系统损害、皮肤溃疡、弥漫性肺泡出血等合并症疗效显著。
  - ✓目前推荐脐带来源的MSCs作为临床治疗细胞。
- CAR-T治疗
  - ✓CAR-T治疗是潜在的SLE治疗方法之一。
  - ✓2022年，*Nature Medicine*发表了一篇靶向CD19 CAR-T治疗5例SLE的临床应用实例。初步结果显示，不仅可以有效剔除自体反应的B细胞，还可以促进在不使用药物情况下SLE症状的消退，无明显不良反应。但考虑到抗CD19 CAR-T疗法可能会导致更强烈的B细胞耗竭、增加感染风险，以及细胞因子释放综合征和神经系统毒性等副作用，仍需进一步评估。
- 增强Treg细胞功能：Treg细胞可以控制免疫系统的激活，唯一一项关于过继Treg细胞治疗SLE的临床报道显示，活动性皮肤型SLE患者接受治疗后，皮肤症状明显改善，提示Treg细胞过继移植在自身免疫中安全且有效。基因编辑技术的出现，允许抗原特异性Treg细胞大量扩增，促进了这一领域的发展。
- 基因工程T细胞
  - ✓基因编辑技术可用于增加疾病相关抗原特异性调节细胞的数量。现已研发了两种治疗方法：T细胞受体（TCR）-T细胞疗法和CAR-T疗法，临床前研究已证明其疗效。治疗方法的选择取决于目标抗原，TCR可以识别细胞外和细胞内抗原，但受主要组织相容性复合体（MHC）限制；CAR仅识别细胞外抗原，但不受MHC影响。鉴于自身免疫病发病机制复杂，以及对多种自身抗原均有自身免疫反应，确定基因工程T细胞治疗的潜在靶点仍具有挑战。
  - ✓细胞疗法：尚在临床前体内和体外试验中进行评估，包括调节性B（Breg）细胞、树突状细胞、自然杀伤细胞、巨噬细胞和T滤泡细胞在自身免疫病中都具有潜在的治疗作用。

细胞治疗在风湿性疾病的临床治疗上取得了显著的成效，展示了广阔的应用前景，但总体尚处于初级阶段，开展的临床试验样本量较少、随访时间较短，后续需要更大型的RCT研究来进一步确定安全性和有效性，从而更好地推进临床应用。

（彭琳一）

■ 中医中药、物理及外科治疗

1. 中医中药治疗

- 中医中药治疗风湿性疾病在我国已有悠久的历史，公元前5世纪将风、寒、湿三气杂合称为痹。“中医风湿”一词起源于我国春秋时期的《黄帝内经》，认为风、寒、湿等外邪是痹证发病的病因之一。
- 中医治疗疾病的最大特点是辨证论治，强调辨证求因，治病求本，注重标本同治。根据本病肝肾脾内脏虚损和气血不足的表现和风、寒、暑、湿、燥、火（热）六淫之邪致病特点及临床上关节出现的六大症状：肿、痛、重、麻、痹、僵，进行辨证治疗。实践证明，中医药对风湿性疾病的治疗具有一定的特点和优势，如雷公藤总苷、白芍总苷等的研究和应用已表明，它们还具有抗炎、免疫抑制剂的作用。
- 除传统的内服中药汤剂外，还有中医外治法，包括传统针灸、火疗、雷火灸、火龙罐、竹罐、中医定向贴敷治疗、中药封包、穴位敷贴、中药足浴、中药熏蒸等，起到祛风湿、通经络、消肿止痛的作用。

2. 康复治疗

康复治疗是风湿性疾病治疗的重要辅助手段，包括理疗、手法治疗、运动训练等，帮助患者减轻疼痛、乏力等症状，促进关节功能全面恢复，减少关节畸形的发生，提高生活质量。

- 休息和运动
  - ✓休息：风湿性疾病急性期，局部关节炎症渗出时，用夹板固定制动能促进消炎、有镇痛作用，对类风湿关节炎、强直性脊柱炎等致畸疾病，保持关节功能位非常重要。
  - ✓运动治疗：风湿性疾病患者病情稳定，可适当做一些温和的有氧运动，如游泳、散步等，有助于提高心肺功能，减轻关节负担。适当的抗阻力训练，如俯卧撑、哑铃等，通过强化肌肉群，提高关节的稳定性。适度的柔韧性训练如瑜伽，有助于提高关节的灵活性。
- 物理疗法：用冷疗、热疗、电疗、按摩和理疗等物理方法，起到控制炎症，防止组织损伤、粘连和痉挛，促进伤口愈合和改善机体各系统的功能障碍。有严重的器质性疾病患者，如心脏病、出血凝血性疾病、高热、恶病质和肿瘤等禁用。

✓冷疗：冰袋、冰水浴等方法可用于急性炎症期、关节明显肿胀时，有消炎镇痛作用，但对于因寒冷而诱发的疾病如雷诺病、冷球蛋白血症等禁用。

✓水疗：包括局部浸润、矿泉浴和中药水浴等，利用不同水温、压力、所含成分或加入中西药物作用于人体达到治疗作用，可用于非急性期关节炎、脊柱炎等。

✓热疗：热源与人体直接接触传热达到治疗作用，适用于亚急性和慢性炎症。

◇ 表浅热疗：如热水浴、热袋疗法、石蜡疗法和泥疗等，有缓解疼痛、改善局部血循环、有利炎症吸收的作用。

◇ 深部热疗：短波、微波、超短波和超声波等疗法能产生温热效应，有解痉、镇痛、消炎和加速组织生长、修复功能，特别能进入深部组织起治疗作用。

✓红外线：有热效应作用，改善局部血液循环，促进炎症吸收，用于亚急性、慢性炎症和损伤，如关节炎、肌肉劳损、挫伤、纤维织炎等。

✓超激光疗法：采用不同能量的激光，可分别起到消炎、镇痛、促进伤口愈合和提高机体免疫力等作用，用于关节炎、神经痛、扭挫伤等。

✓低频脉冲电疗：对神经肌肉有较强兴奋作用，促进失用性肌萎缩和起消炎作用。

✓中频电疗：能进入较深组织，促进肌萎缩好转和松解粘连、软化瘢痕、消炎、镇痛的作用。

✓高频电疗：感应透热疗法。能治疗大多数原因引起的炎症，适用于肌肉、关节、脊柱等的亚急性和慢性炎症，以及治疗神经痛、肌肉痛、肌肉痉挛等。

✓直流电药物离子导入疗法：将药物直接导入机体，提高药效，特别适用表浅病灶。

✓磁疗：通过磁场作用于人体痛区或穴位，达到消炎、镇痛、消肿的作用。用于关节炎、腱鞘炎、网球肘、肌肉劳损和坐骨神经痛等。

- 矫形器及辅助器的使用：通过能量节约、姿势矫正，使用支具、矫形器和/或绑带固定等有效措施，避免关节受到过度负荷，增加体能储备，预防再次损伤。

✓类风湿关节炎（RA）

◇ 急性期治疗：急性期关节剧烈疼痛且有全身症状者应完全卧床休息，并应注意休息时的体位，避免高枕及软床，尽量避免关节受压。为保持关节功能位，短期内（2～3

周）可用夹板固定，以防畸形。在病情允许的情况下行被动与主动的关节活动度训练，防止肌萎缩，以及可进行冷疗消炎、镇痛。

◇ 慢性期治疗：可通过水疗、热疗法、直流电药物离子导入疗法、低/中/高频电疗、磁疗、红外线、超激光疗法等方法进行物理治疗，起到消炎、镇痛、减少粘连和痉挛，保持关节功能。

◇ 缓解期治疗：此期理疗方法应做调整，在不使患者感到疲劳的前提下，多做运动锻炼，恢复体力，增强肌力。可借助器械，必要时行关节牵引，以增加关节活动度。并应注意日常生活活动的训练，目的是使患者恢复正常的生活活动，使生活得以自理。

✓ 多发性肌炎/皮肌炎

◇ 急性期皮损、肌无力明显、肌酶很高时，应卧床休息，并辅以全身治疗。

◇ 慢性期肌无力、肌痛不明显时，应进行适当的功能锻炼，并辅以按摩、低频脉冲电疗、水浴、肌肉力量训练等疗法，以避免肌肉萎缩。

✓ 系统性硬化症

◇ 蜡疗具有较强的温热作用，能软化肌肤角质层，增加胶原纤维组织的可延伸性、皮肤的弹性和柔韧性，改善患者皮肤僵硬症状及雷诺现象。

◇ 抗阻运动训练能减轻肌肉组织的炎症及纤维化，增加肌肉力量和耐力。

3. 外科治疗

关节畸形、关节功能受损的风湿性疾病患者，经风湿免疫科、骨科共同评估后，可考虑接受手术治疗，矫正畸形，防止关节破坏的进一步加重，改善和重建关节功能。常用手术有以下几种。

- 滑膜切除术
  - ✓ 如病程较长、药物疗效欠佳、关节肿胀以滑膜肥厚为主，特别是大关节膝关节受累的类风湿关节炎患者，滑膜切除术能较快地控制病情。
  - ✓ 各种原因引起滑膜病变的关节炎：滑膜软骨瘤病、色素绒毛结节性滑膜炎、感染性关节炎、慢性Lyme病、异物性滑膜炎、肉瘤样滑膜炎及骨关节炎出现持久增生性滑膜炎等都可行滑膜切除术。
- 关节清理术：通过关节镜、针刀镜等微创手术，清理粘连的纤维组织、清理游离体、修复有严重受损的软骨、骨质破坏的关节和清理慢性痛风患者痛风石，防止关节骨破坏的进展，减少痛风石破溃合并感染，有助于关节功能的恢复，缓解病情进展。

- 关节矫形术：特别是滑膜组织不多，以骨与软骨的破坏为主，由畸形导致的继发性关节炎等。如类风湿关节炎手、足、肩、肘畸形，双膝内翻或外翻继发的骨关节炎，先天性髋关节脱位导致的髋关节骨关节炎和股骨头无菌坏死等进行关节矫形术，如强直性脊柱炎可进行驼背矫正术，恢复患者的关节外观和功能。
- 人工关节置换术：一种成熟的治疗方法。人工关节置换技术的发展，使已致残的患者可行走并恢复生活自理能力。常用于膝关节、髋关节置换。
- 关节融合术（关节固定术）：病变晚期因关节严重破坏畸形、疼痛、关节不稳而通过此手术使关节固定，改善关节的稳定性。目前相对少用，对感染特别是关节结核慎用。

（张红卫）

附　　录

东 [illegible]

■ 缩略语表

英文缩略语	英文全称	中文全称
AAV	ANCA associated vasculitis	抗中性粒细胞胞质抗体相关血管炎
ACA	anti-centromere antibody	抗着丝粒抗体
ACEI	angiotensin converting enzyme inhibitor	血管紧张素转换酶抑制剂
ACL	anticardiolipin antibody	抗心磷脂抗体
ACLE	acute cutaneous lupus erythematosus	急性皮肤型红斑狼疮
ACPA	anti-citrullinated peptide antibody	抗瓜氨酸化蛋白抗体
ACR	American College of Rheumatology	美国风湿病学会
ACTH	adrenocorticotropic hormone	促肾上腺皮质激素
ADA	anti-drug antibody	抗药物抗体
ADCC	antibody-dependent cell-mediated cytotoxicity	抗体依赖细胞介导的细胞毒作用
AFOP	acute fibrinous and organizing pneumonia	急性纤维素性机化性肺炎
aHUS	atypical haemolytic uraemic syndrome	非典型溶血性尿毒症综合征
AIH	autoimmune hepatitis	自身免疫性肝炎
AMA	anti-mitochondrial antibody	抗线粒体抗体
ANA	antinuclear antibody	抗核抗体
ANCA	antineutrophil cytoplasmic antibody	抗中性粒细胞胞质抗体
AOSD	adult onset Still disease	成人斯蒂尔病
APL	antiphospholipid antibody	抗磷脂抗体
APR	acute phase reactant	急性期反应物
APS	antiphospholipid syndrome	抗磷脂综合征
APTT	activated partial thromboplastin time	活化部分凝血活酶时间
ARA	anti-rituximab antibodies	抗利妥昔单抗抗体
ARB	angiotensin Ⅱ receptor blocker	血管紧张素Ⅱ受体阻滞剂
ARS	anti-tRNA synthetase	抗tRNA合成酶
AS	ankylosing spondylitis	强直性脊柱炎

续 表

英文缩略语	英文全称	中文全称
ASA	anti-synthetase antibody	抗合成酶抗体
ASAS	Assessment of Spondyloarthritis International Society	国际脊柱关节炎评估协会
ASGPR	asialoglycoprotein receptor	去唾液酸糖蛋白受体
ASO	antistreptolysin O	抗链球菌溶血素O
ASS	anti-synthetase syndrome	抗合成酶抗体综合征
ATS	American Thoracic Society	美国胸科学会
axSpA	axial spondyloarthritis	中轴型脊柱关节炎
AZA	azathioprine	硫唑嘌呤
BAI	Beck anxiety inventory	Beck焦虑量表
BASDAI	Bath ankylosing spondylitis disease activity index	Bath强直性脊柱炎疾病活动性指数
BASFI	Bath ankylosing spondylitis functional index	Bath强直性脊柱炎功能指数
BASMI	Bath ankylosing spondylitis metrology index	Bath强直性脊柱炎计量学指数
BD	Behçet disease	贝特切特病
BDCAF	BD current activity form	贝特切特病近期活动度量表
BDI	Beck depression inventory	Beck抑郁量表
BILAG	British Isles Lupus Assessment Group index	大不列颠群岛狼疮评定组指数
BLyS	B-lymphocyte stimulator	B细胞刺激因子
BMI	body mass index	体重指数
BPI	bactericidal permeability-increasing protein	杀菌性/通透性增高蛋白
BS	Blau syndrome	Blau综合征
BVAS	Birmingham vasculitis activity score	伯明翰血管炎疾病活动度评分
BUT	breakup time	泪膜破裂时间
C	complement	补体
CADM	clinically amyopathic dermatomyositis	无肌病性皮肌炎
CAPS	catastrophic antiphospholipid syndrome	灾难性抗磷脂综合征
CAR-T	chimeric antigen receptor T-cell	嵌合抗原受体T细胞

附录

英文缩略语	英文全称	中文全称
CASPAR	classification criteria for psoriatic arthritis	银屑病关节炎分类标准
CCB	calcium channel blocker	钙通道阻滞剂
CCLE	chronic cutaneous lupus erythematosus	慢性皮肤型红斑狼疮
CCP	cyclic citrullinated peptide	环瓜氨酸肽
CDAI	clinical disease activity index	临床疾病活动指数
CENP	centromere-associated protein	着丝粒相关蛋白
CHCC	Chapel Hill Consensus Conference	Chapel Hill共识会议
CINCA	chronic infantile neurologic cutaneous and articular	慢性婴儿神经皮肤关节综合征
CK	creatine kinase	肌酸激酶
cN1A	cytosolic 5′nucleotidase 1A	胞质5′核苷酸酶1A
CNSV	central nervous system vasculitis	中枢神经系统血管炎
CPDAI	composite psoriatic disease activity index	综合银屑病活动指数
CRF	corticotropinreleasing factor	促肾上腺皮质激素释放因子
CRP	C-reactive protein	C反应蛋白
CS	Cogan syndrome	科根综合征
CsA	cyclosporin A	环孢素
CT	computed tomography	计算机体层成像
CTA	computed tomography angiography	计算机体层血管成像
CTD	connective tissue disease	结缔组织病
CV	cryoglobulinemia vasculitis	冷球蛋白血症血管炎
CVST	cerebral venous sinus thrombosis	颅内静脉窦血栓形成
DAD	diffuse alveolar damage	弥漫性肺泡损伤
DADA2	deficiency of adenosine deaminase 2	腺苷脱氨酶2缺乏症
DAPSA	disease activity index for psoriatic arthritis	银屑病关节炎疾病活动指数
DAS28	disease activity score 28	28个关节疾病活动度评分
dcSSc	diffuse cutaneous systemic sclerosis	弥漫皮肤型系统性硬化症
DECT	dual-energy CT	双能CT

续 表

英文缩略语	英文全称	中文全称
DGI	disseminated gonococcal infection	播散性淋球菌感染
DIA	dot immunoassay	斑点免疫测定
DIC	disseminated intravascular coagulation	弥散性血管内凝血
DID	double immunodiffusion	双向免疫扩散法
DIP	distal interphalangeal	远端指/趾间
DISH	diffuse idiopathic skeletal hyperostosis	弥漫性特发性骨质增生症
DM	dermatomyositis	皮肌炎
DMARD	disease-modifying anti-rheumatic drug	改善病情的抗风湿药
DMORD	disease modifying osteoarthritis drug	改善骨关节炎病情药物
DSA	digital subtraction angiography	数字减影血管造影
DWI	diffusion weighted imaging	弥散加权成像
EGPA	eosinophilic granulomatosis with polyangiitis	嗜酸性肉芽肿性多血管炎
EI	erythema induratum	硬红斑
ELISA	enzyme-linked immunosorbent assay	酶联免疫吸附试验
EMG	electromyogram	肌电图检查
EN	erythema nodosum	结节红斑
ENA	extractable nuclear antigen	可提取性核抗原
ENMC	European Neuromuscular Centre	欧洲神经肌肉病中心
ERA	endothelia receptor antagonist	内皮素受体拮抗剂
ERCP	endoscopic retrograde cholangiopancreatography	经内镜逆行胰胆管造影
ERG	electroretinogram	视网膜电图
ERS	European Respiratory Society	欧洲呼吸学会
ESC	European Society of Cardiology	欧洲心脏病学会
ESR	erythrocyte sedimentation rate	红细胞沉降率
EULAR	European League Against Rheumatism	欧洲抗风湿病联盟
FCAS	familial cold autoinflammatory syndrome	家族性寒冷性自身炎症综合征
FDA	Food and Drug Administration	食品药品监督管理局

附录

续　表

英文缩略语	英文全称	中文全称
FDG	fluorodeoxyglucose	氟脱氧葡萄糖
FIA	fluorescence immunoassay	荧光免疫分析
FIQR	fibromyalgia impact questionnaire revised	纤维肌痛影响问卷
FITC	fluorescein isothiocyanate	异硫氰酸荧光素
FMF	familial Mediterranean fever	家族性地中海热
FMS	fibromyalgia syndrome	纤维肌痛综合征
FVC	forced vital capacity	用力肺活量
GBM	glomerular basement membrane	肾小球基底膜
GC	glucocorticoid	糖皮质激素
GCA	giant cell arteritis	巨细胞动脉炎
GERD	gastroesophageal reflux disease	胃食管反流
GGO	ground glass opacity	磨玻璃影
GPA	granulomatosis with polyangiitis	肉芽肿性多血管炎
GRACE	GRAPPA composite exercise	GRAPPA综合活动指数
GRAPPA	Group for Research and Assessment of Psoriasis and PsA	银屑病和银屑病关节炎研究与评估小组
HACA	human antichimeric antibody	人抗嵌合抗体
HAHA	human anti-human antibody	人抗人抗体
HBV	hepatitis B virus	乙型肝炎病毒
HELLP syndrome	hemolysis，elevated liver function and low platelet count syndrome	HELLP综合征
HLA	human leucocyte antigen	人类白细胞抗原
HLE	human leukocyte elastase	人白细胞弹性蛋白酶
HLH	hemophagocytic lymphohistiocytosis	噬血细胞性淋巴组织细胞增多症
HMGC	3-hydroxy-3-methylglutaryl-coenzyme A reductase	3-羟基-3-甲基戊二酰辅酶A还原酶
HMSA	homogeneous mobility shift assay	同质迁移率改变分析
HRCT	high resolution computed tomography	高分辨率CT
HRP	horseradish peroxidase	辣根过氧化物酶
hs-CRP	high-sensitivity CRP	超敏C反应蛋白

续 表

英文缩略语	英文全称	中文全称
HSCT	hematopoietic stem cell transplantation	造血干细胞移植
HSP	Henoch-Schönlein purpura	过敏性紫癜
HUV	hypocomplementemic urticarial vasculitis	低补体血症性荨麻疹性血管炎
IAIHG	International Autoimmune Hepatitis Group	国际自身免疫性肝炎协作组
IBM	inclusion body myositis	包涵体肌炎
IBP	inflammatory back pain	炎性腰背痛
IC	immunocomplex	免疫复合物
ICAP	International Consensus on ANA Patterns	ANA荧光核型的国际共识
ICBD	International Criteria for Behçet Disease	贝特切特病国际研究小组修订标准
ICG	idiopathic crescentic glomerulonephritis	特发性新月体肾小球肾炎
Ig	immunoglobulin	免疫球蛋白
IgAN	IgA nephropathy	IgA 肾病
IgAV	IgA vasculitis	IgA 血管炎
IgG4-RD	immunoglobulin-G4 related disease	IgG4 相关性疾病
IIF	indirect immunofluorescence	间接免疫荧光法
IIM	idiopathic inflammatory myopathy	特发性炎性肌病
ILD	interstitial lung disease	间质性肺疾病
IMNM	immune-mediated necrotizing myopathy	免疫介导性坏死性肌病
IP	immunoprecipitation	免疫沉淀法
IPAF	interstitial pneumonia with autoimmune features	具有自身免疫特征的间质性肺炎
ISGBD	International Study Group of Behçet Disease	国际贝赫切特病研究组BD诊断/分类标准
ISTH	International Society on Thrombosis and Haemostasias	国际血栓形成和止血协会
IVIG	intravenous immunoglobulin	静脉注射免疫球蛋白
JIA	juvenile idiopathic arthritis	幼年型特发性关节炎
JRA	juvenile rheumatoid arthritis	幼年型类风湿关节炎
KBD	Kaschin-Beck disease	大骨节病

附录

续 表

英文缩略语	英文全称	中文全称
KD	Kawasaki disease	川崎病
KL-6	Krebs von den lugen-6	唾液酸化糖链抗原
LAC	lupus anticoagulant	狼疮抗凝物
LBR	lamin B receptor	核纤层蛋白B受体
lcSSc	limited cutaneous systemic sclerosis	局限皮肤型系统性硬化症
LDH	lactate dehydrogenase	乳酸脱氢酶
LF	lactoferrin	乳铁蛋白
LIA	line immunoassay	线性免疫印迹法
LIP	lymphocytic interstitial pneumonia	淋巴细胞性间质性肺炎
LKM	liver-kidney microsomal	肝肾微粒体
LSP	liver specific lipoprotein	肝特异性脂蛋白
MAA	myositis-associated antibody	肌炎相关性抗体
mAb	monoclonal antibody	单克隆抗体
MAS	macrophage activation syndrome	巨噬细胞活化综合征
MCLS	muco-cutaneous lymph node syndrome	皮肤黏膜淋巴结综合征
MCTD	mixed connective tissue disease	混合性结缔组织病
MDA5	melanoma differentiation associated protein 5	黑色素瘤分化相关蛋白5
MDA	minimal disease activity	最小疾病活动度
MHC	major histocompatibility complex	主要组织相容性复合体
MMP	matrix metalloproteinase	基质金属蛋白酶
MN	membranous nephropathy	膜性肾病
MND	multiple nuclear dots	多核点
MPA	microscopic polyangiitis	显微镜下多血管炎
mPAP	mean pulmonary artery pressure	平均肺动脉压
MPGN	membranoproliferative glomerulonephritis	膜增生性肾小球肾炎
MPO	myeloperoxidase	髓过氧化物酶
MRA	magnetic resonance angiography	磁共振血管成像
MRCP	magnetic resonance cholangiopancreatography	磁共振胆胰管成像
MRI	magnetic resonance imaging	磁共振成像
MRV	magnetic resonance venography	磁共振静脉造影
MSA	myositis-specific antibody	肌炎特异性抗体

续 表

英文缩略语	英文全称	中文全称
MSC	mesenchymal stem cell	间充质干细胞
MSUS	musculoskeletal ultrasound	肌骨超声
MVV	medium vessel vasculitis	中血管炎
MWS	Muckle-Wells syndrome	Muckle-Wells综合征
NADH	reduced nicotinamide adenine dinucleotide	还原型烟酰胺腺嘌呤二核苷酸
NADPH	reduced nicotinamide adenine dinucleotide phosphate	还原型烟酰胺腺嘌呤二核苷酸磷酸
NAAION	non-arterial anterior ischemic optic neuropathy	非动脉炎性前部缺血性视神经病变
NCS	nerve conduction study	神经传导检查
ND	nuclear dot	核点
NLRP3-AID	NLRP3-associated autoinflammatory disease	NLRP3相关自身炎症性疾病
NOMID	neonatal-onset multisystem inflammatory disease	新生儿起病的多系统炎症性疾病
nr-axSpA	nonradiographic axial spondyloarthritis	放射学阴性的中轴型脊柱关节炎
nRNP	nuclear ribonucleoprotein	核内核糖核蛋白
NSAIDs	nonsteroidal anti-inflammatory drugs	非甾体抗炎药
NSIP	non-specific interstitial pneumonia	非特异性间质性肺炎
NV	nodular vasculitis	结节性血管炎
OA	osteoarthritis	骨关节炎
OCT	optical coherence tomography	光学相干断层扫描
OP	organizing pneumonia	机化性肺炎
PACNS	primary angiitis of the CNS	原发性中枢神经系统血管炎
PAH	pulmonary artery hypertension	肺动脉高压
PAN	polyarteritis nodosa	结节性多动脉炎
PASDAS	psoriatic arthritis disease activity score	银屑病关节炎疾病活动度评分
PASI	psoriasis area and severity index	银屑病皮损面积和严重指数
PAWP	pulmonary artery wedge pressure	肺动脉楔压
PBC	primary biliary cholangitis	原发性胆汁性胆管炎

英文缩略语	英文全称	中文全称
PBS	phosphate buffered saline	磷酸盐缓冲液
PCNA	proliferating cell nuclear antigen	增殖细胞核抗原
PCR	polymerase chain reaction	聚合酶链反应
PCT	procalcitonin	降钙素原
PDE	phosphodiesterase	磷酸二酯酶
PEG	polyethylene glycol	聚乙二醇
PET	positron emission tomography	正电子发射体层成像
PFT	pulmonary function test	肺功能检查
PGA	physician's global assessment	医师整体评估
PM	polymyositis	多发性肌炎
PMR	polymyalgia rheumatica	风湿性多肌痛
PPF	progressive pulmonary fibrosis	进展性肺纤维化
PRES	posterior reversible encephalopathy syndrome	可逆性后部脑病综合征
PRINTO	Pediatric Rheumatology International Trials Organization	国际儿童风湿性疾病试验组织
PsA	psoriatic arthritis	银屑病关节炎
PSC	primary sclerosing cholangitis	原发性硬化性胆管炎
PVR	pulmonary vascular resistance	肺血管阻力
RA	rheumatoid arthritis	类风湿关节炎
RCT	randomized controlled trial	随机对照试验
ReA	reactive arthritis	反应性关节炎
RF	rheumatoid factor	类风湿因子
RHC	right heart catheterization	右心导管检查
RIA	radioimmunoassay	放射免疫分析
RP	Raynaud phenomenon	雷诺现象
RP	relapsing polychondritis	复发性多软骨炎
RR	relative risk	相对危险度
RS3PE	syndrome of remitting seronegative symmetric synovitis with pitting edema	缓解型血清阴性对称性滑膜炎伴凹陷性水肿
SAA	serum amyloid A	血清淀粉样蛋白A
SAARD	slow acting anti-rheumatic drug	慢作用抗风湿药
SAE	small ubiquitin-like modifier-activating enzyme	小泛素样修饰物激活酶

续 表

英文缩略语	英文全称	中文全称
SAID	systemic autoinflammatory disease	自身炎症性疾病
SCAT	sheep cell agglutination test	绵羊血细胞凝集试验
SCLE	subacute cutaneous lupus erythematosus	亚急性皮肤型红斑狼疮
SDAI	simple disease activity index	简化的疾病活动指数
SEC	size exclusion chromatography	体积排除色谱
SERM	selective estrogen receptor modulator	选择性雌激素受体调节剂
SJC	swollen joint count	肿胀关节数
sJIA	systemic juvenile idiopathic arthritis	全身型幼年型特发性关节炎
SLE	systemic lupus erythematosus	系统性红斑狼疮
SLEDAI	systemic lupus erythematosus disease activity index	系统性红斑狼疮疾病活动度评分
SLICC	Systemic Lupus International Collaborating Clinic	系统性红斑狼疮国际合作组织
SMA	anti-smooth muscle antibody	抗平滑肌抗体
SOV	single organ vasculitis	单器官血管炎
SpA	spondyloarthritis	脊柱关节炎
SPR	surface plasmon resonance	表面等离子体共振
SRC	scleroderma renal crisis	系统性硬化症肾危象
SRP	signal recognition particle	信号识别颗粒
SS	Sjögren syndrome	干燥综合征
SSc	systemic sclerosis	系统性硬化症
SSRI	serotonin-selective reuptake inhibitor	5-羟色胺选择性再摄取抑制剂
SSS	symptom severity score	症状严重性评分
SVV	small vessel vasculitis	小血管炎
TA	Takayasu arteritis	大动脉炎
TBCB	transbrochial cryobiopsy	经支气管镜冷冻肺活检
TEE	trans-esophageal echocardiography	经食管超声心动图
TIF1γ	transcriptional intermediary factor 1γ	转录中介因子1γ
TJC	tender joint count	压痛关节数
TNF	tumor necrosis factor	肿瘤坏死因子

附录

英文缩略语	英文全称	中文全称
TRAPS	TNF receptor-associated periodic syndrome	肿瘤坏死因子受体相关周期性发热综合征
TRFIA	time-resolved fluoroimmunoassay	时间分辨荧光免疫分析
T2T	treat to target	目标治疗
TTE	transthoracic echocardiography	经胸超声心动图
UC	ulcerative colitis	溃疡性结肠炎
UCTD	undifferentiated connective tissue disease	未分化结缔组织病
UGT	uridine diphosphate glucuronosyl-transferase	尿苷二磷酸葡萄糖醛酸转移酶
U1-snRNP	U1-small nuclear ribonucleic protein	U1 小核糖核蛋白
USpA	undifferentiated spondyloarthritis	未分化脊柱关节炎
VAS	visual analogue scale	视觉模拟评分
VDI	vasculitis damage index	血管炎损伤指数
VEDOESS	very early diagnosis of systemic sclerosis	极早期系统性硬化症
VEP	visual evoked potential	视觉诱发电位
WPI	wide spread pain index	普遍疼痛指数
WSPH	world symposia on pulmonary hypertension	全球肺动脉高压大会

ISBN 978-7-5679-2634-9

9 787567 926349 >

定价：59.00元